现代外科疾病诊疗研究

柯朝 等 主编

吉林科学技术出版社

图书在版编目（CIP）数据

现代外科疾病诊疗研究 / 柯朝等主编 . -- 长春 ：
吉林科学技术出版社 , 2024. 8. -- ISBN 978-7-5744
-1868-4

Ⅰ . R6

中国国家版本馆 CIP 数据核字第 202438MX33 号

现代外科疾病诊疗研究

主　　编 柯 朝 等
出 版 人 宛 霞
责任编辑 孟 盟
封面设计 刘 雨
制　　版 刘 雨
幅面尺寸 185mm × 260mm
开　　本 16
字　　数 316 千字
印　　张 14.625
印　　数 1~1500 册
版　　次 2024 年 8 月第 1 版
印　　次 2024 年12月第 1 次印刷

出　　版 吉林科学技术出版社
发　　行 吉林科学技术出版社
地　　址 长春市福祉大路5788 号出版大厦A 座
邮　　编 130118
发行部电话/传真 0431-81629529 81629530 81629531
81629532 81629533 81629534
储运部电话 0431-86059116
编辑部电话 0431-81629510
印　　刷 廊坊市印艺阁数字科技有限公司

书　　号 ISBN 978-7-5744-1868-4
定　　价 72.00元

前　言

现代外科学经历了几百年的发展，诊疗方法不断改进，诊疗理念不断更新，诊疗技术不断进步。临床诊疗正逐渐通过微创和无创的方式，实现从单纯解决病灶、延长生存时间到提高生活质量的追求。而病理诊断作为疾病诊断的金标准，决定患者的治疗方案的选择和预后，而近年来分子生物学技术的迅速发展，极大促进和丰富了病理诊断的内容和手段，面对日新月异的技术设备和理念，临床医生迫切需要掌握前沿信息，获得专业发展前沿的指导和参考。

本书内容主要包括：颈部疾病、食管疾病、胸膜疾病、胃肠疾病、肺部感染性疾病、结肠疾病、肝胆胰腺解剖。作为一部临床外科学著作，其内容翔实丰富，观点新颖，结构严谨，论述全面系统，突出介绍了现代外科学新知识、新理论、新技术及新方法，符合当前实际工作的需要，具有学术和应用的双重价值。

虽然本书的内容不尽完善，但充分显示了编者的潜力与责任心。希望本书的知识性和实用性能得到广大同行的认可。

目录

第一章 颈部疾病

第一节 第二、三鳃源性囊肿及瘘管

首先由 Huczovsky(1785) 报道颈侧囊肿，此后名称较多，如鳃裂囊肿、淋巴上皮囊肿等。1932 年 Ascherson 命名鳃源性囊肿而为大家接受并沿用至今。

鳃源性囊肿若与外界或自然腔道相通则称为鳃源性瘘管。一端相通，即只有外孔或只有内孔者为不完全型，两端相通者属完全型。若两端均无开口，仅为残留于组织内的上皮间隙，则因分泌物潴留而发展成囊肿。有时三者之间可以相互转变。鳃源性囊肿根据其胚胎发育来源不同又分为第一鳃源性囊肿、第二鳃源性囊肿、第三鳃源性囊肿及第四鳃源性囊肿。

一、病因与发病机制

该病的胚胎组织发生学尚未定论。目前主要认为系鳃源性器官残留所致。如第二、三鳃沟闭合不全、鳃沟与咽囊之间的鳃膜破裂、颈窦存留或未闭、胸腺咽管残留等。临床上，以第二鳃源性囊肿或瘘管最多见。

二、临床表现

一侧颈部出现逐渐增大的肿块或肿块时大时小，局部肿痛或胀痛。有瘘管者，颈侧出现瘘口，溢出 (或挤出) 浆液、黏液或黏液脓性分泌物。合并感染时局部红、肿、热、痛，反复感染者局部糜烂、结痂、肉芽及瘢痕增生等。瘘口向咽腔引流者可出现口内异味。患者可有颈部压迫感或咽部牵拉感，偶可发生低热、声音嘶哑等症状。上述症状多在上感时出现或加重，应用抗生素暂时有效但反复发作。

咽部检查可见患侧咽部隆起或饱满，有时能发现咽部瘘口。颈部扪及囊性肿物或条索状物，窦道内有分泌物溢出。完全型瘘管饮水或喝饮料时，可从瘘管外口流出。

第二鳃源性囊肿多位于颈中部颈深筋膜之下，囊肿的大小不一 (直径 2 ～ 10cm)，所处位置深浅也不同。囊内所含液体为暗红、橘黄或灰绿色，水样、黏液性或黏液脓性，有胆固醇结晶。一般囊肿的位置比瘘管外口高一些。外瘘口多位于颈侧胸锁乳突肌前缘的中、下 1/3 交界处，瘘管可穿通颈阔肌，沿颈动脉鞘上行，经颈内、外动脉之间穿过，其内瘘口开口于扁桃体下窝、上窝或扁桃体内。第三鳃源性囊肿和瘘管较少见，外瘘口位于胸锁乳突肌前缘的下部，与第二鳃源性瘘管类似，瘘管穿过颈阔肌的深面，在颈总动脉的后方与迷走神经之间穿过，止于梨状窝或下咽侧壁的内瘘口。

三、诊断和鉴别诊断

依据病史、局部检查常可做出初步诊断对于难以解释的颈部肿块、复发性颈部感染亦应考虑到本病。辅助检查包括B超、碘油造影及CT扫描，可显示病变的位置与范围。如有含液气的肿块，更提示为本病。瘘管造影可显示其走行，有助于手术彻底切除病变。

颈部鳃源性囊肿的鉴别诊断包括：颈淋巴结核、血管瘤或淋巴管瘤、表皮样囊肿、恶性肿瘤囊性变、颈动脉体瘤、神经纤维瘤、脂肪瘤和甲状舌管囊肿等。通过颈部B超、CT、MRI检查及细针穿刺病理学检查可进行鉴别。

四、治疗

主要为手术治疗，通过手术切除囊肿、瘘管及受累的皮肤，达到治愈该病的目的。切口应尽量考虑方便与美观。术前可于瘘管口注射亚甲蓝示踪瘘管，有助于术中辨认病变组织。如瘘口位于扁桃体窝，可在切除囊肿、瘘管、内与外瘘口的同时将腭扁桃体切除，妥善处理咽部切口以免形成咽瘘。

第二节　甲状舌管囊肿及瘘管

甲状舌管囊肿和瘘管为颈部较常见的先天性疾病之一。多在儿童及青少年期发病，亦有因症状不明显至中年后才发现的。其发病在性别上无大差异。

一、病因和发病

本病的发生主要为胚胎第8周时甲状舌管退化不全所致。在胚胎发育初期，甲状腺始基在下移过程中形成一条与始基相连的细管，称为甲状舌管。此管在胚胎第6周：时开始闭锁退化，至第8周时完全消失。若闭锁退化不全则可在其走行的任何部位形成囊肿。因囊肿的头端可能与舌根的盲孔相通，咽部细菌经盲孔入侵囊肿引起感染形成脓肿，继而向皮肤表面破溃形成甲状舌管瘘。由于舌骨的发育晚于甲状舌管的形成，所以未退化的甲状舌管可以在舌骨的后方，亦可在其前方或贯穿于舌骨之中。甲状舌管囊肿和瘘管的内壁衬有复层鳞状或柱状上皮，外附以结缔组织构成。囊内含灰白色或淡黄色稀薄或黏稠分泌物。

二、临床表现

甲状舌管囊肿可发生于自舌盲孔至胸骨上切迹之间颈中线的任何部位，以甲状舌骨膜处最多见。患者多无特殊症状，偶有咽或颈部不适感。于颏下至胸骨上切迹之间的颈中线或稍偏处隆起类圆形肿物，其大小不一，以直径3cm左右多见。囊肿因囊内分泌物的胀满而有实质感，表面光滑，边界清楚，随吞咽或伸舌可上下移动。若囊肿发生于盲孔下面，可使舌根部肿胀而发生吞咽、言语和呼吸功能障碍。囊肿继发感染者，局部可呈现红肿热痛表现，感染后的脓囊肿破溃或切开引流后可形成瘘管。

甲状舌管瘘的瘘口直径在 1 ～ 3mm，位于舌骨与胸骨上切迹之间的颈中线上。瘘口经常有混浊的黏液性或黏液脓性分泌物排出，在瘘口深处上方可扪及一与舌骨相连的索带状组织，于舌背根部可见舌盲孔，压迫盲孔周围亦可见分泌物溢出。

偶有甲状腺舌管囊肿和瘘发生癌变者，其性质与甲状腺癌相似。

三、诊断与鉴别诊断

根据病史和局部检查诊断多不困难。B 超检查显示囊性肿物可帮助诊断。必要时可行造影 X 线摄片、CT 及 MRI 检查。应注意与异位甲状腺、皮样囊肿、甲状腺肿瘤囊性变及颏下淋巴结炎等疾病相鉴别。

四、治疗

主要为手术切除。婴幼儿无吞咽、呼吸障碍者可暂观察。若继发感染应先抗感染治疗，待炎症完全消退后再彻底切除。术前自瘘口注入少许亚甲蓝示踪，有利于术中找寻瘘管。如疑有异位甲状腺，需快速病理切片证实并确定有正常的甲状腺方可切除。

第三节　颈部闭合性创伤

颈部闭合性创伤多由勒缢、拳击、交通或生产事故等形成的钝性外力引起。颈部皮肤虽无开放性损伤，但外力可引起多个解剖结构的损伤，出现如吞咽疼痛、呼吸困难、截瘫、休克等多种症状：本章节将以各解剖器官损伤分别进行描述，但具体病例常是多脏器损伤同时存在，需进行缜密诊治。

一、发病机制与临床表现

（一）主要血管的损伤

颈部走行有颈总动脉、颈内动脉、颈外动脉、椎动脉以及颈内静脉等重要的血管，保证着头面部的血供，颈动脉体及颈动脉窦还有其特殊的生理功能，受外伤损伤出现相应的症状。

颈动脉创伤性栓塞：直接外力或牵拉下有弹性的血管外膜常保持完整，而内膜等易受到损伤，进而引起血栓形成。其中解剖因素颈内动脉血栓形成的发生率最高。另外，对于原有颈动脉粥样硬化病变者，颈部创伤可导致粥样硬化斑块脱落，而形成血栓。再者，受到损伤的动脉，尤其近颅底处的血管，可因动脉壁的损伤形成假性动脉瘤。

因此，对于颈部闭合性损伤患者，有大脑缺氧症状，查体颈部血肿形成，颈内、外动脉搏动消失，存在神经系统的体征应高度怀疑颈动脉血栓的形成。应行颈部彩超、颈部CT，如病情许可行头颅及颈部MRI+MRA及DSA等检查，以明确诊断。

（二）气管闭合性损伤

气管前方有下颌骨及胸骨，后方有脊柱的保护，气管本身的活动性及组织学结构，一般气管受损伤的机会少，但当颈、胸部遭受猛烈的暴力，以及外伤时形成的气道内巨大的压力均可导致气管的损伤，严重时可出现气管的断裂、Ⅲ至Ⅳ度的吸气性呼吸困难，危及生命。

对于外伤后出现咳嗽、咯血、皮下气肿、呼吸困难、气管局部疼痛、吞咽疼痛患者应高度怀疑有气管挫伤存在，查体需注意患者有无吸气性呼吸困难，有无皮下气肿，可行急诊CT检查，包括颈部及胸部，如病情允许可行支气管检查。

（三）咽及食管的损伤

在颈部闭合性损伤时，常可合并有咽及食管（颈段食管）的损伤，但因早期无明显症状，为早期诊断带来一定困难，多数病例因颈深部间隙感染提示咽及食管存在损伤。颈部闭合性损伤出现吞咽疼痛、痰中带血、呕血、颈部皮下气肿、呼吸困难、颈深部感染等情况，应考虑有咽及食管损伤，甚至合并有颈深部及纵隔的感染。

颈部超声及颈、胸部CT、食管造影（不可使用钡剂）有助于诊断。

二、颈部闭合性损伤的救治

(1) 对于血管有血栓形成的患者，需到血管外科进行治疗。

(2) 对于颈段气管的损伤，小的破损患者仅存在少量的皮下气肿，无明显进展，无呼吸困难，可在严密观察呼吸及全身状况的前提下予以保守治疗。如考虑有明显损伤甚至完全断裂，需紧急建立气道，缓解呼吸困难，并行气管探查，颈段气管的损伤常与喉的损伤同时存在，加重呼吸困难。严重气管损伤，尤其气管断裂行气管切开术时因气管收缩，寻找气管有一定的困难并有加重呼吸困难的风险。气管切开处应位于气管损伤的下方，损伤处根据损伤的程度行气管修复或断端吻合，正确的处理，远期一般不会发生气管狭窄。

胸部气管的损伤、撕裂往往合并有胸部其他脏器的损伤，需与胸外科医师共同救治，建立有效的气道，缓解呼吸困难仍是抢救的重要环节。胸段气管损伤有一定的死亡率。

(3) 咽及颈段食管损伤的治疗原则：早期积极预防感染。

颈深部多间隙感染：需行彻底引流，纵隔感染严重者需与胸外科医师共同诊治。

咽部损伤患者可经鼻饲管给予肠内营养，食管（颈段食管）损伤，建议经空肠管给予肠内高营养。同时给予抑酸药物，必要时禁饮食，留置中心静脉管，使用肠外高营养维持体液平衡，对于严重感染者需使用高效价敏感抗生素。

喉部是颈部的重要器官，并具有重要生理功能，闭合性损伤急性期可出现急性喉梗阻影响呼吸，严重时危及生命，恢复期可因局部瘢痕形成喉狭窄，将在相应章节介绍。另外，颈部有众多的神经分布，如迷走神经、舌下神经、舌神经、颈交感链、臂丛神经、副神经、膈神经、喉返神经等，神经的损伤会出现相应的症状。同时，颈椎、颈部的肌肉等结构属骨科范畴。

第四节　颈部开放性损伤

颈部开放性损伤多由锐器伤导致，分为切割伤和穿入伤。多发生于自刎或他杀，以及交通与生产事故，异物包括弹伤或各种异物均可形成外力致颈部开放性损伤，并停留于颈部。颈部开放性损伤严重威胁患者的生命，第一现场的正确救治非常重要，院内救治应包括止血、抗休克、解除呼吸困难及颈椎损伤的急救处理等方面。

一、发病机制与临床表现

迅速、正确地判定患者的全身状况及颈部损伤的主要问题是组织抢救的重要环节。首先，要对患者的全身状况、生命体征进行判定，并采取相应的救治措施，同时进行颈部伤口的检查。

颈部伤口的检查，首先要明确是切割伤还是穿入伤，切割伤要对伤口的位置、大小、深度和颈部重要结构有无损伤进行判定，并采取一定的救治措施。如经喉或气管破损处置入带气囊的气管套管或麻醉插管，建立呼吸通道，保证顺畅呼吸，进而对局部伤口加压包扎控制伤口出血；穿入伤检查伤道入口的位置、大小、方向、深度，有无皮下气肿、血肿、颈椎的损伤等，指导抢救工作的安排。

喉气管的损伤：随呼吸伤口处有气泡溢出，伴有声嘶或失声，可有不同程度的呼吸困难出现，可出现皮下气肿与纵隔气肿等。

咽、食管的损伤：经伤口处可见有咽腔分泌物溢出，也可有皮下气肿、纵隔气肿形成等。

血管与神经的损伤：动脉多见于颈外动脉及分支的出血，颈总动脉及颈内动脉损伤患者常无抢救时机。颈内静脉也常有损伤，可导致出血及空气栓塞的发生。第一现场局部正确有效的压迫可控制出血，为抢救创造时机。神经的损伤多见于喉上神经、喉返神经、迷走神经、膈神经、臂丛神经的损伤。

左颈根部的损伤可损伤胸导管而形成乳糜漏。甲状腺的损伤可导致大量的出血，严重时可影响呼吸。胸膜顶的损伤可形成张力性气胸，患者无呼吸道的阻塞，但有呼吸困难存在，一侧呼吸音减弱或消失，需排除气胸存在的可能。对于头颈部活动受限，颈椎受压、畸形，严重时截瘫，相应部位感觉异常等情况应考虑颈椎的损伤，在救治中要注意颈椎的保护，以免高位截瘫或死亡。

二、颈部开放性损伤的救治

颈部开放性损伤面临有出血、休克、窒息、截瘫、昏迷等多种危重情况，需及时正确予以救治，挽救患者的生命。

(1) 首先，要对患者的全身状况、生命体征做出判定，并确定抢救的第一任务，如建立液路、扩容、抢救休克，活动性出血的止血，呼吸道的建立与维护，正确的体位与颈椎的保护等。

喉、气管的开放性损伤，常伴有不同程度的呼吸困难，但开放的伤口同时也为迅速建立及控制气道创造了条件。可经咽、喉及气管的破损处插入麻醉插管，打好气囊并固定，之后清理呼吸道，建立通畅的呼吸通道。同时也为颈部加压包扎止血创造条件。建立液路、扩容抢救休克，同时多科室联合救治明确诊断。并确定进一步的治疗。单一的颈部开放性损伤，未涉及口腔科、骨科及心胸外科病情时，颈部开放性损伤可由耳鼻咽喉头颈外科处理。

经上述救治后，待患者生命体征平稳后，根据伤情确定下一步的治疗方案。

对于有喉、气管开放性损伤患者以及严重咽、食管损伤患者，需行常规气管切开术，全麻下行颈部伤口的清创缝合术，对于气道未受到影响，创伤面积大，需全麻手术，患者可经口插管，全麻状态下行清创缝合术。松解颈部包扎物，术中需与麻醉医师密切配合，预防再次大出血的出现。迅速对明确的出血点进行结扎或临时的阻断，为清创缝合创造条件，彻底清创、消毒，重新铺单后对伤口进行清创缝合术，基本原则与方法同常规清创缝合。

(2) 针对不同的损伤做出正确的救治

1) 颈部血管损伤的处理：对于较小的知名动脉可予以结扎，颈外动脉无法保留也可结扎，颈内动脉及颈总动脉尽量予以保留，破损处应用 5-0 普利灵不可吸收缝线予以缝合或植入人工血管。部分病例可采用介入治疗的方法，尽可能避免因颈总、颈内动脉血供受阻导致颅内缺血的发生。椎动脉的损伤可请骨科医师共同处理。

颈内静脉的损伤需注意预防空气栓塞的发生，对于一侧严重损伤无法缝合的颈内静脉，可在探明对侧颈内静脉可保留的情况下予以结扎。

2) 喉、气管的损伤处理：将在其他章节详细介绍。气管损伤的处理应尽可能预防远期气管狭窄的发生。

3) 颈椎损伤的处理：对于怀疑存在有颈椎损伤的情况，在整个抢救过程都需注意保护颈椎，避免截瘫等严重后果的发生，并请骨科采取相应的抢救。

4) 神经的损伤：颈部分布有多组脑神经、臂丛等，术中应明确神经损伤的情况，尽可能地保留神经功能，如可行神经吻合、神经松解术等。双侧喉返神经的损伤，则需行气管切开术，防止喉梗阻的发生。

5) 咽、食管损伤的处理：术中修复创伤处黏膜，并留置胃管或空肠管，术后根据伤口愈合情况，决定肠内营养的时间，同时注意颈部及纵隔有无继发感染的发生。

6) 胸导管的损伤：左颈根部受损，经左侧颈根部有乳糜样物溢出，考虑有胸导管损伤存在。术中尽可能结扎胸导管破损处，如不能确定结扎效果，可取颈部游离肌肉块约2cm×3cm大小填塞于局部，生物胶黏附即可。术后注意清淡饮食，减少乳糜液的形成，并观察颈部的引流情况，确定有无乳糜漏形成。

7) 甲状腺损伤的处理：甲状腺的损伤常导致出血，甲状腺上动脉出血，出血量大，而单纯腺体的出血，则量较少，明确出血部位止血，同时缝合受损腺体，注意勿伤及喉上及喉返神经。

(3) 颈部异物处理：颈部爆炸伤、灾难或枪伤等可形成颈部穿入伤，进而形成颈部异物，根据异物的形成机制、异物的物理性状、停留的部位、时间，可形成不同的病理改变，对患者造成不同的影响，可伤及咽、喉、气管、食管、颈椎、血管、神经等，导致出血、呼吸、发音障碍、昏迷、休克、窒息、感染等，严重者危及生命。

对于颈部异物应尽可能取出，尤其异物位于重要器官附近，如颅底、椎管、颈总、颈内动脉等，以免异物引起感染、功能障碍等，但手术的时机，需考虑到伤情的严重程度、异物取出的难易程度、手术的条件等因素，不可贸然手术，避免严重并发症的发生，需充分考虑手术的“曲折性”，而不应单纯依靠影像学资料简单设计手术方案，对于可显影异物，需在床旁X光引导下进行手术，对顺利取出异物有极大的帮助。

手术切口设计的选择应考虑距异物近、损伤小，便于操作，易于保护重要结构等因素。需行充分地术前准备，如备血、与患者及家属交代病情、设计手术方案、抗感染治疗、完善影像学检查、多科室会诊等，根据病情必要时可多科室合作完成手术。

颈部损伤是严重威胁生命的急诊，病情危重，正确的救治可挽救患者的生命，诊治过程中需对损伤情况做出正确的诊断，并针对出血、休克、呼吸困难、窒息、截瘫、昏迷等危重情况进行迅速、有效的救治。在抢救生命的基础上，尽可能保留患者的各项生理功能，提高患者的生存质量。

第五节 颈部淋巴结炎

颈部淋巴结丰富，接受头、面、颈部相应区域的淋巴回流，因而颈部淋巴结炎与头、面、颈部的感染密切相关。

一、感染来源

颈部淋巴结炎的病原菌主要是金黄色葡萄球菌及溶血性链球菌。不同部位的感染沿淋巴管侵入相应的区域淋巴结引起炎症，感染来源有牙源性及口腔感染，头、面、颈部皮肤的损伤、疖和痈和上呼吸道感染及扁桃体炎等。

二、临床表现

（一）急性化脓性淋巴结炎

初期局部淋巴结肿大变硬，自觉疼痛或压痛；淋巴结尚可移动，边界清楚，与周围组织无粘连。全身反应甚微或有低热，体温一般在38℃以下。化脓后局部疼痛加重，包膜溶解破溃后可侵及周围软组织而出现炎性浸润块；浅表皮肤充血、肿、硬，此时淋巴结与周围组织粘连，不能移动。脓肿形成时，局部皮肤有明显压痛点及凹陷性水肿，浅在的脓肿可查出明显波动感。此时全身反应加重、高热、寒战、头痛、全身无力、食欲减退，小儿可烦躁不安；白细胞总数急剧上升，可达$(20\sim30)\times10^{9}$/L以上，如不及时治疗，可并发毒血症、败血症，甚至出现中毒性休克。

（二）慢性淋巴结炎

多发生在患者抵抗力强而细菌毒力较弱的情况下。临床常见于慢性牙源性及咽部感染或急性淋巴结炎控制不彻底，转变成慢性。病变常表现为慢性增殖性过程。临床特征是淋巴结内结缔组织增生形成微痛的硬结，淋巴结活动、有压痛，但全身无明显症状；如此可持续较长时间，但机体抵抗力下降，可反复急性发作。即使原发感染病灶清除，增生长大的淋巴结也不可能完全消退。

（三）组织细胞坏死性淋巴结炎(HNL)

又称坏死性淋巴结炎、亚急性坏死性淋巴结炎。好发于青少年女性，病因尚不十分清楚，多数认为与感染尤其是病毒性感染所致变态反应有关。首发症状多为不明原担的突发高热，热型为稽留热或弛张热，继之颈部表浅淋巴结肿大伴有压痛，质中偏硬，且常有触痛，周身其他部位淋巴结也可同时肿大，白细胞减少，血沉加快，PPD或OT试验阴性，免疫球蛋白增高，部分病例末梢血及骨髓象出现异型增生的网状细胞，一过性肝脾肿大，单用抗生素或抗结核治疗无效，皮质激素及免疫抑制剂治疗效果明显，一般不复发。

三、诊断与鉴别诊断

根据临床表现不难诊断，超声及实验室检查有助于鉴别诊断，必要时可行淋巴结活检或针吸细胞学检查以明确诊断。颈淋巴结炎需与颈淋巴结结核、恶性淋巴瘤、颈部转移癌等进行鉴别诊断。

四、治疗

急性淋巴结炎初期，病员需要安静休息，全身给抗菌药物，局部用物理疗法或用中药六合丹等外敷治疗。已化脓者应及时切开引流，同时进行原发病灶的处理。

慢性淋巴结炎一般不需治疗，但有反复急性发作者应寻找病灶，予以清除，如淋巴结肿大明显或需鉴别诊断，也可采用手术摘除。

组织细胞坏死性淋巴结炎主要用糖皮质激素治疗，如泼尼松口服，每日1.0mg/kg，每周递减 2.5 ～ 5mg 至药量完全减完。有明显疼痛或触痛者予吲哚美辛等对症处理。

第六节 颈部淋巴结结核

颈部淋巴结结核常见于儿童及青壮年。近年来由于非典型分歧杆菌的出现，其发病率有升高的趋势。

一、感染来源

空气中的结核分枝杆菌从口腔、鼻咽部侵入，在口、咽、鼻腔黏膜下淋巴结内形成病灶，通过淋巴管到达淋巴结，大多引起颌下及颈上淋巴结结核。肺部原发性结核灶可经淋巴或血行播散至两侧颈淋巴结；肺门淋巴结结核可经纵隔淋巴结上行感染，主要累及锁骨上或颈下淋巴结。

二、临床表现

轻者仅有淋巴结肿大而无全身症状，重者可伴有体质虚弱、营养不良或贫血、低热、盗汗、疲倦等症状，并可同时有肺、肾、肠、骨等器官的结核病病史。

局部临床表现，最初可在下颌下或颈侧发现单个或多个成串的淋巴结，缓慢肿大、较硬，无疼痛，与周围组织无粘连。病变继续发展，淋巴结中心因有干酪样坏死，组织溶解液化变软。炎症波及周围组织时，淋巴结可彼此粘连成团或与皮肤粘连，但皮肤表面无红、热及明显压痛，扪之有波动感，此种液化现象称为冷脓肿或寒性脓肿。脓肿破溃后形成经久不愈的窦或瘘。

三、诊断与鉴别诊断

根据临床表现，过去有结核病史或与结核患者密切接触史，胸片示肺部或纵隔淋巴结有结核病灶者，应高度怀疑本病。淋巴结穿刺细胞学检查一般可确诊。诊断困难者，可摘除淋巴结做病理检查或有条件时取穿刺液或组织作 PCR，找结核分枝杆菌 DNA 即可确定诊断。应注意和慢性淋巴结炎，恶性淋巴瘤，转移癌、神经鞘瘤、鳃源性囊肿等鉴别。

四、治疗

结核性淋巴结炎的治疗原则以全身规则、联合、全程督导抗结核治疗为主，局部治疗为辅。

对于局限的、可移动的结核性淋巴结或虽属多个淋巴结但经药物治疗效果不明显者，可予手术摘除。诊断尚不肯定，为了排除肿瘤，也可摘除淋巴结，送病理检查。

对已化脓的淋巴结结核或小型潜在的冷脓肿，皮肤未破溃者可以施行穿刺抽脓，同时注入抗结核药物。每次穿刺时应从脓肿周围的正常皮肤进针，以免造成脓肿破溃或感染扩散。

第七节　颈部坏死性筋膜炎

颈部坏死性筋膜炎(CNF)是以颈部筋膜和皮下组织广泛坏死为主的严重化脓性感染，起病急，发展快，容易并发中毒性休克，死亡率高。

一、感染来源

坏死性筋膜炎为多种细菌混合感染，由需氧菌、厌氧菌或兼性厌氧菌协同致病。常见致病菌有溶血性链球菌、凝固性葡萄球菌、产气杆菌、变形杆菌、大肠埃希菌及消化链球菌等，绝大多数患者可以分离出两种以上的细菌。

颈部坏死性筋膜炎多发生于牙源性感染或拔牙后、外伤或手术后、扁桃体周围脓肿，此外咽喉感染及异物、插管损伤、头皮耳廓感染、颞骨放疗后也可发生，但临床仍有部分患者无明显诱因，可能是细菌通过皮肤或黏膜的微小创面进入体内。

二、临床表现

早期主要有发热及局灶炎症，如牙痛、咽喉痛等。继之感染累及颈部皮肤，颈部肿痛明显，出现不规则红斑，而后色泽变暗，重者可出现水疱、血疱，溃破后糜烂，有渗血性水样物，皮肤坏死等。50%的患者可触及捻发音，提示有产气厌氧菌感染。并可出现吞咽困难、呼吸困难、心动过速等。随即感染沿颈动脉鞘及咽后间隙扩散进入纵隔引起纵隔炎、破溃入胸腔引起脓胸，并可引起全身败血症、心包炎、DIC、中毒性休克和多器官功能衰竭等。

实验室检查示白细胞计数增高、血清钠、血清氯浓度降低，血清尿素氮水平升高，尿中可出现蛋白及管型。

颈部X线平片或CT影像学特征为颈部弥漫性肿胀伴组织间隙气肿。

三、诊断与鉴别诊断

根据起病急，发展快，颈部肿痛，皮肤色泽由红变暗或出现水疱、血疱、坏死等，皮下有捻发音，CT检查或颈部摄片示软组织内气体征应高度怀疑本病。切开探查发现筋膜、皮下组织广泛坏死为最确切的诊断依据。

本病早期应注意与一般的软组织感染，如蜂窝织炎、丹毒、咽峡炎等进行鉴别。

四、治疗

坏死性筋膜炎一经诊断应及时进行广泛切开，反复彻底清创，建立通畅引流。如炎症向下蔓延至纵隔，应联合胸外科进行处理。早期彻底的手术清创是治疗的关键，并发症随广泛暴露原感染组织和充分引流而减少。手术切口常采用多个平行切口，相互贯通，可用手指或血管钳钝性分离脓腔之间的筋膜间隔，使其成为一个大腔。术中不能姑息，清除所有坏死组织，一直到健康组织不能用手指或器械分开为止。术后每日探查遇有坏死组织即行清创，以3%过氧化氢溶液及甲硝唑溶液冲洗，再以3%过氧化氢溶液纱布或碘伏纱布湿敷，以提高局部氧化还原电位，保持局部药物浓度。坏死组织脱落后放置碘仿纱条以刺激肉芽组织生长。术后予以双腔引流管持续冲洗及引流方便术后换药，同时也有利于炎性渗出及时清除，避免炎性渗出积聚。

早期果断地给予大剂量强力广谱抗生素协同治疗，然后根据细菌培养+药敏试验调整抗生素。在早期用一定量的激素，可改善全身中毒状态。加强全身支持疗法，保持水电解质平衡，纠正酸中毒、低血容量和低钙等。小剂量多次输血、血浆及清蛋白，有利于伤口愈合。

高压氧辅助治疗可改善局部组织缺氧，使厌氧菌生长环境受到破坏，抑制厌氧菌生长。

第八节 颈部肿块的诊断与鉴别诊断

颈部肿块通常分为三类，即炎性病变、良性病变和恶性肿瘤。炎性病变包括淋巴结的急慢性炎症和结核以及涎腺炎性肿块；良性病变包括先天性疾病及良性肿瘤；恶性肿瘤包括原发恶性肿瘤及淋巴结转移癌。

由于甲状腺肿物有其特点，一般讨论颈部肿块时不包括在内。除去甲状腺肿块后，成年人颈部肿块中绝大多数(70%～80%)为恶性肿瘤，而恶性肿瘤中绝大多数(70%～80%)为淋巴结转移癌，颈淋巴结转移癌中绝大多数(70%～80%)是头颈部恶性肿瘤转移。

一、诊断依据

(一)病史

应注意患者的年龄和性别。儿童以先天性囊肿和血管瘤居多。高龄男性的恶性肿瘤比例较高。同时还要注意病程的长短。如果颈部肿块已存在数年以上(甲状腺颈转移癌除外)一般为良性或先天性病变。如果颈部肿块1～2周内迅速长大，并伴有反复肿胀和消退，多为炎症性肿块，恶性病变的可能性较小。绝大多数颈部转移癌病史较短，数月内渐进性增大。因此病程的长短可作为诊断的参考依据。病程为数天的，多为炎症；病程数月的，多为恶性肿瘤；病程为数年的，多为良性肿瘤或先天性病变。

(二)体格检查

体检时注意颈部肿块的位置、大小、硬度、有无搏动、压痛及放射痛以及活动与否。除淋巴瘤较韧外，恶性肿瘤一般较硬，晚期活动度小。转移癌可以出现多个肿块，压痛不十分明显。囊性肿物多为良性肿瘤，如鳃裂囊肿、囊性水瘤、表皮样囊肿等。神经鞘瘤、神经纤维瘤多较硬，活动度较小或左右活动度较大而上下活动度小，可伴有沿神经走行方向的放射针刺感和麻木感。颈动脉体瘤可触及搏动感或闻及血管杂音。

（三）影像学诊断

触诊是发现和诊断颈部肿块的主要方法。除触诊外，尚可用超声、CT、MRI、PET等影像学检查加以辅助。超声检查无创伤，经济且可以行超声引导下穿刺，但其敏感性与特异性受操作者影响较大。CT、MRI具有无创伤、相对较经济、直观易读、多层面观察的优点，但CT平扫只能根据解剖部位检出肿物，难以与异常的血管及肌肉鉴别，也不能显示肿物密度的变化，常常不能提供最有价值的诊断信息，需行增强CT扫描；MRI可发生移动伪影等。超声敏感性较高，特异性较低，而CT敏感性较低，特异性很高，二者有互补性。PET对于颈部肿物诊断超声敏感性和特异性均较高，但昂贵。

（四）细针抽吸细胞学检查

操作简单安全、创伤小，其创伤不会给以后的治疗带来不良影响。其诊断准确率较高但受穿刺的部位及读片的细胞学医师的经验和水平的影响。

（五）颈部肿块切取或切除活检

如细针抽吸肿块无结果，且怀疑为转移癌时，可进行肿块手术活检。颈部淋巴结切取或切除活检可能对头颈癌患者将来的治疗将带来不利影响，所以应首先检查原发灶并取活检，只有仔细检查仍不能查出原发灶的情况下才行颈部活检。

二、鉴别诊断

（一）颈部先天性肿块

常见的颈部先天性肿块有：鳃源性囊肿及瘘管、甲状舌管囊肿、囊性水瘤等。

（二）颈部良性肿瘤

常见的颈部良性肿瘤有：神经鞘瘤与神经纤维瘤，颈动脉体瘤等。

（三）恶性肿瘤

颈部原发恶性肿瘤：以淋巴瘤为最多见，少数为颈部软组织肉瘤。颈部淋巴结转移癌中包括原发于头颈肿瘤的颈部转移癌和原发于胸、腹腔各部位肿瘤的颈部转移癌，以原发于头颈肿瘤的转移癌为最多见。

第九节　颈部肿块的治疗原则

一、颈部先天性肿块

（一）鳃源性囊肿及瘘管

手术将囊肿及瘘管完全切除。合并感染时，应控制感染后择期手术。因囊肿及管道与颈总、颈内外动脉、颈内静脉、迷走神经、舌下神经等重要解剖结构毗邻，特别是有感染史者常与上述结构粘连，因此，手术应注意避免损伤重要血管及神经。

（二）甲状舌管囊肿

彻底手术切除是最有效的治疗方案。甲状舌管囊肿的根部位于舌骨下或背面，因此，手术不仅需完整切除囊肿及与其相连的通向舌根的管道，还需切除中间一段舌骨体。

（三）囊性水瘤

若患者无明显压迫症状，应2岁后择期手术为宜。手术彻底切除。若切除不净容易复发、继发淋巴漏或感染。部分囊性水瘤常向周围不规则伸展性生长，边界不清，并且包绕颈总动脉、颈内静脉、迷走神经、副神经等重要结构，肿物的实际范围常比术前检查发现的范围要广泛。

二、颈部良性肿瘤

（一）颈部神经鞘瘤

尽早手术切除，延误治疗可导致相应的神经麻痹。肿瘤越小，保留神经的可能性越大。

（二）颈动脉体瘤

颈动脉体瘤对放射治疗敏感性差，即使是恶性颈动脉体瘤其敏感性亦较低。栓塞治疗很难阻断肿瘤血供，仅能使其暂时缩小，无法根治。颈动脉体瘤的治疗主要为手术治疗。确诊或高度怀疑颈动脉体瘤，且全身情况能耐受手术的患者均应尽快实施手术切除。高龄患者宜采用保守治疗。

三、恶性肿瘤

（一）颈部原发恶性肿瘤

根据来源不同，详见其疾病的治疗。

（二）颈部淋巴结转移癌

原发于胸、腹腔各部位肿瘤的颈部转移癌，根据原发灶情况进行放疗和化疗。原发于头颈肿瘤的颈部转移癌除病理分化较低的肿瘤外，主要采用颈清扫术治疗，加或不加放疗。

第二章 食管疾病

第一节 概 述

一、食管的发育

食管发生于原始前肠的颅侧部分，在约 2.5mm 的发育阶段 (大约第 3 孕周时) 变成一个可识别的位于胃和咽部之间的环状狭窄。其向头部的方向延伸生长逐渐变成管腔样的结构。早期，食管和气管两者的头侧部分位于一个共同的管腔内。发生在最上节段的增殖性上皮的侧脊把内腔分成前腔和后室部分。原始的间叶细胞发展成为间隔，最终分隔了食管和气管。食管和气管一旦分隔，食管就位于背侧，气管和肺芽位于腹侧。

最早的可识别的食管由两到三层假复层柱状上皮构成。这些细胞层次增厚并变成空泡状，最终空泡消失。这种空泡化过程中的异常解释了一些食管囊肿的形成。黏液分泌细胞代替了纤毛上皮。含糖原的、非角化性复层鳞状上皮代替了黏液上皮。鳞状上皮首先出现于食管中段，然后蔓延至近端和远端，至第 5 孕周时蔓延至食管的其余部分。伴随鳞状上皮的发育，黏膜下腺体开始出现；出生后完全成熟。这些发育过程中的变化提示食管上皮的胚胎性残余细胞巢可能在成人食管中持续存在，并导致一些先天性畸形。

二、大体解剖学特征

食管始于咽部的环咽肌，止于第 10 ～ 11 胸椎相对的中线左侧的胃食管交界处 (GEJ)。成人食管通常长约 25 ～ 35cm。对于内镜检查者来说，食管始于距切牙 15cm 处，止于胃食管交界处或 Z 线胃皱襞出现的地方。食管伴随脊柱走行，与气管、左主支气管、主动脉弓、降主动脉和左心房紧密贴附。它通常分为三个部分。正常食管在环状软骨起始处沿着主动脉弓的左侧、在左主支气管交叉处、在第 5 胸椎和左心房穿过横膈处有狭窄。这些狭窄具有临床意义，因为食物和药丸停留在狭窄处，使之易于形成溃疡。食管通过由膈肌形成的食管裂孔进入腹部。腹内部分的食管长 1.5cm。胃食管交界处的右侧有平滑肌，而左侧形成了一个锐角，被称为 His 切迹或 His 角。

保持食管在休息时处于闭合状态的括约肌群位于食管近端和远端。食管上部括约肌与其通过横膈部位之间的食管是可以移动的，在纵隔和肺发生疾病时可能导致食管移位。食管下段括约肌 (LES) 的压力能使神经性和强直性肌肉收缩与抑制收缩导致松弛的各种神经和内分泌以及旁分泌的影响之间达到平衡。食管下段括约肌可保持食管腔闭合，阻止休息时食物反流并调节食物进入胃内。食管下段括约肌的最远部分界定为胃食管交界处。食管黏膜光滑，不具特征，有光泽，表现为粉褐色。鳞柱交界处表现为齿状线，称作Z线。大体上，Z线是由长达5mm、宽3mm的红色腺上皮小突起组成的，这些小突起向粉白色的鳞状上皮延伸。

食管局部血供包括4组动脉：

(1) 甲状腺动脉干和锁骨下动脉分支供应上段食管。

(2) 支气管动脉和源于降主动脉上方的食管弓动脉供应食管的上、中段。

(3) 肋间动脉和来源于胸主动脉下段的食管周动脉供应远端食管。

(4) 膈下动脉、胃左动脉和胃短动脉的分支供应食管的横膈段。

动脉在固有肌层内穿行，产生多个分支穿过黏膜下神经丛。这些小动脉供应间的广泛吻合使得食管很少发生梗死。

静脉引流也证实了血液局域性的分配。食管静脉形成了完善的黏膜下丛，汇入甲状腺、奇静脉、半奇静脉和胃左静脉，从而将体循环和门静脉循环连接起来。食管下静脉通过奇静脉分支和左膈下静脉汇入体循环。较低部分也通过胃左静脉汇入门静脉系统，通过胃短静脉汇入脾静脉。奇静脉上升至胸段的两侧，引流到食管中段。前后下咽丛、喉上静脉和颈内静脉、甲状腺下静脉和肋间静脉引流到近端食管。这些静脉最终汇入上腔静脉。

有7组淋巴结引流到食管。邻近食管的淋巴结包括气管旁、支气管旁、食管旁、心包和后纵隔淋巴结。上、下颈深部淋巴结距离食管的位置较远。总之，颈部食管引流入颈内静脉和上支气管淋巴结。胸部食管引流入上、中和下纵隔淋巴结。它也引流入支气管和后纵隔的食管旁淋巴结，然后进入胸导管。远端食管引流入胃食管交界处的心包淋巴结。膈下部分汇入胃左和胃周淋巴结。黏膜下和固有肌层内有两套肌肉内淋巴管。丰富的黏膜淋巴丛与不甚广泛的黏膜下丛连接，并与固有肌层内纵向排列的淋巴管相通。由于这种排列，食管癌易于通过黏膜内和黏膜下淋巴丛早期和广泛播散。

交感和副交感神经支配食管黏膜、腺体、血管和肌肉组织。丰富的肾上腺素能、胆碱能和肽能神经支配食管平滑肌，并且具有几种神经介质的功能，特别是在食管下段括约肌。食管下段括约肌的功能部分是由神经性氮氧合成酶调节的。氮氧化物是食管下段括约肌舒张的一个主要的调节者。它也起着启动其他介质释放和功能增强的作用。食管肌壁内Cajal细胞在食管下段括约肌中的氮氧化物依赖性神经传导中也起重要作用。

三、黏膜防御功能

上皮前、上皮和黏膜下防御保护食管免受伤害。上皮前防御包括食管下段括约肌和食管肌层的协同作用，以最大限度地减少胃内容物反流并促进反流物的排空。鳞状上皮的微嵴能使黏液附着于表面，提供一个保护层。食管上皮也受管腔内的黏液－碳酸氢盐屏障以及来自黏膜下和涎腺分泌物的疏水性表面活性剂保护。其他的涎腺成分，包括黏液、非黏液蛋白、上皮生长因子(EGF)、前列腺素E2和碳酸酐酶也能显著地增强上皮前屏障。

上皮防御包括多糖、细胞膜的渗透功能、细胞连接以及调节细胞内 pH 的离子运输过程。复层鳞状上皮在功能上能阻止上皮表面所通过的物质造成的破坏。黏膜下防御主要通过对神经、肥大细胞和血管自身的反应来调节血供进行。

四、组织学特征

(一)鳞状上皮黏膜层

绝大部分食管被覆鳞状上皮，除了远侧终端。正常的鳞柱交界处(SCJ)位于横膈水平。鳞状上皮性黏膜包括三种成分：鳞状上皮、固有膜和较厚的黏膜肌层。鳞状上皮由非角化性复层鳞状上皮构成。基底部由几层立方形嗜碱性细胞构成，细胞核深染，并沿着基底膜有序排列。它的上限界定为核被等同于细胞核直径的距离分隔开的部位。核分裂象罕见，除非是存在某种类型的损伤(食管炎)。基底细胞可产生子代细胞，并在逐渐向表层移动和剥落的过程中逐渐分化。上皮细胞更新的周期平均为 7d。正常情况下，基底细胞占据上皮下部的 10%～15%，1～4 个细胞的厚度。然而，大多数没有胃食管反流证据的个体，食管远端处的基底细胞增生大于 15%。基底细胞层之上含糖原的细胞在靠近表面时逐渐变得扁平。应用 PAS 染色可发现细胞内糖原，有利于辨认。靠近食管的腔面，细胞的极向从垂直变为水平。这种改变伴随着上皮细胞形态从圆形到椭圆的转化。食管黏膜可以含有少数角质透明颗粒，尽管通常缺少颗粒层和角质层；这个发现提示食管曾经有过损伤。

内分泌细胞散在分布于基底细胞之间；黏膜腺体或导管没有内分泌细胞。也可见黑色素细胞。鳞状上皮的中下层偶尔还可出现 CD3+ 的上皮内淋巴细胞。由于这些淋巴细胞与上皮细胞交错分布，其细胞核变得卷曲，因此被称为“弯曲细胞”。呈递抗原的 S100 阳性的 Langerhans 细胞位于基底层的上方。

乳头是固有膜的突起，以较规则的间隙向鳞状上皮延伸，造成鳞状上皮下缘不规则。正常情况下这些乳头的高度不超过鳞状上皮高度的 60%。测量乳头高度的方法是从周围鳞状上皮的基底膜到乳头顶部的基底膜。乳头和固有膜含有血管、淋巴管、纤维组织和弹性组织，而且偶尔可见炎细胞。固有膜位于两层相对较厚的黏膜肌层之上。黏膜部分是由表皮生长因子(EGF)维持的，EGF 是一种促细胞分裂的多肽，它有助于维持组织的完整性和细胞的成熟。表皮生长因子受体(EG-FR)具有酪氨酸激酶活性，能与表皮生长因子结合。这可能造成在应用抗 EGFR 治疗多种类型的癌症时食管黏膜易受伤害。

(二)正常胃食管交界处的组织学

正常胃食管交界处的组织学是一个有争议的话题。传统的教学认为正常的 Z 线就是鳞状上皮和贲门上皮的交界处，贲门黏膜是胃最近端的部分。目前争论的焦点是正常情况下远端的食管黏膜是否包含贲门黏膜以及贲门黏膜是否含有壁细胞。一些人认为任何壁细胞的出现都应排除贲门上皮的组织学诊断。另一些人则认为只要存在典型贲门上皮的其他结构特征，贲门腺体偶尔可以出现壁细胞。有人推荐应用诸如“泌酸贲门”或“贲门－泌酸”或“移行黏膜”之类的术语去描述偶尔有壁细胞的贲门黏膜。由于没有公认的大体上辨认胃食管交界处的标准，所以组织学方面的争议就更加复杂了。因而，难以确定正常情况下Z线恰好位于胃食管交界处还是位于胃食管交界处的稍近端。另外，上消化道很容易因为损伤而发生化生性改变。

目前大多数学者同意贲门上皮的范围比以前报道的要短。如果贲门上皮存在的话，它向Z线下方延伸或向食管延伸很少超过几个毫米。一些人认为贲门是在出生时就已存在了的正常结构，而另一些人则认为贲门黏膜的发生是对胃食管反流性疾病(GERD)的化生性反应。因而，仍不清楚是否存在正常结构的细小的带状贲门黏膜，它是属于食管，属于胃的近端，还是属于两者。当黏膜下食管腺或内衬鳞状上皮的导管上方有贲门黏膜或贲门－泌酸黏膜覆盖时，那就可以确认是在食管内而不是在胃的近端。当缺乏这种标志时，定位就不那么清楚了，也许最好将其看成是胃食管交界处。贲门黏膜范围的变化可能反映了存在一些潜在的疾病，诸如胃食管反流性疾病或幽门螺杆菌胃炎，并且暗示胃食管交界处是一种动态的结构，可能会随着时间而发生改变。

以我们的观点，贲门黏膜是由表面分泌黏液的柱状上皮构成的，类似于胃小凹上皮。这种上皮向下凹陷形成小凹，具有分支或开口于复合腺管。在贲门黏膜的近端腺管随意分支并显示清楚的小叶结构。远端腺体分支较少，小叶排列也不明显。腺体含有产生黏液的细胞，而且可能含有壁细胞甚或少数主细胞。还有丰富的内分泌细胞。这些细胞中也可能混有胰腺外分泌细胞，这种改变在后面的章节中描述。

（三）固有膜

固有膜是位于黏膜肌层上方的黏膜非上皮部分。它由疏松结缔组织构成，含有血管、神经、炎细胞和分泌黏液的腺体。有淋巴细胞(多数是产生免疫球蛋白的B细胞)、浆细胞，偶尔也可有淋巴滤泡存在。

（四）黏膜肌层

黏膜肌层始于环状软骨，在远端变厚。近端由孤立的或者不规则排列的肌束组成，而不是连续排列成片。在食管中段和下段，黏膜肌层形成一个连续的纵向和横向的纤维束，可能比胃肠道其他部位的黏膜肌层显得要厚一些，特别是在胃食管交界处。由于黏膜肌层看起来较厚，在活检标本中可被误认为是固有肌层。

（五）黏膜下层

黏膜下层是黏膜肌层下方的一个比较宽的区域。其由疏松结缔组织组成，含有血管、神经、黏膜下神经节、淋巴管和黏膜下腺体黏膜下层疏松结缔组织网中含有广泛的分支的淋巴管丛，可以解释食管癌早期广泛的黏膜下播散的原因。它也含有丰富的血管供应。

黏膜下腺体有两种类型：称为表浅或黏膜黏液腺的单管黏液腺以及深层或黏膜下腺

体。前者位于固有膜，仅局限于食管近端和远端较狭窄的区域。它们能分泌中性黏液，由于与胃贲门部腺体非常类似，也被称为贲门腺。相反，深层或黏膜下腺体位于黏膜下层，沿着食管的纵轴分布。这些腺体产生酸性黏液并能将分泌物通过导管排出，这些导管被覆柱状上皮，周围绕以肌上皮细胞。黏膜下腺体含有腺泡和小管。从 2 ～ 4 个小叶汇入共同的内衬复层柱状上皮的斜向穿过黏膜肌层的导管。疏松结缔组织通常围绕这些导管。不同的个体其位置和数目是可变的，可能是纯黏液性、纯浆液性或是混合性腺体。黏膜下层腺体内衬 4 种类型的细胞：黏液性细胞、浆液性细胞、肌上皮细胞和嗜酸性细胞。黏液性细胞含有中性涎黏蛋白和硫黏蛋白。这些腺体周围可以有淋巴细胞围绕。

（六）固有肌层

固有肌层由发育良好的环行和纵行肌群组成。在其上部，肌纤维呈斜向分布，实为横纹肌。在食管中 1/3，横纹肌逐渐变成平滑肌。食管下段括约肌是一个定义不清的解剖学结构，由食管裂孔向上延伸 2cm、向下延伸 3cm，由较厚的平滑肌组成。

（七）外膜层

食管没有胃肠道其他部位存在的浆膜层，所以最外层的部分称为外膜。其由伴有纵向分布的血管、淋巴管和神经的疏松结缔组织组成；并逐渐融入纵隔的疏松结缔组织中。在胃食管交界处有大量的弹力纤维将食管与横膈联系起来。

五、正常食管的细胞学

正常情况下食管细胞由食管黏膜脱落下来。这些细胞包括非角化性表浅鳞状上皮细胞、中间层细胞和罕见的副基底层细胞。见于食管细胞学标本中的某些鳞状细胞来自口咽部。偶尔可见良性。上皮珠大量出现提示有炎症性或糜烂性病变。化生性鳞状上皮可以从上皮下的黏液腺和其导管脱落下来。良性柱状胃型细胞来自食管远端或来自与嵌入斑片或 Barrett 食管 (BE) 有关的岛状胃黏膜。外源性异物，特别是植物细胞可以出现，尤其是在食管腔发生阻塞时。也可以发现呼吸系统来源的细胞，诸如含有灰尘的巨噬细胞和纤毛性支气管上皮细胞。这些细胞常常是被咽下的，尽管食管支气管或食管气管瘘或含有支气管黏膜的先天性异常也可能是这类细胞出现的原因。

第二节　Barrett 食管

一、定义

Barrett 食管 (BE) 过去的定义是任何一种柱状上皮 (胃上皮或肠道上皮) 覆盖于远端食管。现在的定义需要内镜下以及组织学的标准都符合。内镜检查要求出现呈橙红粉色的柱状黏膜，从胃食管交界处向近端延伸到管状食管。组织学检查要求取自内镜下所见的粉色柱状黏膜的活检，出现伴有杯状细胞的化生性或肠化的柱状上皮。应用这种方法的理由具有实际意义，因为除了肠化生的柱状上皮外，异型增生和癌实际上从不发生在其他柱状上皮。Barrett 食管一般被分为长节段 Barrett 食管 (LSBE) 和短节段 Barrett 食管 (SSBE)，前者柱状黏膜伸展到胃食管交界处以上 3cm 或更多，而后者特化的柱状上皮局限在胃食管交界处以上 2 ～ 3cm 以内。

二、发病机制

BE 是由于 GERD 长期存在造成的获得性化生性改变。它是由反流性物质共同作用形成的，这些物质包括胃酸、胆汁盐、溶血磷脂以及活化的胰酶。这些物质的相互作用最终决定了损伤、修复和转化的程度，以及不同临床表型的最终转归，包括食管炎、BE、狭窄、异型增生或癌。在这种异常环境中，不成熟的多潜能干细胞分化为不同类型的上皮，包括柱状上皮，这种上皮更能耐受酸的消化，比原本的鳞状上皮更新更快。BE 病变一旦确立，就是一种具有高度增生活性的黏膜。

BE 的发生是一个多阶段的过程，至少分为三个独特的阶段。在开始阶段，有遗传易感性的个体 (大部分是白人男性) 由 GERD 发展成为反流性食管炎。形成具有肠道柱状上皮特征的化生性上皮。BE 的化生性柱状细胞有三种起源：

(1) 由鳞状上皮化生而来，类似于阴道黏蛋白沉积症。

(2) 来自于移行带的混合性鳞状上皮细胞或柱状上皮细胞 (类似于宫颈化生)。

(3) 来自于食管腺体的柱状上皮细胞，可能与溃疡修复有关。有人提出，循环中来源于骨髓的干细胞 (BDSCs) 是胃内针对 HP 性胃炎反应的化生细胞的来源。反流性炎症引起的 BDSCs 的增加可能是 BE 的另一个潜在来源。

在形成阶段，持续暴露在反流环境下的化生性上皮分布于远端食管表面的多个区域。随着时间的推移，导致鳞状交界处向口腔侧迁移。随后就是长期的具有多种表现的进展期。在进展期，化生性上皮依然可以保持静止，没有临床意义，也可能发展到出现异型增生，甚至出现浸润性腺癌。

这个多阶段的过程包括食管鳞状上皮或 BE 上皮的暂时性以及永久的分子改变。这些改变受多种因素和信号传导通路的影响，包括个体以及环境因素。还不清楚为什么只有少部分 GERD 患者形成 BE，以及什么个体因素和合并因素造成在反流的情况下出现化生。长期接触胃酸可以增加绒毛蛋白的表达，并与微绒毛的表现有关。在肠道分化中的另一个重要因子是 CDX2，这是一个属于尾部相关同源异形盒基因家族的转录因子。CDX2 在胃肠道中的表达具有肠道特异性，十二指肠是一个严格的分界。

胆酸像肿瘤促进剂一样可以促进细胞增生。活化的 CCK2 受体可以刺激细胞增生。它能产生许多体液介质，包括 EGF 配体 [转换生长因子 α(TGF-α)、肝素 - 结合表皮因子样生长因子以及三叶肽 TFF]，并能促进 BE 的发展，尤其是对于接受抑制胃酸分泌治疗的患者，这些患者的胃泌素水平增加。胃泌素还可以激活环氧合酶，这种酶在抑制细胞凋亡、促进细胞增生、恶性细胞的浸润以及促进血管的生成中起作用。在BE增生中起作用的另一个因子是被酸激活的有丝分裂原蛋白激酶(MAPK)的活化作用。MAPK通路的激活会增加细胞的存活以及降低细胞凋亡。

三、临床特征及表现

Barrett食管的发病年龄自出生1个月至88岁均有报道，年龄分布曲线呈双高峰，第一高峰在0～15岁，另一高峰在48～80岁，但临床上多见于中、老年人。Barrett食管的发病在男性多见，男女的比例为(3～4)∶1。

Barrett食管本身并无症状，主要临床表现为胃－食管反流及并发症所引起的症状。胃－食管反流症状为胸骨后烧灼感、胸痛及反胃，但其程度在Barrett食管较胃食管反流性疾病相对为低，原因是柱状上皮对消化液的刺激不如鳞状上皮敏感。部分病例可有贫血或上消化道出血，如已发生明显的食管下段狭窄，则表现有相应的梗阻症状，如有溃疡形成，则吞咽痛甚为明显。

Barrett食管可发生严重的并发症，良性并发症包括反流性食管炎、食管狭窄、溃疡、穿孔、出血和吸入性肺炎等，恶性并发症为Barrett食管癌。

四、诊断

(一)内窥镜检查

由于Barrett食管的症状无特异性，因此诊断必须依靠内窥镜和活检确定。内窥镜检查和活检在Barrett食管的诊断中起着决定性的作用。临床上对长期胃－食管反流的患者，特别是食管高位溃疡或狭窄的患者，应高度怀疑有Barrett食管的可能，均应行内窥镜检查。

Barrett食管的内窥镜典型表现为直视下齿状线上移或消失，食管下段黏膜的颜色为红色，与周围正常的苍白色鳞状上皮有明显区别，可伴有黏膜炎症、红肿、糜烂、溃疡或狭窄，Barrett黏膜的形状可为环形或岛状。当食管黏膜的炎症很严重时，往往使诊断困难，这时可通过内窥镜的活检孔向可疑的食管黏膜区喷洒卢戈氏液(Lugol液)，它可使正常的鳞状上皮黑染，但柱状上皮不染色，利用这一点可鉴别鳞状上皮和柱状上皮。内镜下发现严重的食管炎或较深的食管溃疡或高位狭窄，应警惕Barrett食管的可能，食管黏膜组织的活检是必要的。Barrett食管溃疡的内镜特点为形态如火山口或呈长条形，大小不一，直径较大多位于柱状上皮的后壁。Barrett食管狭窄多位于鳞柱状上皮交界处，通常较短。

(二)食管功能检查

食管腔内测压检查诊断Barrett食管的作用是有限的。这一检查的一个意义是确定食管下括约肌的位置，为正确放置pH导管作准备。由于Barrett食管患者大多数有胃－食管反流的病史，因此食管pH测定、酸性反流试验对Barrett食管的诊断有较大的帮助。大多数病人表现为不同程度的胃－食管反流。此外，部分患者还同时合并有碱性反流。

（三）放射学检查

钡餐造影检查对Barrett食管的诊断无特异性。在无并发症存在的Barrett食管病人X线检查可无任何阳性发现。但在约50%的Barrett食管患者可显示胃食管反流的征象，如合并食管溃疡、狭窄或并存的食管裂孔疝。典型的Barrett食管的钡餐检查是在食管中段发现溃疡或狭窄，狭窄多位于主动脉弓附近，也可发生于食管下段。溃疡常位于食管的后壁，呈较深的长形火山口状，直径多大于1cm，其壁轮廓清晰，边缘规则，可单发或多发。

（四）核素显像

^{99}mTc可选择性浓集柱状上皮区。于静脉注射^{99}mTc后进行闪烁照相，可发现食管下段放射性吸收率增高。但因Barrett食管常合并食管裂孔疝，故此项检查特异性较低。

（五）食管黏膜电位差

通过电位差测定可识别食管内有无柱状上皮。因为柱状上皮的电位差大于−25mV，鳞状上皮的电位差是−15±5mV，前者明显高于后者，因而Barrett食管患者的食管黏膜电位与胃黏膜相似。

五、病理

（一）大体和内镜下特征

BE病变为牛肉红色和天鹅绒样，与淡粉褐色光滑的鳞状黏膜不同。鳞柱交界处常常位于距离门齿30cm以内，常常与食管裂孔疝、狭窄、弥漫性食管炎或食管溃疡共存。大体上，BE有几种独特的表现：环形、岛状以及指状或舌状突起。岛状BE伴随的上皮损伤不如环形BE那么严重，可能是病变的早期阶段，随后可以发展成环形BE。有时化生性上皮的远端边缘与相邻的胃黏膜难以区分，似乎融合在一起。出现胃皱褶就是胃的开始。SSBE患者可见短舌状或片状红色黏膜，位于胃食管交界处上方2cm以内。

在内镜下肠上皮化生同其他柱状上皮难以区分，所以需要应用多种其他内镜检查方法来评估黏膜。包括放大内镜、内镜视觉同步成像、彩色内镜、内镜共焦成像、分光镜内镜以及体内荧光显微内镜。这些高级的成像方法可以使内镜观察者在胃上皮的背景下分辨出肠上皮化生；在肠上皮化生的背景下发现具有异型增生的病灶以及早期的肿瘤形成；以及区分早期浸润癌和黏膜异型增生性改变。

内镜医师一般在以下区域取活检：胃皱褶上部边缘远端，尤其是胃小弯侧；BE上部1～20处；SCJ上方的黏膜舌状延伸或者不规则区域；食管原本的SCJ和鳞状上皮。通过对胃皱褶上缘进行活检，可以确定是否具有胃炎，尤其是HP导致的胃炎，以及确定可能存在的肠上皮化生。胃皱褶上缘进行的活检可能就是位于食管裂孔疝范围内。这些部位的活检能发现局限性贲门炎、局灶性肠上皮化生、反应性改变、急性炎症，以及可能存在于鳞状黏膜的嗜酸性细胞。

(二) Barrett 食管的组织学改变

BE 患者的病理学评估存在两个主要的难题：BE 的过诊断以及 BE 背景下异型增生的过诊断。在这里讨论 BE 的诊断。被覆柱状上皮的食管具有多种不同的表面结构和组织学表现，后者和出现的腺体黏膜类型相关。像早前提出的一样，BE 的诊断需要在取自食管柱状上皮区域的活检中证实肠上皮化生。化生性 BE 上皮相似于小肠吸收细胞 (完全性小肠化生) 和不完全小肠化生 (类似结肠上皮)。在后一种情况下，细胞缺乏明显的刷状缘以及小肠吸收细胞特征性的酶。现在有不完全化生是否比完全性化生具有更高危险性的争论，但是由于这两种亚型都有发生肿瘤的危险性，所以没有提出亚型分类。如果食管活检中可以看到杯状细胞，就可以作出 BE 的诊断。

多个部位活检以及多个水平的检查有助于识别这种片状病变。覆盖黏膜表面和胃小凹的上皮一般包括混合存在的胃小凹细胞和肠上皮细胞。肠上皮细胞包括杯状细胞、肠柱状细胞、内分泌细胞 (包括 5- 羟色胺、生长抑素、降钙素、胰多肽以及分泌素)，有时还有 Paneth 细胞。多数肠柱状细胞是所谓的中间细胞或假吸收细胞，这些细胞兼具吸收和分泌细胞的特征。在表面可以出现绒毛状结构。在一些 BE 患者食管内可以发现幽门螺杆菌，但是只有在胃中同时出现才会出现在食管内。这会加重 BE 中炎症的严重性。

在 HE 染色切片中，杯状细胞核上具有圆形的黏液泡，很容易辨认。由于杯状细胞具有酸性黏液，这些黏液在 pH2.5 时奥辛蓝染色呈深蓝色，因此，没有必要进行常规奥辛蓝染色。在正常食管黏膜下腺体及其导管也可以看到奥辛蓝染色阳性细胞。这些黏膜下腺体容易和 BE 病变区别，因为它们呈圆形，聚集成小叶结构，而且类似于小涎腺以及奥辛蓝染色 (pH2.5) 弥漫阳性。整个食管腺体小叶染色强，不同于 BE 典型的单个散在的杯状细胞的强阳性染色。

组织学上，要仔细观察潜在的 BE 相似病变，尤其是假杯状细胞。这些柱状细胞是过度扩张的胃小凹细胞。它们含有的黏液滴比典型的小凹细胞要大，而比普通的杯状细胞要小。它们出现在 GEJ 以及远端食管的表面上皮。可以同时具有或者缺乏真正的杯状细胞。这些细胞 pH2.5 时奥辛蓝染色强阳性；基于这个原因它们有时被称作“柱状蓝”。但是，假杯状细胞比真正杯状细胞染色浅。如果只出现奥辛蓝染色阳性的柱状细胞，而没有真正的杯状细胞，不能作出 BE 的诊断。由于对真正的杯状细胞来说，奥辛蓝染色缺乏特异性，现在在探求一种更具有特异性的肠道杯状细胞的标记物。其中包括硫黏蛋白和涎黏蛋白染色。对于真正的杯状细胞，硫黏蛋白标记物染色不是特别敏感 (敏感性为 62%)，但是更具有特异性 (特异性 90%)。而涎黏蛋白或硫黏蛋白也可以出现在少数患者没有杯状细胞的表面上皮内，这与胃型表面上皮细胞只含有中性黏液这一普遍接受的概念相矛盾。另一个有希望的标记物是 MUC2，对于 BE 中的肠上皮化生具有特异性。

需要注意的是，远端食管黏膜肌增生，而且在某些区域富于胶原的纤维组织取代了黏膜肌。了解这些特征在两种情况下很重要：首先是在正确解释可能累及黏膜下腺体改变的时候，其次是在正确分期恶性肿瘤浸润的时候(在第3章讨论)。成纤维细胞或肌肉的异常会使黏膜下腺体的导管变形，导致腺体扩张。纤维组织内出现不规则的压缩性导管，加之出现非典型性上皮细胞，导致陷于富于胶原的纤维组织内的正常或者具有非典型性的食管腺体与浸润性癌难以区分。免疫组化染色可以有所帮助，尤其是如果可以证实黏膜下腺体正常双细胞群的时候。

(三)短节段Barrett食管和贲门肠上皮化生的病理学特征

GEJ的肠上皮化生可以是SSBE，其发生癌的危险性每年最多是0.5%，也可以是近端胃的肠上皮化生，其发生恶性肿瘤的危险性似乎要远远小于前者。这两种情况不能被可靠地区别开，因为胃和食管肠上皮化生的形态学以及组织化学特征彼此类似，而且用于定位黏膜标示GEJ的粗大皱襞位置不是很精确，相差在数毫米之内。贲门肠上皮化生的意义现在还不清楚，但是多达25%的没有BE的个体可以出现。因此，它是否反映了GERD还不确定。最近的数据显示LSBE和SSBE以及GEJ肠上皮化生具有类似的免疫组化表型，而与胃窦的肠上皮化生免疫组化表型不同，提示LSBE和SSBE是相关的疾病，它们与HP感染造成的肠上皮化生不同。与世界其他地区不同，在北美肠上皮化生相对少见，因此，在贲门出现肠上皮化生很可能是由于GERD引起的。对于白人男性这种推测可能是正确的，因为这个人群是发展成BE相关性癌的主要群体。

SSBE和内镜下明确的肠上皮化生比LSBE常见得多；因此，SSBE可以被认为是大部分癌的前期病变。短的肠化片段进展为腺癌的危险性尚不清楚。

推测如果发现肠上皮化生，患者就具有发生肿瘤的危险性。食管和胃贲门腺癌的发生率的增加速度超过其他任何一种癌，GEJ的短段肠上皮化生是这种现象的基础。所有食管腺癌中有42%与SSBE有关，因为SSBE比LSBE常见。

除了关于GEJ处有肠上皮化生是否表示BE病变这个问题，更重要的问题可能是活检是否异常，是否与GERD相关，是不是倾向于发生腺癌，在GEJ任意一侧发生的肠上皮化生都是不正常的。实际上可以应用几种方法。一种方法是分为3种类别：

(1)柱状上皮被覆的食管，具有特定的肠上皮化生。

(2)柱状上皮被覆的食管，没有特定的肠上皮化生。

(3)GEJ特定的肠上皮化生。

应用这个分类方法，可以看到具有特定肠上皮化生的柱状上皮被覆的食管和腺癌有关系，以及GEJ的特定的化生可能和腺癌有关系。当使用这些三分法时，还不清楚胃食管交界处的特定肠上皮化生是否和GERD有关系。另外一个方法是，把活检中不同形式的化生作为衡量转化为异型增生性细胞的危险性或者至少是具有恶性潜能的标记，而不考虑这种化生发生的部位。对于GEJ有肠上皮化生的患者，保守的方法是假设这个病例是SSBE，依照BE指南管理患者。可以用GEJ肠上皮化生这个术语来描述Z线处的肠上皮化生。当组织学上确认之后，BE的出现可以作为进一步监测癌的标志。

（四）远端食管的鳞状上皮化生

BE 治疗后出现远端食管的鳞状上皮化生。表现为正常表现的新生鳞状上皮或者多层的不成熟鳞状上皮化生。新生鳞状上皮出现在原来 BE 病变所占据的区域，常常表现为被 Barrett 上皮环绕的鳞状上皮岛。这些鳞状上皮细胞大部分起源于始祖细胞，与 Barrett 上皮自我更新的细胞不同，虽然这些鳞状细胞偶尔起源于既可以分化为鳞状细胞又可以分化为 Barrett 上皮细胞的干细胞。

BE 患者在 GEJ 出现类似宫颈所见的鳞状上皮化生。常常表现为假复层上皮；纤毛常常出现在管腔表面。这些上皮细胞兼具鳞状上皮和柱状上皮的形态学以及细胞化学特征，可能为 BE 的前驱病变。可能是多潜能干细胞受到刺激，经过多层上皮的中间阶段后，朝向柱状上皮表现分化。

多层上皮一般具有 4 ～ 8 层细胞。基底细胞具有小圆形到椭圆形的细胞核，位于中心的小核仁以及丰富的嗜酸性胞浆，具有类似于正常食管鳞状上皮细胞基底层或副基底层的特征。核的假复层改变常见。缺乏细胞间桥。多层上皮的副基底层和浅表层显示柱状分化程度增加，其特征是出现具有透明或微泡状的胞浆，以及类似于基底细胞的朝向基底的细胞核。大部分病例含有少数浅表柱状细胞，具有类似于杯状细胞的扩张的胞浆。上皮兼有复层鳞状上皮和柱状上皮特征性是角蛋白表达。超微结构显示表面细胞内兼有鳞状细胞和柱状细胞的特征。这种多层的上皮细胞常常毗邻黏膜腺体导管上皮。多层上皮具有高度的增生能力，就像 Ki67 免疫反应以及诸如 TGF-α 和 EGFR 等生长因子强表达显示的那样。这种上皮还可以作为发展成多层上皮和 BE 的多潜能细胞的潜在起源。其他人认为这是一种化生性改变，而这种改变的成熟类型可以为假复层纤毛上皮，具有类似于支气管黏膜的免疫表型。

六、外科治疗

关于 Barrett 食管的外科治疗一直存在着争论，焦点在有无手术的必要及手术的效果如何。虽然药物治疗可缓解症状，使部分溃疡愈合，但其是最大的缺点是难以长期有效地控制胃 - 食管反流，且停药后有复发倾向，因此常需终生治疗。外科治疗的目的是遏制反流，防止柱状上皮继续发展和向上扩延。目前多数学者主张，对 Barrett 食管病人，不论其有无症状，只要客观存在胃食管反流（食管 pH 监测阳性），活体组织检查有肠上皮化生或任何程度的上皮异型增生，都必须进行抗反流手术，特别是那些有反流性食管炎、溃疡或狭窄的病人必须彻底纠正反流。

此外，手术后仍应定期行内窥镜检查和活检。成功的抗反流手术后，柱状上皮可以退变。虽然抗反流手术能中止柱状上皮进展，但尚不知道减轻腺上皮的异型性改变和防止发生腺癌的危险能达到什么程度。如抗反流手术后仍存在反流，无疑癌变的危险继续存在。许多报道指出，成功的抗反流手术之后，仍会在柱状上皮被覆的食管上皮发生腺癌。

（三）Barrett 食管上皮逆转

关于 Barrett 食管经过内科或外科治疗后能否由化生的柱状上皮逆转为鳞状上皮，目前还有争论。外科抗反流手术后能否引起 Barrett 食管的退变也有争论。

（四）并发症的治疗

1. Barrett 溃疡

Barrett 溃疡的治疗首选内科药物，但当药物治疗不能使溃疡愈合时，应考虑外科手术治疗。如出现急性大出血或溃疡穿孔时应行紧急手术，切除病变食管。

2. Barrett 狭窄

大多数 Barrett 狭窄对扩张疗法和药物治疗有良好的反应。特别是在反复扩张后，吞咽困难的症状可得到缓解。然而，假如这些措施无效，应行抗反流手术。

如果出现以下几种情况应行病变食管切除术：

(1) 狭窄由结构致密的瘢痕构成。

(2) 扩张无效。

(3) 扩张虽有效，但扩张后迅速复发。

第三节　晚期鳞状细胞癌

在全球范围内，食管鳞状细胞癌 (SCC) 是男性第 6、女性第 9 位常见的恶性肿瘤。食管 SCC 具有显著的地域性和种族性差异。食管 SCC 在美国和西欧相对不常见。美国白人男性的年发病率是 2.2/10 万，而黑人男性是 13.2/10 万；法国诺曼底为 18.2/10 万；中国上海为 8.2/10 万，中国林县为 183.3/10 万。食管癌发病率增加最明显的区域是河南、河北和山西省交界的华北中部。中国东北是亚洲 SCC 地区的东端，这一地域始于东土耳其，延伸穿过前苏联南部共和国、伊朗和伊拉克。其他高风险地区包括智利、南非的特兰斯凯、日本和巴西。由于多种危险因素相互作用，难以权衡单个因素的影响；然而，之前的食管炎对于所有食管癌患者是常见的。从高风险国家到低风险国家的移民在第一代中仍然保留高风险，但在第二代下降至东道国水平。有关发病率的下降可归结于减少了对于原产国特有的环境致癌因素的接触。然而，第一代移民风险持续存在表明，由于这些致癌因素所致的解剖学变化在新环境中并不能逆转。

男、女比例从中国林县的 1.5 ∶ 1 到法国诺曼底的 17 ∶ 1。在美国，食管癌年龄标准化发病率在黑人 (15/10 万) 和夏威夷人中最高，在菲律宾人中最低 (2.9/10 万)。食管癌的发病率随年龄增加，在高危地区，发病高峰是 50 ～ 60 岁。在高风险群体中 (如中国)，35 岁或以下患者大约占食管癌的 7.4%。时间趋势研究表明，多数人群中，食管鳞状细胞癌的发病率是稳定或是下降的。例如，1992—2001 年间美国黑人 SCC 的年发病率已下降

5.8%，而美国白人 SCC 的发病率已经低于食管腺癌。西方国家烟草使用减少，加上新鲜水果和蔬菜消费的增加可能导致了这种下降。

食管 SCC 的发病率与社会经济状况较低关系密切，不论群体的风险水平如何；儿童时期的经济状况是成人 SCC 风险的预测因素。这表明烟草消费的增加，以及与贫困相关的营养不良是这种癌发生常见的共同特征。美国黑人男性发病率的增加归结于使用烟草和酒精的增加，而这些因素的危害性因缺乏水果和蔬菜的保护作用而有所增加。

一、病因学

遗传学和环境因素在食管 SCC 发生中均发挥作用。

（一）酒精和烟草

过度饮用诸如 Whiskey 和 Calvados 等烈酒可出现剂量依赖性 SCC 风险增加。联合使用酒精和烟草可使 SCC 风险成倍增加。在布列塔尼，非吸烟的高剂量饮酒者的相对风险是 49.6，非饮酒的大量使用烟草者的相对风险是 7.8，两种物质均大量使用的男性的相对风险是 155.6。因为使用酒精和烟草以及营养不良所致的 SCC 高风险患者难以抵御整个上呼吸消化道 (UADT) 的区域性癌变，包括食管。标准癌症治疗后 10 年，第二个上呼吸消化道 SCC 的发生率估计是 5% ～ 40%。一项前瞻性家族性研究发现，在诊断上呼吸消化道 (8.24) 和肺 (2.0) 的标准癌症之后，食管癌 10 年标准发病率有所升高。半数的多中心癌是同步发生。非同步癌多数发生于 3 年内。

（二）饮食 / 个人因素

食管 SCC 患者可分为两个重叠的危险组：一组是吸烟和酗酒，另一组是饮食缺乏绿色多叶蔬菜、柑橘类水果、微量营养素以及微量元素。缺乏的微量元素包括钼、锰、锌、铁、硅、钡、钛、镁。土壤中矿物质缺乏可导致真菌浸润增加和真菌毒素污染食物。钙、核黄素、维生素 A 和维生素 C 缺乏在食管癌发生中也起作用，因为这些维生素在维持黏膜完整和正常上皮分化中起作用。这些物质缺乏导致食物中致癌物容易损伤食管黏膜，例如特兰斯凯的真菌毒素和中国的 N- 亚硝基化合物。

有关饮食补充对于 SCC 风险的影响已在高风险的华人社区中进行了研究。这些微量营养素中包括：胡萝卜素、维生素 E、硒、锌、钼、维生素 A、核黄素以及维生素 C。总之，有证据表明这些补充物可使 SCC 风险较小或不明确或降低。既然接触饮食性致癌因素始于儿童，那么对于高风险人群中的成人来说，补充微量营养物对于癌症仅有适度保护作用则并不奇怪。

热饮品所致的热损伤长久以来被认为是 SCC 的危险因素，包括东亚的热茶和南美的热茶。热损伤与茶及 mat6 茶成分的作用难以区分，但是许多研究极为支持热饮品的确为 SCC 发生的风险之一。

在中国的高风险和低风险地区中，食物的亚硝胺含量差别较大。发霉、发酵的盐渍食物含有高水平亚硝基化合物，它是高风险地区的主要膳食成分。这些高风险地区土壤的钼含量低，生产出的作物含有高水平硝酸盐成分，可转变为潜在致癌的亚硝基化合物。亚硝胺类是较强的烷化剂，可以产生多种烷基 DNA 衍生物，尤其是涉及 β6- 甲基鸟嘌呤，它可与胸腺嘧啶优先错配，而不是胞嘧啶，导致 GC 到 AT 的突变。β6- 甲基鸟嘌呤 -DNA- 甲基转移酶 (MG-MT) 主要抵御烷化诱导的致癌作用。有些 SCC 患者由于异常甲基化而出现 MGMT 失活。维生素 C 抑制这种转化。

增加或降低食管癌风险的饮食因素在不同文化之间有所不同。在印度，大量食用辣椒是 SCC 独立的危险因素。辣椒素是辣椒的活性成分和代谢产物，可能是最接近的致癌物 / 诱变物。相比之下，地中海饮食 SCC 风险可能较低，即使有中高程度的饮酒。

(三) 环境和遗传相互作用

代谢酒精酶的遗传多态性使得有些个体易受其有害影响。乙醛是酒精最初的代谢产物，被醛脱氢酶 -2(ALDH2) 消除。ALDH2 多态性影响酒后血中的乙醛浓度。是一种失活的突变等位基因，在东方人中常见，与循环中乙醛水平增加有关，饮酒者偶尔可引起疼痛性面部发红。具有这种突变等位基因的患者对这种反应产生耐受性，饮酒者中存在这种不活跃的基因型可增加其患 SCC 风险。酒精对于 SCC 风险的影响也可以通过密码子 399 上的多态性加以修正。XRC-CI 蛋白可促进碱基切除修复或单链断裂修复。饮酒者中 ArgMrgXRCCJ 基因型与 Arg/Gln 或 Gln/Gln 基因型的 SCC 比值比 (OR) 是 2.78(1.15 ～ 6.67)。最近的资料表明硒摄入量低且具有 ALDH2Lys/Lys 和 XRCC1399Gln/Gln 基因型的个体发生 SCC 的风险增加，尤其是存在吸烟和饮酒的情况下。

烟草中的芳香烃需要通过 I 阶段酶 (CYP450S) 代谢活化，然后通过 n 阶段酶 (GSTM1) 进行解毒。Val/ValCYP1A1 基因型患者 SCC 风险增加 (OR=6.33，CI95%1.86 ～ 23.7)；伴有 GSTMI- 时，这种风险有增加 (OR=12.7，CI95%1.97 ～ 81.8)。CycUnD1G870A 的多态性也影响吸烟者的 SCC 风险。一项有关中国北部患者的研究发现具有 G/GcyclinEU 基因型的吸烟者比具有 G/A 或 A/A 基因型者的 SCC 风险低。

低叶酸和叶酸代谢障碍也与胃肠癌症的发生有关。5，10- 亚甲基四氢叶酸还原酶 (MTHFR) 中的基因多态性在叶酸代谢中起主要作用。这种基因呈多态性，MTHFP6777T 基因型与酶活性的减少有关，且与食管 SCC 风险的增加密切相关。

(四) 职业因素

某些职业与 SCC 风险增加有关。包括仓库工人和各种食品工业工人以及职业接触石棉、金属粉尘、硫化产品、柏油、石油化学、燃烧产品的工人。

从事酒精饮料生产和配送入员的 SCC 危险也有增加，例如法国的卡尔瓦多斯地区。

(五) 放射暴露

因各种恶性肿瘤进行放射治疗患者的食管 SCC 风险有增加。例如，乳腺癌治疗后风险从第 5 年开始增加。多数放射诱发性癌症发生于食管上、中段，肿瘤可以多发。

（六）感染

HPVDNA 可见于浸润性 SCC、原位癌区域、癌旁增生性上皮以及癌旁组织学表现正常的细胞。HPV 感染发病率最高的地区包括中国、日本和南美部分地区。虽然 6，7，9，11，13，16，18，24，30，33，51，52，57 和 73 型 HPV 均得以证实，但以 HPV16 最为常见。P53 基因第 72 号密码子的多态性与中国北部 HPV 相关性食管癌显著相关 (P=0.001)。53% 的 HPV 阳性患者是 Arg/Arg 携带者，与之相比，HPV 阴性癌症为 26%，对照组为 23%。细胞涂片中可怀疑有 HVP 感染。

真菌常常污染高风险地区食用的谷物和食品。真菌来自多种菌属，其中镰孢菌和曲霉菌是最常见的两种，它们各自的毒素，即伏马菌素 B1 和黄曲霉毒素均为致癌物。林县的玉米（谷物）、小米和其他种植谷物以及腌制的蔬菜中发现了这些成分。真菌使硝酸盐转变为亚硝酸盐减少，并促使亚硝胺形成。

由克氏锥虫感染所导致的慢性 Chagas 病可以引起失弛缓症，且与 SCC 发生有关。既然感染通常发生在幼儿时期，所致的癌症可以早在 20 ～ 30 岁时出现。

（七）遗传性危险因素

常染色体显性遗传家族综合征掌跖角化病 (PPK)(胼胝症) 使得患者容易发生食管 SCC。PPK 导致不完全性黏膜角化，改变了黏膜的完整性，增加了对环境致癌物的易感性。这些患者食管恶性肿瘤发生的平均年龄是 61 岁。PPK 家族成员 50 岁时发生食管癌的风险是 50%，65 岁发生食管癌风险是 90% ～ 95%。这些患者发生恶性黑色素瘤、乳腺癌和肺癌、白血病、肝癌、恶性淋巴瘤和结直肠腺瘤的风险也有增加。累及口腔、舌、口咽及胃部多发性癌症的出现提示共同的环境因素有助于所有这些肿瘤的发生。吸烟的 PPK 患者尤其容易发生 SCC。PPK 是由 17q25 染色体上食管痛胼胝症 (TOC) 部分突变所致。在散发性食管癌中，靠近 TOC 位点部分也发生多形性微卫星标记物的杂合子缺失 (LOH)。PPK 患者发生慢性食管炎，随后出现异型增生、原位癌和浸润癌。其他组织学改变包括异常角化细胞成熟，出现嗜碱性包涵体和表面角化。肿瘤性鳞状细胞病变形成类似于那些没有胼胝症的病变。

由Ⅲ型胶原突变导致的隐性营养不良型大疱性表皮松解症是遗传性 SCC 的一种不常见的原因。这些病变在北欧血统的人中常见。

（八）暴感疾病

慢性食管炎是 SCC 最常见的癌前病变。食管炎有多种原因，与胃食管反流病 (GERD) 有关的 SCC 发生在 BE 上限边缘的黏膜。与腐蚀性烧灼有关的 SCC 发生在最初损伤后的 30 ～ 45 年，通常在中段食管。导致 SCC 风险增加的运动障碍包括失迟缓症和硬皮病。失迟缓症患者发生食管炎的原因是餐后固体食物存留。积食也增加憩室的 SCC 风险，包括 Zenker 憩室和膈上憩室。伴有自身免疫性萎缩性胃炎的胃酸缺乏症与 SCC 风险增加有关，因 CagA 阳性幽门螺杆菌导致的多发性胃炎也同样。这种影响在胃萎缩的患者中最为显著，如同检测胃蛋白酶原 I 组水平降低一样。从日本到美国的移民中食管 SCC 和幽门螺杆菌诱导性胃癌平行下降支持这种相关性。伴发 Plummer-Vinson 综合征的食管炎与下咽部和颈部食管 SCC 风险的增加有关。与乳糜泻也有相关性。

二、临床特征

食管 SCC 通常生长缓慢。因为食管高度扩张，并且肿瘤在食管腔狭窄到产生症状之前可以长得相当大，所以具有浸润性病变的患者可以没有症状。有症状的食管 SCC 患者出现吞咽困难、吞咽疼痛、体重减轻、咳嗽、窒息、疼痛及脱水。通常患者没有吞咽困难的主诉，但没有意识到饮食习惯上出现的细微改变。其他症状包括发热、贫血、呕血、黑便、声嘶或食物“卡在喉咙”的感觉。持续性打嗝可能提示喉神经麻痹或者误吸，为晚期病变的不祥征象。局部肿瘤扩展至食管以外常常导致胸骨后或肩背部疼痛。大动脉侵蚀可导致迅速出血。通过气管 - 食管瘘误吸食管内容物是晚期 SCC 患者常见的一个死亡原因。颈部或锁骨上可触及明显的淋巴结。

患者也可发生各种副肿瘤综合征。常见肿瘤诱发性高血钙症。它是由于骨组织释放钙所致，原因是肿瘤产生甲状旁腺激素相关蛋白 (PTHrP)。出现高血钙症是预后差的指征。肥厚性骨关节病累及某些食管 SCC 患者，但也可以是伴发的慢性阻塞性肺疾病所致，该病与大量消费烟草有关。发生于Ⅱ期 SCC 患者的急性血管炎是由循环免疫复合物或者肿瘤相关抗原所致的一种现象。肿瘤切除后血管炎可消退。

AJCC 将食管分为 3 个部分。颈部食管从咽 - 食管交界到胸廓入口，距门齿大约 18cm。中段食管从胸廓入口到 GEJ 上方 10cm 处，距门齿大约 31cm，位于第 8 胸椎下缘水平。食管下段从该点到 GEJ 或者距门齿大约 40cm。在大量使用烟草和酒精的男性中，癌症可发生于下咽部和颈部食管。SCCs 并发 Plummer-Vinson 综合征发生在女性 (男：女 =1 ：10) 环咽肌区域，平均年龄 45 ～ 50 岁。乳腺癌放疗后出现的癌一般发生在食管上段和中段。高风险人群的 SCCs 多数发生在食管的中下 1/3。

三、病理学特征

食管 SCCs 表现为蕈样、溃疡、浸润或狭窄性病变。也可出现混合性大体生长方式。进展期肿瘤长度可以达到 10cm。蕈样癌或者表现为较大的、腔内性、具有不同程度溃疡的肿物，边缘隆起或外翻，少数或者表现为息肉样、不规则的巨大肿块。病变可以境界清楚；壁内黏膜下蔓延在大体上可以不明显。肿瘤基底部的浸润范围不一，并不一定反映突出的肿块的大小。溃疡癌出现不规则非内翻性，并且有时为匐行性的边缘，并且具有粗糙的出血性中央火山口。溃疡沿食管长轴生长，肿瘤可累及周围脏器。浸润癌可以导致食管壁增厚。食管僵硬，伴有裂隙样硬化区。近端食管扩张。极少数情况下，其结构类似于胃癌的皮革胃。乳头状或者疣状病变常常发生在近端食管。鉴别诊断包括乳头状瘤、肉瘤样癌和疣状癌。

活检不能确定浸润范围，但在 81% ～ 100% 的病例可以得到阳性的诊断，取决于活检的数量。在高达 80% 的早期病例，内镜超声检查 (EUS) 可以确认肿瘤浸润至黏膜下层或固有肌层。EUS 对于辨认浅表病变最有用处，这种病变最好单独通过手术治疗。EUS 检测淋巴结受累比采用断层扫描更为准确。细针针吸可增强 EUS 检测淋巴结病变的能力，其准确性超过 90%。

SCCs 发生在之前存在异型增生的区域，穿透基底膜浸润到固有层或更深层组织。组织学上，普通 SCCs 出现不同级别的分化，从含有明确鳞状细胞巢和角化珠的高分化角化性癌到没有角化细胞或棘细胞的未分化肿瘤。根据肿瘤与成熟的非肿瘤性鳞状细胞的相似程度将其分为高分化、中分化和低分化病变。当病变不太成熟时，肿瘤的多形性程度增加，缺少角化和细胞间桥。角化程度和明显的细胞间桥与细胞学非典型程度和细胞核多形性成负相关，尽管偶尔可以见到高度非典型细胞有明显的角化。多数肿瘤为高到中分化病变。高分化角化性癌中，大的分化性鳞状细胞所占比例较大，少部分为小的基底细胞样细胞，后者通常位于肿瘤细胞巢的周边。肿瘤含有鳞状细胞巢、角化不良细胞和角珠。分化不良的肿瘤由富于细胞性肿块构成，

含有多角形、圆形、梭形或少数非角化性小细胞。低分化癌通常含有丰富的基底细胞样细胞，肿瘤内分化程度常有不同。多数低分化 SCCs 中含有一些鳞状分化的病灶，如角化不良性上皮巢、角化珠或者细胞间桥。一般表现为成片的浸润性细胞，伴有明显的中央坏死区。偶尔，低分化肿瘤中单个细胞坏死导致假的腺泡结构，但黏液染色阴性。肿瘤内分化程度通常不一。在未分化病变中，看不到角化细胞或棘细胞，很难确认是鳞状细胞肿瘤。多数肿瘤至少含有局灶性鳞状分化的组织学表现，即上皮巢、角化珠或细胞间桥。细胞角蛋白 14 免疫染色有助于确认肿瘤是否为鳞状细胞来源。

肿瘤细胞浸润食管壁时可形成边缘圆形的片状细胞巢或者出现边缘针状的星状细胞巢。具有星状结构的肿瘤最有可能出现深部浸润、淋巴管浸润、淋巴结转移以及纤维组织增生，而且比那些边缘圆形的肿瘤预后更差。向下浸润的肿瘤更有可能出现血管和淋巴管浸润。

术前进行化疗或放化疗的患者，可以显示肿瘤完全消失、部分消退伴有肿瘤与间质之比降低或者有残留的无变化的肿瘤细胞，有时导致狭窄出现。术前治疗 3 ~ 6d 的组织检查显示明显的凋亡改变，有或没有坏死。多数肿瘤细胞出现广泛变性。肿瘤可完全消失，形成部分重新上皮化的溃疡，含有肉芽组织，重度淋巴细胞浸润。可出现钙化。固有肌层纤维化可致肌束收缩。肿瘤消退可以分级，尽管并不常常应用。

第四节　胃食管交界处腺癌

对于跨越胃食管交界处 (GEJ) 的癌或许不能确定是来源于胃贲门还是远端食管。两处癌均与胃食管反流性疾病 (GERD) 及 Barrett 食管 (BE) 有关。贲门癌与 Barrett 食管相关性

腺癌具有相同的长期趋势、流行病学背景和分子概况，而在这些方面不同于非贲门胃癌。下面将贲门癌和 Barrett 食管相关性腺癌作为胃食管交界处癌一并讨论。

腺癌通常发生于 Barrett 食管的食管远端。BE 相关性癌占食管腺癌的 90% 以上。其余来源于异位残留或黏膜下腺体。不是所有的胃食管交界处癌均来源于食管。有些来源于贲门或者较为远端的胃癌向近端蔓延而累及食管。BE 中存在异型增生有助于证实为食管来源的癌，但是对于晚期的腺癌，先前的 BE 已被取代，因而不能确认。

根据病变和近端胃皱襞的关系，Siewert 等将胃食管交界处癌分成 3 组：食管胃交界处Ⅰ(AEGI) 腺癌，相当于远端食管癌；食管胃交界处Ⅱ(AEGn) 腺癌，相当于真正的贲门癌；食管胃交界处Ⅲ(AEGIE) 腺癌，相当于贲门下癌。在这种以治疗为依据的分类当中，aeg Ⅱ型和Ⅲ型被当作胃癌。然而，正如上面提到的一样，我们认为 Barrett 食管相关性癌 (AEGI) 和贲门癌 (AEGH) 在患者特征 (肥胖，中年白人男性伴有反流性病变以及没有幽门螺杆菌胃炎)、长期发病趋势以及分子概况等方面十分相似，它们实质上是相同的癌。

一、流行病学

从 20 世纪 70 年代中叶以来，美国 GEJ 腺癌发病率的增长已经超过 350%。发病率的增加具有明显的性别、地域和种族差别。1996 ～ 1998 年期间，白人男性中这种癌的 3 年平均发病率为 4.0，女性为 0.5。调查 11 项 SEER 登记发现，在西雅图，从 1974—1975 年到 1996—1998 年白人男性比例增加了 800%，相比之下，在犹他州，相同时间段内仅仅增加 300%。黑人男性的发病率虽然较低，但上升显著。黑人中这种癌的 3 年平均发病率是 0.8，白人中是 4.0。类似的发病率增加也发生在英国。从 20 世纪 70 年代以来，芬兰的发病率增加了 10 倍。然而，芬兰的发病率 (1.1/10 万) 低于美国和英国。与西方国家相比，在过去的 40 年间，日本 GEJ 腺癌的发病率已经稳定，且这些肿瘤仅占所有食管癌的 0.67%。

二、易感因素

胃食管反流性疾病 (GERD) 的严重程度在有癌的 Barrett 食管患者中比没有癌的 Barrett 食管患者要重，抗反流治疗并不会降低癌的风险。癌症风险随 GERD 持续时间而增加。由于 GERD 在早产儿中很常见，由此可以解释出生体重小于 2000g 成人的 GEJ 癌风险增加 11 倍。食管裂孔疝的存在及其大小也直接与 BE 和腺癌有关。反流物中胆酸的存在被认为是发生 BE 相关性腺癌的关键。

肥胖一向与食管腺癌有关，可能是由于肥胖病人 GERD 的风险增加。然而，最近研究发现，对于没有 GERD 的患者，肥胖与 GEJ 癌的发生独立正相关。在男性，身体质量指数 (BMI) 和 GEJ 癌之间的关系为剂量依赖性，17% 的病例 BMI 超过对照人群所限定的最高十分位数值。吸烟和酒精一直与 GEJ 癌直接相关，但其风险不像 SCC 那样高，在有些研究中并不具有统计学。

已经有人提出唾液亚硝酸盐和胃反流物相互作用可激活 Barrett 黏膜中诱发突变的亚硝基化合物。进入 Barrett 食管部分，亚硝酸盐水平有显著下降，提示此处亚硝酸盐还原为一氧化氮 (NO)。腔内高浓度 NO 产生亚硝基和氧化应激，损伤 DNA 并抑制 DNA 修复。GEJ 癌风险的降低与抗氧化剂的高摄取有关，原因是这一过程受到抑制。

幽门螺杆菌是远端至贲门部胃癌的确切危险因素。相比之下，幽门螺杆菌与 GERD 及 GEJ 癌呈负相关。在西方国家，在远端胃癌发生率减低的同时，GEJ 癌反而增加。幽门螺杆菌诱导性胃炎所致的胃酸下降可阻止 GERD 的发生及其化生和肿瘤性后果。与未经治疗的患者比较，成功去除幽门螺杆菌感染可使 GERD 的发生率加倍。

通过松弛食管括约肌从而助长 GERD 的药物，例如抗胆碱能药物，可增加患食管腺癌的风险，而抑制前列腺素合成和阻止前列腺素诱导免疫抑制的药物可以防范 BE 相关性癌。

三、病理变化

（一）肉眼

尽管早期癌常与鳞状上皮相邻，但癌可以发生于 Barrett 食管的任何位置。邻近肿瘤的区域，典型粉色的 Barrett 食管黏膜可能很显眼，尤其是在早期癌中。早期阶段，Berrett 食管性腺癌的大体表现常为不规则黏膜隆起或小斑块状。大多数肿瘤确诊时已浸润到深层食管壁，进展期癌主要为扁平型或溃疡型，1/3 为息肉样型或伞样型。偶尔可见肿瘤多灶性生长。少数腺癌的发生与 Barrett 食管无关，它们由异位的胃腺体发生或由食管腺体发生，这些肿瘤的大体结构主要表现为溃疡型和息肉样，在食管的上、中 1/3 处也可见到，但罕见。

（二）镜下

腺癌的组织学形态均类似于胃腺癌，但是多数为高分化和中等分化。肠型腺体结构常见，但也可见到乳头状结构，不规则的浸润性细胞片块，以及偶尔可见印戒细胞浸润或丰富的细胞外黏液产物。肿瘤分化中可能会出现神经内分泌细胞、潘氏细胞及鳞状上皮。

第五节　食管癌的诊断

食管癌患者就诊时 65% ～ 70% 病情已到晚期，因此早发现、早诊断、早治疗仍是目前食管癌防治的重点。近年来，食管内镜超声、PET 等检查手段相继用于食管癌的诊断，在准确 TNM 分期的前提下，根据病情制订适宜的治疗方案，已经在提高治疗的远期生存及提高生活质量方面发挥着越来越重要的作用。

食管癌的诊断除依靠症状以外，主要手段是X线钡餐造影、脱落细胞学和纤维内镜检查。近年来，CT扫描、食管内镜超声检查及PET检查等措施联合用于临床诊断，使食管癌的诊断水平有了显著改善。

一、食管癌的临床表现

食管癌症状和肿瘤大小、浸润肌层程度以及食管全周受累程度等密切相关。因此，其症状可分为早期癌的症状和中、晚期癌的症状。

（一）早期食管癌的症状

早期食管癌的症状轻微，很少引起患者重视，仅在患者被诊断为早期食管癌后回顾病情时提到有吞咽时胸骨后不适、烧灼感或针刺样轻微疼痛，以及食物通过的停滞感或咽喉部异物感，有的可有轻度哽噎感。这些症状开始时为间歇出现，时轻时重，时间可长可短，往往反复达数月、1～2年或更长时间，患者直到中晚期出现进行性吞咽困难时才引起重视。

（二）中、晚期食管癌的症状

典型症状是进行性吞咽困难。此时肿瘤往往已至少侵及食管全周的2/3。开始时哽噎症状间断出现，但很快逐渐加重，发展至进半流质、流质甚至滴水不入。患者可有隐痛、钝痛或伴吞咽痛。临床常见由进食困难导致的营养不良、脱水及消瘦等症，个别患者出现不同程度的贫血。体重减轻是食管癌患者预后不良的指标，当体重减轻超过全身体重的10%时常提示预后不好。当食管癌继续发展或有溃疡形成，患者常有前胸或后背持续性疼痛和低热。最终将发展成为恶病质。晚期食管癌的症状多由食管癌引起的并发症或出现转移所引起，如肿瘤侵及椎前筋膜引起背痛、侵犯喉返神经引起声嘶、侵犯膈神经或膈肌引起呃逆、压迫气管引起呼吸困难等。相邻器官并发穿孔时，可以发生食管支气管瘘、纵隔脓肿、肺炎、肺脓肿及主动脉穿孔大出血。骨转移、肝转移、胸腹腔转移时出现骨骼疼痛、肝大、黄疸及胸腹腔积液等。

（三）食管癌的体征

早期患者无明显异常体征，晚期患者临床可有恶病质，锁骨上可触及淋巴结肿大。偶见骨关节病和（或）杵状指（趾）。部分患者可触及肝大（肝转移）或出现胸腔积液的体征。通过血行转移所引起的内脏转移在初诊患者虽可高达25%，但很少出现临床症状及体征。

二、食管癌的相关检查

（一）X线钡餐造影

X线钡餐造影是诊断食管及贲门癌的重要手段之一，该检查方便快捷、痛苦小，容易被患者接受，因此不但可用于普查和食管癌的临床诊断，而且还可追踪观察食管癌的发展进程及疗效观察。

1. 早期食管癌的X线表现

早期食管癌在X线钡餐造影中不易显示，必须耐心细致进行多轴观察才能有所发现。早期的X线征象有：食管黏膜紊乱、中断和破坏；小充盈缺损或较扁平或如息肉状；小溃疡龛影，直径约0.2～0.4cm；食管蠕动停顿或逆蠕动，食管壁局部僵硬不能充分扩张，有钡剂滞留。由于病变局限在黏膜层、黏膜下层，所以X线钡餐检查在早期食管癌病例中阳性率只有70%左右，因此要结合脱落细胞学和食管内镜检查才能提高早期食管癌的诊断的阳性率和准确性。

2. 中、晚期食管癌的X线表现

(1) 髓质型：病变为不规则的充盈缺损，局部黏膜破坏，管腔狭窄，管壁僵硬，病变范围较广，长度一般＞5cm。部分患者梗阻较重，其病变上方食管有不同程度扩张，有的还可以见到软组织阴影。

(2) 蕈伞型：肿瘤上下缘呈盆状隆起，边界清楚，病变部位的黏膜充盈缺损、黏膜中断、破坏。病变往往局限在食管一侧壁，因此另一侧黏膜往往正常。一般梗阻不明显，病变上方食管呈轻中度扩张。

(3) 溃疡型：可见大小和形状不同的溃疡龛影，局部黏膜消失，在切线位可见龛影深入食管壁内，甚至侵出食管壁外。一般病变上方食管无扩张。

(4) 缩窄型：食管呈环状或漏斗状狭窄，一般约长2～3cm，局部黏膜消失，钡剂通过病变处呈高度梗阻，上方食管扩张明显。

(5) 腔内型：病变处食管明显扩张，内有不规则充盈缺损和小龛影，边界较清楚。一般梗阻不严重，钡剂通过顺利，无梗阻。

（二）脱落细胞学

20世纪50年代的后期，沈琼教授首创的食管拉网脱落细胞学检查是早期发现和诊断食管表浅癌的始发手段，开创了河南林州市食管癌高发区现场大规模人群普查的里程碑。食管癌通过拉网采取脱落细胞检查，其准确率可达90%以上。该方法简便，操作方便、安全，患者痛苦小，适宜用在食管癌高发区普查，是发现和诊断早期食管癌的一种重要手段。拉网检查还可以行食管分段检查，可帮助明确病变的相对位置，有助于定位并有利于X线检查和食管内镜检查。然而由于这项检查存在人工阅片漏诊较多，接受率低，且随着电子胃镜的普及，使用已日渐减少。

（三）食管内镜检查

20世纪60年代纤维食管镜的问世使对食管的诊断如虎添翼，对拉网细胞学可疑病例的进一步确诊或对细胞学阳性患者病变的下一步定位起到了相辅相成的作用。纤维食管镜下食管黏膜红白区的颜色改变，黏膜糜烂、斑块和粗糙不规则的病灶形态，黏膜增厚、浑浊、透明度减低和血管结构紊乱等归纳为早期食管癌的三种特征性表现。随着对食管脱落细胞学、病理组织学、X 线和内镜检查早期诊断经验的积累，色素内镜应运而生。卢戈液、甲苯胺蓝和甲苯胺蓝－卢戈液双染色法开始应用于内镜检查，3% 卢戈液在食管癌变处呈非染色区，2% 甲苯胺蓝染色在癌灶区着蓝色，两者前后喷洒合用，则色泽交相衬托，更能清楚地显示食管表浅癌灶及浸润范围。我国学者以病理学检查为基础，将早期食管癌分成充血型、糜烂型、斑块型和乳头型四型。从病理组织学进而分成上皮内癌 (ep 癌)、黏膜内癌 (mm 癌) 和黏膜下癌 (sm 癌) 三类。内镜检查通过刷检细胞学和病理活检切片可以确诊食管癌。中、晚期食管癌镜下表现为结节或菜花样肿物，食管黏膜充血水肿，较苍白，触之易出血，有时还可见溃疡和狭窄，诊断率几乎可达 100%。如果中、晚期食管癌病变位于胸上段或颈段应在做食管镜检查的同时做纤维支气管镜检查，以观察气管、支气管有无受侵，以有利于决定诊治方案，避免不必要的开胸探查。

(四) 食管超声内镜检查

食管超声内镜检查 (EUS) 可分辨食管壁的 5 层结构，对食管癌受侵深度判定精确。细小的探头超声仪 (SUP) 可清楚分辨食管壁 9 层结构，对早期癌深度的判定较普通 EUS 更优。EUS 对判定肿瘤浸润深度 (T) 的准确率可达 90% 以上，但对淋巴结转移 (N 分期) 的判定 (70% ～ 80%)，若结合细针穿刺 (FNA) 则其准确性显著提高。EUS-FNA 的并发症极少，是一种安全性很高的检查手段。EUS 的准确分期提高了新辅助化疗病例的选择，间接达到了提高总生存率的效果，目前 EUS 对于化放疗后疗效的判定尚显不足。

(五) 胸部 CT 检查

行胸、腹、盆腔 CT 对于判定病变范围、淋巴结受累及转移情况有所帮助。CT 能够清楚地显示病变的存在，但对于病变浸润深度判定的准确率仅为 60%。胸部 CT 在诊断食管癌中的意义各家评估不一。正常食管为一个管腔，管腔内有空气，食管壁厚一般不超过 5mm，如果管壁增厚、管腔不规则、边界脂肪线模糊或消失，则表示食管有病变。一般认为有意义的 CT 阳性所见有气管、支气管受挤、受压，其后壁 (气管膜状部) 受压凸向腔内，食管之间脂肪线消失或变为模糊不清；心包和主动脉与食管病变段间脂肪线消失而肿瘤上、下端脂肪线层面尚存在或食管病变与主动脉圆周交接之角等于或大于 90°；纵隔和腹腔内有＞ 1cm 直径的淋巴结 (一般＞ 1cm 直径淋巴结要考虑有转移可能)；如肝出现低密度区，提示肝有转移。CT 在食管癌中诊断作用要充分结合临床综合判断，有时不能单凭 CT 的“阳性所见”而放弃手术机会。

(六) B 超检查

该检查可发现肝、脾等脏器有无转移、腹膜后有无转移淋巴结等，有助于确定治疗方案。近年来颈段和胸上段食管癌常规行颈部 B 超检查可发现颈部尤其双锁骨上有无转移淋巴结，对于术中有意识地进行颈部淋巴结清扫，达到完全性手术切除的目的起到重要作用。

（七）PET-CT

目前多采用 PET-CT，其对食管癌的诊断灵敏度和特异度均达 90% 以上，PET 与 CT 的结合提高了对食管癌患者的分期的准确度。由于 PET-CT 能够判定有否远处转移，大大减少了单纯手术探查病例的比率，因此 PET-CT 可达到减少甚至避免不必要的单纯开胸探查的作用。正是基于此，PET-CT 成为食管癌（包括胃癌）术前值得推广的有效检查手段。另外，PET-CT 检查在疗效判定、肿瘤复发及预后评估方面也有一定意义，对食管癌新辅助治疗疗效判定的荟萃分析表明，PET 的准确性与 EUS 相似，显著高于 CT 的准确性，而且具有无创、患者耐受好的特点 (6% 的患者不能耐受 EUS)。

（八）胸腔镜 / 腹腔镜

Crasna 一组 119 例胸腔镜 / 腹腔镜检查的表明，CT、MR 及 EUS 对于 T4、纵隔淋巴结转移以及远处转移的判定均准确。目前我国胸 / 腹腔镜用于食管癌术前分期的病例尚少，因此，今后应当更多地致力于胸 / 腹腔镜对食管癌术前分期方面的研究，以更好地指导食管癌患者治疗策略的选择。

（九）实验室检查

食管癌患者可有贫血、低蛋白血症、高钙血症及肝功能检查异常。一些在其他肿瘤中有意义的肿瘤标志物，例如 CEA、CA19-9、CA125 等，在食管癌中敏感性及特异性均较低，因此这些标志物在食管癌转移、复发的判定以及疗效或生存时间的预测等方面的价值有待继续研究。

（十）食管癌的分子生物学检查

肿瘤标志物与食管癌分子分型、分子分期的相关研究已经成为食管癌研究的热点课题。文献报道很多，但分歧亦很明显。有作者报道食管轻度不典型增生向重度不典型增生或腺癌转变时 P53 的表达增加，由此认为 P53 表达增加可作为食管不典型增生的一个标志。Rb 蛋白在食管由轻度不典型增生向重度不典型增生转变时表达降低。其他如 P16 的表达缺失与进展有关，Ki-67 不仅在食管不典型增生病例而且在非不典型增生的 BE 中也表达增加，β-catenin，MUC1、MUC4 等的表达在食管不典型增生中均有表达异常。

对于食管鳞癌病例，P53 的表达与预后不良相关，pTEN 的表达与预后较佳有关，其他如细胞周期调节蛋白如 cyclinDl、cydinE、p21 和 p27 等似与食管鳞癌预后无关。综观目前食管癌分子生物学研究进展，单个基因很难作为有价值的分子分型、分期指标，采用高通量的基因芯片等检测技术建立相应的基因表达谱才是今后取得重大研究进展的方向。

三、食管癌的分期

（一）食管癌的国内临床分期

我国学者在 1976 年山西阳泉召开的食管癌会议上制定以病变长度、病变深度、淋巴结转移以及器官转移情况等标准为依据的分期法。经验证明，这四个指标中具有临床意义的是病变范围、淋巴结转移或脏器转移，病变长度与手术切除率、预后等关系不大密切。

（二）食管癌的国际 TNM 分期

1. UICC(1997 年) 的食管癌 TNM 分期标准

(1) 原发肿瘤 (T) 分期

Tx 原发肿瘤不能评估

T_0 无原发肿瘤证据

Tis 原位癌

T_1 肿瘤侵及黏膜固有层或黏膜下层

T_2 肿瘤侵及肌层

T_3 肿瘤侵及外膜

T_4 肿瘤侵及邻近结构 (器官)

(2) 区域淋巴结 (N) 分期

Nx 区域淋巴结不能评估

N_0 无区域淋巴结转移

N_1 有区域淋巴结转移食管癌的区域淋巴结定义：

颈段食管癌：颈部淋巴结，包括锁骨上淋巴结

胸段食管癌：纵隔及胃周淋巴结，不包括腹腔动脉旁淋巴结

(3) 远处转移 (M) 分期

Mx 远处转移不能评估

M_0 无远处转移

有远处转移食管癌远处转移的进一步定义：

胸下段食管癌：

M_{1a} 腹腔淋巴结转移

M_{1b} 其他远处转移

胸上段食管癌：

M_{1a} 颈部淋巴结转移

M_{1b} 其他远处转移

胸中段食管癌：

M_{1a} 不适用

M_{1b} 非区域淋巴结转移或其他远处转移

四、食管癌的术前分期手段

（一）传统的方法

体检、X 线、B 超、内镜。

(二) CT

气管旁及下段食管旁淋巴结准确率较高。

(三) EUS

EUS 是目前明确 T、N 的最佳方法。

(四) MRI

适合于判断上腔静脉旁及主动脉窗淋巴结。

(五) FDG(18- 氟脱氧葡萄糖)

PET(正电子发射断层显示)。

(六) 超声胃镜引导

经食管或胃壁行纵隔或腹腔淋巴结活检。

UICC 食管分段标准 (1987 年) 颈段自环状软骨到胸骨上切迹即胸廓入口处，约距门齿 18cm。胸段食管分三段：

(1) 胸上段为从胸骨上切迹到气管分叉，下界约距门齿 24cm。

(2) 胸中段：从气管分叉到食管胃交界部全长两等分，上半部下界约距门齿 32cm。

(3) 胸下段为上述两等分下半部，下界约距门齿 40cm。

跨段病变应以病变中点归段，如上下长度均等则归于上面一段。新分段方法具有明显各段分割标记和长度分割均匀、胸内各段与预后相关性显著等优点，应普遍予以应用此新的食管分段方法。

第六节　食管癌的外科治疗

一、手术适应证与围手术期处理

当今在食管癌的治疗中，外科手术治疗效果较其他治疗方法为优，因而对手术适应证的选择应持积极态度，可依据国际 TNM 分期结合患者全身情况和临床资料综合分析加以选择。

(一) 手术适应证

(1) Ⅱ期以内患者应积极手术治疗，Ⅲ期病例中肿瘤未侵及邻近器官及胸上段、胸中段病变长度＜ 5cm、胸下段病变长度＜ 7cm 者，也均为手术适应证。

(2) Ⅲ期病例中肿瘤侵及邻近器官及胸上段、胸中段病变长度＞ 5cm、胸下段病变长度＞ 7cm 者，应先行术前一定剂量的放射治疗后手术切除。

(3) 食管癌高度梗阻，未查及明显远处转移，为解除梗阻应积极开胸探查。如不能切除可行转流手术。

(4) 根治性放射治疗后局部复发或严重狭窄、全身情况良好者也应争取手术。

（二）影响手术切除的因素

1. 临床分期

0 期和Ⅰ期切除率为 100%，Ⅱ期为 98.8%，Ⅲ期为 86.3%，Ⅳ期为 58.3%。

2. 病变部位

胸上段、胸中段切除率低于胸下段。

3. 病变类型

蕈伞型和腔内型切除率最高，髓质型和溃疡型次之，缩窄型切除率最低。

4. 病变长度

病变无外侵者其病变长度除胸上段外，其他部位病变长度对切除率无大影响。

（三）手术禁忌证

(1) 伴有远处转移的Ⅳ期病例。

(2) 严重心、肺功能不全不能耐受手术者。

(3) 高度恶病质者。

（四）手术前准备及术后处理

1. 手术前准备

(1) 食管癌切除及食管重建手术，涉及胸、腹两腔，手术创伤较大，对呼吸、循环系统影响较大，术前须做好充分准备，以提高手术安全程度。

(2) 详细询问病史及全面体格检查，在当今现代化检查手段已应用较广泛的情况下，仍然是不可忽视的重要环节。它既可以了解食管疾病的现状，又可发现并存疾病。

(3) 开胸食管癌切除手术须有较为详尽的心、肺功能检查，各项常规、生化检查，内镜检查和病理结果，两周以内的食管造影片、胸片，及必要的 CT 等检查。

(4) 积极治疗并存疾病，如高血压、冠心病、支气管炎、糖尿病等，使症状有所控制，以提高手术安全度。重视对贫血、低蛋白、水电解质失衡患者的术前纠正。

(5) 注意口腔卫生，禁止吸烟，提倡适量活动，增强心、肺功能。

(6) 手术前针对患者的精神状态做好解释工作和心理治疗，使患者解除思想顾虑，增强战胜疾病的信心，积极配合医护人员做好各项准备工作，如练习腹式呼吸，掌握正确有效的咳嗽方法。锻炼床上运动对防止术后血管栓塞形成等均甚为重要。

(7) 术前晚患者进流食，手术当晨禁食、留置胃管。无严重食管梗阻者不需冲洗食管。

2. 手术后处理

(1) 手术后患者应在复苏室或 ICU 进行全面心电监护，严密监测患者各项生命体征，依据患者恢复情况持续 24 ～ 48h。

(2) 保持胸腔引流通畅，使胸腔积液顺利排出，以利于肺尽快复张。并注意观察引流量及引流物的性质。48h 后每日引流量＜ 100mL、胸片及听诊肺膨胀良好者，可将引流管拔除。

(3) 食管癌术后患者 5 ～ 7d 内不能进食，主要依靠静脉内输液，其输入量应根据每日体液排出的不同而进行调整。开胸患者每日总量应控制在 3000mL 以内为宜，输液速度不宜过快。如采用十二指肠营养液，静脉输入量应适当减少。近年来提倡早期胃肠内营养，可在术后 24h 后开始，使用加温微量泵。

(4) 抗生素应用要合理，既不可太单一，也不可滥用。近年来并发症的减少可能与有效抗生素的应用有关。

(5) 鼓励患者有效地咳痰有利于肺部并发症的防治，有效的胃肠减压等则有利于吻合口的愈合，应给予足够重视。

二、经左胸食管癌切除胸内食管胃吻合术

术式适于胸下段和大部分胸中段食管癌的切除，可以通过一个左胸切口，既能进行胸内食管及肿瘤的游离，又可自左侧切开膈肌，在腹腔将胃游离达到幽门部，游离后的胃可上提至胸腔内任何部位或颈部与食管吻合。通过左膈肌切口便于处理胃短与胃左血管。胸下段及部分胸中段癌胃左动脉旁淋巴结转移率高，自左侧暴露清楚清扫方便。术中腹部游离困难时可延长为胸腹联合切口。

（一）食管癌的探查切除与胃的游离技术

1. 左侧开胸探查及食管肿瘤的部分游离

患者右侧卧位，选择左胸后外侧切口，自第六肋间入胸，将第六后肋切断或不切断肋骨均可。肌层多采用电刀切开。胸腔打开后要用长纱布垫保护切口上、下缘肋骨，并覆盖切口肌肉以防止癌细胞术中种植。放置开胸器后要逐渐撑大，不宜突然用力而撑断上、下缘肋骨。开胸后如有胸膜粘连应在未放置胸撑前先行部分上下游离，以免胸撑强行撑开而将肺组织撕裂损伤。膜状粘连可用剪刀直接分离，粘连较紧密者可用电刀分离。粘连的分离先自后胸壁开始较为容易。粘连分离最困难处多半是胸顶和膈肌角。对胸顶部粘连的分离可待胸腔逐渐撑开后在直视下进行，以免损伤较粗大的血管引起出血。膈肌游离时注意应自膈肌与肺的间隙进行，分离后要注意检查膈肌有无损伤。肺游离后助手把肺用纱布垫覆盖向前上方牵拉，使后纵隔充分暴露，便于术者对肿瘤进行探查。

探查肿瘤可否切除：首先应注意观察肿瘤部位的纵隔胸膜有无水肿、下陷、皱缩和隆起，然后用手指触摸肿瘤活动度。如肿瘤已严重外侵，向前累及肺门，向后累及主动脉而呈现冻结状态或有胸腔的广泛转移，则肿瘤已无切除可能。经初步探查肿瘤有可能切除时，切断下肺韧带，先由肿瘤的下方用剪刀或电刀切开纵隔胸膜，游离出肿瘤下方的正常食管，术者用左手食指自主动脉侧向上探查肿瘤与周围组织结构的关系、有无累

及胸主动脉及肿瘤的活动度，基本可以确定肿瘤是否可切除。

确定手术后先将主动脉侧食管及肿瘤向上游离，把由主动脉发出的食管营养血管切断结扎，肿瘤有轻度外侵者可连同主动脉外膜一起清除。探知肿瘤上界的活动度，确定可以切除时，暂停主动脉侧的游离。在前侧用 3 ～ 4 把胸弯钳将心包和下肺韧带处的纵隔胸膜钳夹并均匀向后方牵拉，用剪刀在食管和心包、下肺静脉交界处将淋巴结、脂肪结缔组织一并剪下，此处血管不多，不需一一钳夹结扎，遇有小出血点可用电凝止血。此时已将食管肿瘤的下端大部分游离，应先不要再向上将肿瘤完全游离，而应先行切开膈肌探查腹腔。因有部分患者食管肿瘤可以切除而开膈探查发现贲门、胃左甚至肝、腹膜已有广泛转移，此时停止手术，因肿瘤上端食管尚未完全游离不至于发生因探查而造成食管缺血坏死。如腹腔无病变，在食管切断后牵拉起食管游离肿瘤上极时可直视肿瘤四周，分离更为方便，切除也更为彻底。

2. 切开膈肌探查腹腔及胃的游离

切开膈肌时应在肝脾沟之间做弧形切口，尽量保护心包膈神经，使膈肌保留大部分功能，有益于术后呼吸恢复。用两把止血钳在肝脾沟之间的膈肌可活动处提起，用电刀先切开小口然后直视下扩大，如膈肌与腹腔脏器有粘连，应十分小心自无粘连处逐渐扩大切口，注意不要盲目分离而损伤腹腔脏器。在膈肌裂孔切断之前，术者先用右手伸入腹腔探查，如手术可以进行再自膈肌裂孔处钳夹切断其膈肌部分，并用粗丝线分别结扎左右膈肌脚，最后切开膈肌裂孔是因其中含有膈肌下动脉，可供食管下段血运，以防止如单纯探查而影响食管下段的血运。虽然在术前腹部已行 B 超或 CT 检查，但仍不能完全代替术中腹腔直接探查。探查腹腔应特别注意贲门旁、胃左、肝、胰腺、腹膜后、网膜有无转移性病灶。如仅有贲门旁和胃左动脉旁淋巴结肿大，手术可以清除。

在食管癌的外科治疗中，食管的重建最常用的器官至今仍然以胃为首选。由于胃有丰富的血运，胃的动脉血管丰富，从胃大弯和胃小弯的动脉弓发出许多动脉支到胃壁，在胃的黏膜下层相互吻合形成广泛的血管网。在施行食管癌切除用胃重建消化道时只保留胃网膜右血管和胃右血管，有时甚至仅保留胃网膜右血管，将胃上提到胸腔内任何高度或颈部进行吻合，胃壁仍有足够的血液循环。胃有足够的长度和一定的伸展性，用胃代替只须做一个吻合口，具有安全、简便和易行的优点。

胃的游离是用胃代替食管、重建消化道连续性的重要步骤。在胃底部垫一块湿纱垫，助手将胃底部及部分胃体轻轻上提，在大网膜无血管区先剪开一个切口，进入网膜囊，逐步游离胃大弯。先钳夹、切断并结扎胃网膜左血管和胃短血管，游离出胃大弯的一部分。位于脾胃韧带内的胃短血管通常都比较短，尤其是肥胖患者，更要细心解剖逐一结扎。既不能损伤胃壁又不能损伤脾。如遇有血管特别短并伴有粘连的病例，钳夹时可尽量在近脾端血管留足够结扎余地，胃侧可适当钳夹一些胃壁，结扎后胃壁上留一较长的线结作标记，待胃游离后检查胃壁线结处，如有胃壁损伤，可用细丝线修补。在接近膈下部分的脾胃韧带，从腹腔内自下向上分离有困难时，可从膈上食管旁沿胃后壁用手指进行钝性分离，将膈下腹膜转折处及脾胃韧带完全游离后一并用手指将其提起，然后分离钳夹、结扎比较安全。在继续向下游离胃大弯时注意保护胃网膜右血管和胃右血管，尤其是胃网膜右血管。在肥胖患者及有腹腔粘连者，在游离结肠韧带时切不可用力牵拉，一定要确切认定网膜右血管的位置并妥善保护好才能游离。胃右血管切断虽可以增加一些胃的长度，但一般情况下以不切断为宜，以确保胃的良好血运。

小网膜的处理主要是肝胃韧带，可在处理胃左动脉前自上而下将其切断，也可在处理胃左动脉后再处理，要依据解剖过程中有无粘连及胃左动脉游离的难易程度而定。胃大弯游离之后将胃体和胃底向上方翻转显露胃后壁和小网膜，自胰腺上缘打开胰腺被膜暴露胃左血管，助手用压肠板将胰腺轻压向左下方，使视野更为清楚。解剖游离胃左动脉是游离胃的重要步骤，每一步都必须准确妥当。要防止因血管钳松开、结扎线不牢而引起大出血。在无粘连的情况下术者可先用右手食指和拇指分离胃左动脉上下缘，然后用左手食指和中指置于胃左动脉的右后侧，拇指置于胃左动脉左前侧，使胃左动脉处于左手食、中指及拇指控制之下。助手适当用力牵拉胃体及小弯给胃左动脉以适当张力。术者在直视下用剪刀仔细剔除和尽量清除胃左动脉周围的淋巴结，然后用两把胸科中弯钳钳夹胃左血管近端，再用一把大弯血管钳钳夹胃左血管远端，在钳夹胃左动脉近端的第二把血管钳的远侧切断胃左血管，即在胃左动脉近端保留两把血管钳，用粗丝线双重结扎胃左血管，此法结扎比较牢固。其远侧端可行缝扎或结扎但必须牢固，以防胃左动脉残端较短时脱落形成胃壁血肿。胃左动脉切断后胃小弯侧仅余肝胃韧带，可用右手提起食管下段，左手伸入胃小弯提起肝与胃小弯之间的一束组织即肝胃韧带，用两把胸科中弯钳钳夹切断、结扎。胃左动脉和肝胃韧带处理后便于处理胃远端，依据需要可达幽门以下。多数术者在处理胃短血管和网膜左血管后即处理胃左血管，因为处理胃左血管后可将胃底和胃体提起向右游离胃大弯更为方便。胃游离完成后把小弯侧及胃左动脉残端处的淋巴结和脂肪组织彻底清除达贲门上端，在贲门部切断食管用闭合器或缝合将胃关闭后暂时放回腹腔。为避免污染应在食管残端套以胶皮套，结扎后留牵引线。

3. 食管肿瘤的切除

游离食管肿瘤过程中应根据肿瘤切除的外科原则，尽量用锐器解剖，避免对肿瘤的挤压和暴力牵拉，以减少癌细胞的扩散机会。提起食管残端的牵引线，助手用主动脉拉钩把主动脉向后牵拉，在直视下进行分离。从降主动脉发出到食管的固有动脉多为 1 ～ 3 支，主动脉弓平面发出的支气管、食管动脉为 2 ～ 4 支，除血管外在游离过程中不必过多地钳夹止血。向上游离达支气管分叉时把肺向前外牵拉，主动脉向后牵拉以暴露分叉区域。从左、右支气管及左心房部解剖出分叉部的淋巴结并予以清除，须注意结扎左右两侧的支气管动脉分支。胸下段食管癌拟行主动脉弓下吻合术者，游离清除支气管分叉下淋巴结后，游离的食管已经足够肿瘤切除及吻合使用。胸中段食管癌的切除则需要继续向上方游离。部分胸中段癌的上极可达到主动脉弓后方，此解剖部位比较险要，后上方为胸主动脉和主动脉弓，后下方有胸导管和奇静脉，前方为气管分叉的膜部。可先用手指在主动脉弓后方做钝性分离，也可用主动脉拉钩向后上方牵拉主动脉弓以扩大视野。如游离困难可先打开主动脉弓上三角，由上向下分离。对于癌变外侵或粘连位置较高在主动脉平面的，可先切断 1 ～ 2 支肋间动脉，便于把主动脉弓向前下方牵拉以暴露主动脉弓后的病变并在直视下游离。打开主动脉弓上三角时要沿着脊柱前缘纵行将胸膜切开，用右手食指伸入纵隔，并与从主动脉弓下向上方分离的左手食指会合扩大切口。右手将食管残端的牵引线由主动脉弓后方拉出，左手在主动脉弓下向上方推送食管肿物，将其自主动脉弓上三角切口处提出，继续向上游离食管达到足够切除长度，以备吻合使用。

在主动脉弓平面的后方游离食管时应注意奇静脉及胸导管的保护。奇静脉位于主动脉弓下缘水平，向前经过食管和气管的右侧进入上腔静脉，在这个部位游离食管时应尽量靠近食管壁，并应能清楚辨认出奇静脉以免损伤。一旦损伤可导致大出血，因为奇静脉无瓣膜，血流可自上腔静脉倒流，必须从破口的远、近两侧钳夹、结扎之。在止血时首先用左手食指及中指按压主动脉弓下方脊柱侧的血流来源，迅速吸取积血并打开右侧胸膜后多可发现奇静脉的破口处，多在右侧支气管旁，用胸科中弯钳钳夹远、近心端，近心端应细心缝扎，远心端应牢固结扎。切不可在视野不清的情况下盲目钳夹而造成近心端奇静脉的撕脱，给止血造成困难。胸导管在主动脉弓平面以下位于降主动脉和奇静脉之间，紧贴食管的后侧，肿瘤常直接侵袭，发现损伤后必须在损伤的上、下方以粗丝线结扎，如疑有损伤时也可在膈肌上方游离出胸导管给予预防性结扎。

4. 食管胃吻合术中应注意的几个问题

食管胃吻合口的良好愈合是食管癌手术成功的关键，术中重视以下问题对促进吻合口的良好愈合，减少手术并发症均有补益。

(1) 吻合口应选择在血运较好、无胃壁损伤、浆膜层完整的胃底或大弯侧。

(2) 食管和胃游离要充分，胃上提到胸腔后不应有张力，保持吻合口无张力状态有利于吻合口愈合。

(3) 食管胃的黏膜对合要整齐，食管切断后黏膜容易回缩，切开肌层后可向上方游离肌层，多保留 2 ～ 3mm 黏膜层。胃黏膜切开后容易外翻，可用蚊式血管钳钳夹止血后用细丝线打结，使胃的黏膜层和浆膜层紧密合拢，既便于吻合，也有利于吻合口的愈合。胃的造口一般要稍大于食管口径，缝合后胃自然包埋食管周围。

(4) 缝线过密影响吻合口血运，缝合过疏则食管和胃组织不易对拢严密。缝线结扎过紧易切割组织，过松不易对拢，其松紧程度以食管胃黏膜对拢为宜。

(5) 吻合过程中应尽量减少胸腔污染，胸腔污染后感染波及吻合口处易造成吻合口瘘。

(6) 术中放置胃管深浅要适宜，胃管放置过深或过浅均不能起到对胃内容物的减压作用，增大胃的张力影响吻合口愈合。十二指肠营养管放置有一定积极作用，既可以早期实施肠内营养，又可以在出现吻合口瘘时在保守治疗过程中用于维持营养。

（二）常用食管胃吻合方法

食管胃吻合方法种类繁多，可依据术者本人对某一方法的掌握熟练程度及习惯进行选择。今将几种比较常用而又具代表性的手术方法介绍于下。

1. 食管胃吻合包埋缝合术

在距肿瘤边缘至少 5cm 处，选定切除食管的平面夹一食管钳（可用心耳钳或支气管钳代替），在钳的远侧切除带病变的食管，将游离的胃上提至胸腔做吻合。在上提胃时要注意不要使胃过度扭转而造成幽门梗阻。选择胃底最高点血运较好、无浆膜挤压损伤处做一 3cm 长的横切口，出血点用细丝线全层结扎（也可用电刀切开）。置胃大弯向右后、小弯侧向左前之位置。食管胃第一排缝线距胃切口和食管残端约 3cm，以便吻合后食管套入胃内，有防止胃液反流的作用，但也不宜套入过多，以防出现成角狭窄。第一排缝合 3 针（左、中、右各 1 针），因食管肌层薄弱，缝线应达黏膜下层，胃壁缝线应穿过浆肌层，结扎缝线时助手应把胃轻轻向上推送减少张力，以防缝线撕脱胃壁或食管壁。打开食管钳，食管断端与胃切口做吻合。一般用细丝线先缝两角并做牵引，为缝合均匀可在中间先缝一针均匀分为左右两部，分别再加针缝合。后壁第二排缝针可距边缘 1cm 左右，多用间断结节缝合，也可连续缝合。缝线间距不可过密。依据患者胃壁和食管壁的厚度不同而决定缝合疏密，以黏膜对拢完整为宜。吻合过程中应随时用吸引器吸净食管和胃内容物，避免造成污染，但也不要持续吸引造成黏膜水肿。吻合口后壁完之后，将术前由鼻腔置入食管内的胃管拉出用消毒液清洗后置入胃内，如放置有十二指肠营养管时，可同时将十二指肠营养管送过幽门到十二指肠或空肠内。吻合口的前壁，即第三排缝线用细丝线间断内翻缝合，也可直接缝合，将线结打在腔外。前壁吻合完成后用 4 号丝线穿过左右两侧胃壁，向上穿过食管近侧端及上切口纵隔胸膜，结扎后吻合口被胃包埋。胃体沿胃小弯侧折叠缝缩成管状，以减少胸胃在胸腔内所占的空间和对呼吸功能的影响。

吻合完毕后，应详细检查胸腔及食管床内有无出血、胸导管有无破裂。关闭膈肌之前，对腹腔亦应进行仔细检查确认无出血时方可关闭膈肌，并在关膈肌之前，应清点纱垫和器械。左、右膈肌角处用 4 号线小圆针和胃壁固定，膈肌用 7 号线间断或连续缝合。最后须在膈肌裂孔切口处用 4 号线再与胃固定一针，以防膈疝。冲洗胸腔时如有对侧胸膜破损又无法修补者，应将对侧之冲洗液吸出干净。放置胸腔引流管不要过低，因开胸食管癌切除术后患者术侧膈肌均有上升，故放置于第七、八肋间即可。如开胸时将肋骨切断者关胸前要把肋骨残端切除 2cm，以免术后摩擦产生疼痛。开胸时未切断肋骨而在术中肋骨被撑断裂者应在关胸时用粗丝线把断裂处缝合固定，以免术后移动而刺破肺组织，致出血或气胸。肋间切口用粗丝线在切口的前、中、后三处绕上、下两肋拉拢结扎。胸壁切口分层缝合。

食管胃包埋缝合术是在食管 - 胃端侧吻合术的基础上，用吻合口两侧的胃底组织相互对拢缝合包埋吻合口，减少吻合口区胃的张力，对预防吻合口瘘有积极的作用。包套入胸胃内的食管近侧端与胃组织具有活瓣作用，有一定程度的预防术后食管胃反流的作用。

2. 常规食管－胃吻合术(单纯食管一胃端侧吻合术)

食管胃吻合第一排缝线距食管切缘约1cm，与胃底前面做5～7针浆肌层缝合，食管缝针应达黏膜下层。使全部缝线在同一水平，保留左右两侧的两根缝线做牵引。在距缝线1cm处的胃前壁做一长约3cm的横切口，与第一排缝线平行。第二排缝线即吻合食管一胃后壁内层，缝线边距为0.5cm，间距为0.3cm，内翻全层缝合，一般7～8针。缝合完毕置入胃管。第三排缝线采用食管一胃间断全层内翻缝合法。第四排缝线是吻合口前壁的浆肌层缝合，用吻合口前壁的胃壁浆肌层和食管前壁的外膜肌层做5～6针缝合，包埋吻合口的前壁内层，使其浆膜化以利于吻合口的愈合。

常规食管－胃吻合术起用时间最早，技术操作简单，容易掌握，至今仍是各地最为常用的方法。可能在操作过程中多略有改进。

3. 胃壁肌层下“隧道”式食管胃吻合术

常规方法游离胃后切断闭合贲门之远侧端，距离胃底前壁边缘约3cm，在胃大弯与胃小弯之间做一横切口，切开胃壁浆肌层，横切口的长度要与食管拟定横切断的直径相等，此切口即“隧道”入口。距入口远侧端3cm处另做一与其等长的平行胃壁浆肌层横切口，即“隧道”出口。使用锐性分离法在胃底前壁的两个横切口的浆肌层与黏膜下层之间进行分离，将两者相互贯通而形成一“隧道”。在“隧道”入口处上方1cm处，将食管后壁肌层与胃底前壁间断缝合5～6针，此排缝线距肿瘤应有足够的距离，以免切缘癌残留。在切除食管肿瘤时应留有3cm以上的食管残端以便将食管远侧端通过“隧道”入口并从其出口引出。在“隧道”出口处切开胃黏膜，将食管断端后壁全层与“隧道”出口处胃黏膜切口上缘用小圆针细丝线间断缝合7～8针。食管远侧端前壁全层与“隧道”出口处胃壁切口下缘，全层用小圆针细丝线间断缝合。然后再在出口处胃壁浆肌层上、下缘缝合6～7针，并将入口处的胃壁浆肌层与食管近侧端的前壁缝合固定3针。

此种吻合方法利用胃前壁本身的浆肌层，在吻合口外部形成一个血运丰富的保护性屏障，促进吻合口的愈合，其“隧道”既可预防吻合口瘘，并对预防吻合口狭窄及术后食管胃反流亦有积极作用。

4. 食管胃吻合器吻合术

世界上第一个机械缝合器诞生于1908年。前苏联巴布金等人在1959年设计和制造了消化道吻合器，并用于临床。而后，随着科学技术的发展和制造工艺的进步，各种机械缝合或吻合器已广泛应用于临床。与手工操作相比，机械吻合或缝合具有操作简便、安全可靠、省时省力等优点。

目前临床上常用的消化道圆形吻合器有很多种类。按其可使用的次数可分为两类，即一次性使用的吻合器和可重复多次使用的吻合器。按其形状，又可分为直管型和弯管型两种，并因吻合直径的不同而有不同的规格。临床上可根据需要选择相应类型的吻合器。无论是一次性使用的吻合器或可重复使用的吻合器，除了所采用的材料不同外，其机械原理、吻合机理和操作方法都大致相同。吻合器主要由抵钉座、钉仓、切割刀片、机身等部件组成。

吻合器的具体操作和使用方法如下：根据肿瘤的部位，常规游离肿瘤及部分食管至主动脉弓上或颈部。然后游离胃，在贲门处钳夹并切断食管。亦可用切割缝合器或闭合器闭合贲门后切断食管。作者主张在贲门齿状线以远处切断食管和胃，以避免术后残存食管黏膜再发癌。在预定的吻合部位切断食管、置入帽状抵钉座的方法有以下几种：

(1) 在食管肿瘤的近端预定切除的部位，用与吻合器配合使用的荷包缝合器钳夹食管，以专用的带线直针穿过荷包缝合器的上下两片齿槽孔后，切断远端食管、移去肿瘤。松开荷包缝合器并从食管近端断端处置入帽状抵钉座，收紧并结扎荷包线。

(2) 切除肿瘤后用连续缝合的方法沿食管的断端做全周缝合后，置入抵钉座、收紧缝线并结扎。

(3) 在预定切除的部位，用丝线环绕食管全周做荷包缝合，在缝合的远端切开食管并置入抵钉座，结扎荷包线后切除远端食管；或先切开食管、置入抵钉座，而后在贴近抵钉座的远端食管上做荷包缝合，结扎荷包线后切除远端食管。如有必要可在荷包线处再用丝线结扎加固。自贲门口处插入吻合器机身至预定吻合部位；贲门口已缝闭者，可在与预定吻合部位相对应处的胃前壁切开胃，切口的大小以能置入吻合器为宜，插入吻合器机身。将吻合器固定于预定吻合部位，旋转吻合器调节旋钮，使中心杆经胃壁穿出。将中心杆与食管断端的抵钉座对接、锁定。反方向转动吻合器调节旋钮，使胃与食管逐渐靠拢、对接，检查吻合口处无周围组织嵌入后，继续旋转调节旋钮并观察刻度指示窗口，使指示标志针进入刻度表指示的安全区域内，并根据吻合组织的厚薄做适当的调整。而后打开保险、握压击发手柄击发吻合器，听到“啪”的击发声，并有金属缝钉钉合和组织被切割后的落空感后完成食管与胃的吻合。退出吻合器后检查食管及胃的两个组织环是否完整，吻合是否满意。发现漏钉或钉合不满意的地方应以缝线缝合加固。最后以闭合器闭合或缝合贲门口或胃壁切口，完成手术。

三、经左胸食管癌切除左颈部食管胃吻合术

此种手术适于胸上段和部分胸中段食管癌。患者右侧卧位，头部垫高并略后仰，除胸部外颈部、左肩及上臂皮肤均须消毒，并用无菌巾包扎左上肢以便做胸部切口时左上肢高举放置于胸前无菌区内。做颈部切口时左上肢下垂放置于左胸部的侧后位。

做左胸部后外侧切口，手术步骤与胸内食管胃吻合术基本相同。由于胃上提位置较高，须将胃行全部游离，有少数病例还须将幽门及十二指肠从后腹膜做适当游离方可达到足够的长度。胸段食管游离之后将食管从主动脉弓上三角区切口处引出，由胸顶部沿食管周围用手指向颈部做分离达锁骨上，以备颈部切开后便于颈胸切口的沟通。遇有左上肺严重粘连，主动脉弓上三角显露困难，食管肿瘤又较易游离的患者，可用手指自主动脉弓下缘沿食管向上分离直达锁骨上甚至颈部，而不勉强切开弓上三角。但在游离中须注意手指应紧靠食管壁游离。遇有食管肿瘤外侵并与气管粘连时，一定要小心，勿用力撕推以免造成气管膜部损伤。

颈部切口沿左胸锁乳突肌前缘，上至甲状软骨上缘，下至胸骨上切迹，切开皮肤、皮下组织、颈阔肌及颈深筋膜，将左侧胸锁乳突肌向后外方牵拉，显露肩胛舌骨肌及胸骨舌骨肌，并顺其肌纤维走形方向进行分离，显露甲状腺和颈总动脉。将左侧甲状腺和颈段气管从颈部切口内向右牵拉，将颈总动脉向外牵拉，在甲状腺和气管后方解剖食管。此时应紧靠食管内侧分离食管与气管之间的粘连，避免损伤气管食管沟内的喉返神经。将颈总动脉、颈内静脉与甲状腺之间分离时，要注意保护颈内血管，有必要时可切断并结扎甲状腺中静脉或甲状腺下动脉。游离出颈段食管后可沿颈段食管之周围间隙向下分离至胸顶部，使颈部切口与左胸腔沟通，此时可用左手食指在胸内由胸顶部沿食管向上分离，右手食指自颈部沿食管向下分离。颈部与胸腔通道打开之后可用右手食指及中指两指进入并适当扩大其通道，以免通道过小导致上提胃困难及术后压迫。

将已游离的肿瘤及食管自胸腔由颈胸通道切口牵出。在胃底最高点大、小弯两侧用4号线各缝一针作为牵引线，针距约2cm，大弯侧缝线上可打2个结，将胃向上牵拉时便于分辨其大小弯之位置。把胃放置于食管床内，自主动脉弓后方上提达弓上三角，上提胃时要仔细分辨，切勿使胃扭转而造成术后幽门梗阻。将两根牵引线缠在左手食指尖上，由左胸腔内经颈胸通道自左颈部切口送出，用右手轻拉牵引线，左手在胸内主动脉弓下食管床将胃向上推送，使胃底提出颈部2～3cm左右，置大弯侧牵引线于右后，小弯侧牵引线于左前之顺畅位置。由于颈部食管床狭小，食管肿瘤位置有高低差别，依切除彻底的原则，可采用以下三种不同之吻合方法。

（一）一般多采用胸内常规食管胃吻合方法

将颈段食管分离后距肿瘤上缘5cm以上用食管钳钳夹颈段食管，在钳的远侧端横行切断食管，将肿瘤切除。在胃底拟行吻合的后壁与颈段食管近侧端的后壁之间距吻合口1～1.5cm处用小圆针细丝线做3～6针间断浆肌层缝合，固定吻合口的后壁。在拟定的胃底吻合口处切开胃壁，做一大小比颈段食管口径略大的横切口，松开钳夹食管的食管钳，在直视下用小圆针细丝线全层内翻吻合食管－胃的后壁和前壁。在关闭吻合口前壁之前，将胃管置入胃内。并用吻合口周围的胃底组织间断缝合包埋吻合口前壁和侧壁。冲洗颈部切口，在吻合口处放置橡皮引流条，逐层疏松缝合颈部切口，也可仅行皮肤一层缝合。

（二）在拟行食管吻合口处距肿瘤有足够的长度者

可以采用颈部食管游离后提起食管，将食管后壁缝线尽可能向食管近端缝合，而胃的缝线则缝于胃底顶部之后侧3～4cm处，缝合3针即可。结扎后提起食管和胃底牵引线，在距拟行吻合的食管断端2cm处用心耳钳把食管和胃底部拟行切口处之下方2～3cm处一并钳夹，不可上扣以免钳夹过紧而挫伤食管和胃壁，而用粗丝线在心耳钳手柄环处打结使松紧度适当。也可用肠钳代替。在心耳钳的食管远端1.5cm处横行切断食管，在预定之胃底吻合口处相应切开胃壁。由于钳夹使食管及胃壁不致回缩，对合良好，且有止血作用。视野清楚，可直视下在心耳钳钳夹之远端进行缝合，操作方便，容易掌握。后壁缝合后放开心耳钳，置入胃管。前壁缝合可间断内翻，也可直接缝合，线结打在腔外。前壁完成后可在距吻合口约 2 ～ 2.5cm 之前、中、后之胃壁上与食管近端肌层相应部位各缝 1 针，结扎后吻合口即被胃所包埋。

(三) 肿瘤位置较高

用其他方法可能无法将肿瘤边缘切净者，可采用尽量上提食管，把第一排食管－胃缝线缝好后，先切开食管的后半壁，应距肿瘤有一定距离。还须注意留有吻合余地，在预定之胃底吻合口处切开胃壁，缝合好食管－胃后壁第二排缝线，这样可以把食管和胃大半缝合一起。然后再切除食管全部进行前半部吻合，既可使切缘距肿瘤有一定距离，也由于已吻合好后半部，而不至于因食管、胃的回缩造成吻合困难。

四、经右胸食管癌切除胸内或颈部食管胃吻合术

(一) 右胸径路食管癌切除术的理论基础

1. 历史介绍

IvorLewis 于 1946 年首先报道经右胸后外侧切口行胸中段食管肿瘤切除、经腹游离胃并于胸内进行重建，其后 1972 年 McKeown 报道在 IvorLewis 术式基础上将胃上提至颈部进行吻合，进一步扩大了食管切除的范围，故至今笼统地将右径食管切除术称为Ⅳ orLewis-McKeown 术；1975 年 Nanson 报道经颈、右胸前外、上腹正中三切口同步进行食管切除重建，此亦为包括上海市胸科医院在内的国内多数医院采用的右侧径路的传统术式，可称为改良 IvorLewis 术式或 Nanson 术式。

2. 经右胸径路施行食管癌切除重建术的优点

(1) 能充分显露自胸顶至膈肌裂孔的食管全长，游离方便，尤其是能直视下游离隆突水平以上的胸上段食管。

(2) 邻近食管的重要器官 (气管、主支气管、主动脉、奇静脉、胸导管、喉返神经等) 均可得到良好暴露，对疑有外侵的肿瘤切除把握大。

(3) 能够清扫食管左右两侧所有淋巴结，尤其是左右上纵隔、颈胸交界部的淋巴结，使手术切除更为彻底，手术病理分期更为准确。

(4) 可十分方便地于胸内任何水平进行胃－食管吻合。

3. 选择食管癌手术径路应考虑的因素

和其他手术一样，选择食管癌切除术式时应考虑以下方面的因素：

(1) 治疗理念：理论上如果在切除肿瘤病灶的同时能够彻底地清除食管癌引流区域内的受累淋巴结，则患者通过外科手术获得治愈的机会将大大增加。系统性的淋巴结清扫术开展至今亦有 20 余年历史，第一是手术病理分期的准确性大幅度提高，从临床角度证实区域淋巴结转移是食管癌的普遍现象；第二是通过淋巴结清扫对食管癌的淋巴结转移方式有了更为深入的认识。胸段食管癌的转移高发淋巴结组群为颈胸交界部的喉返神经

链淋巴结及以隆突下淋巴结为中心的食管旁淋巴结，向下则主要集中于贲门－胃左动脉－腹腔动脉链淋巴结；第三是随着手术根治性的提高，5 年生存率明显高于历史或同期病例对照，并能有效地减少术后的区域淋巴结复发，患者术后的生存率和生活质量亦获得改善。Cornell 大学的 D.Skinner 所提出的食管大块切除术则是基于食管在解剖上缺乏浆膜层的考虑，所以认为“根治性”食管癌手术应将肿瘤连同周围的心包、胸膜、奇静脉、肋间血管及胸导管一起整块切除。因此，基于上述理念的食管癌手术必然选择右胸后外侧切口径路。传统的食管癌术式（包括姑息性手术）一般仅注重对肿瘤本身进行切除，淋巴结的扫除则往往局限于肉眼明显肿大的食管旁淋巴结，如国内较多采用的左胸径路手术创伤及对呼吸功能影响较小，患者术后的恢复较好，但由于主动脉弓及左侧颈总动脉、锁骨下动脉的遮挡，无法对胸上段食管旁及颈胸交界部的淋巴结予以清扫，腹部操作通过打开膈肌进行，扫除腹腔动脉旁淋巴结时亦有一定难度；上述经左颈、右前胸、上腹正中三切口同步径路 (Nanson 术式）具有手术时间短、切除范围广的优点，但由于胸部前外侧切口暴露的局限性，对食管及区域淋巴结所处的中后纵隔的操作常常需在半直视下进行，亦很难彻底清除上纵隔及食管左侧的淋巴结；食管拔脱或西方国家较多采用的经裂孔食管切除术虽然手术本身的根治性较差，但创伤最小，患者术后能更好地耐受放化疗等辅助治疗，通过综合治疗的方式来提高疗效。

(2) 治疗对象：肿瘤的位置及进展程度是决定手术指征及方式的重要因素，显然胸上段肿瘤及浸润较深，疑有外侵可能的病例应更多考虑暴露良好的右胸后外侧切口以提高手术切除率；另一方面，在考虑手术方式时亦应考虑患者自身的状况，如高龄及体弱患者宜更多考虑侵袭性较小的左胸或拔脱术式，肥胖患者经上腹正中切口游离胃底有时十分困难，而经左胸径路打开膈肌游离则非常容易，一侧胸腔曾患结核或胸膜炎者需考虑粘连引起手术难度的增加，同时亦需考虑粘连限制呼吸活动后对肺功能的影响等。

(3) 外科医师手术：医师对各种径路解剖的熟悉程度也是影响手术能否顺利实施的重要因素，选择自身熟悉的术式往往有助于缩短手术时间、减少术后并发症的发生，如同步三切口术式由两组医师同时进行胸部和腹部操作，有助于缩短手术麻醉时间，但不熟悉此种术式者对此体位甚不习惯，且两组医师不一定能很好配合。当然任何新术式的开展都会有一个学习曲线，随着经验的积累逐渐熟悉和提高。

（二）右胸径路食管癌切除的手术方式

1. 手术径路

标准的右胸径路（即 IvorLewis-McKeown 术式）为通过后外侧切口完成胸段食管切除和对包括食管左侧在内的整个纵隔的淋巴结清扫。胸部操作完成后需要将患者翻转为平卧位，通过上腹正中切口游离胃进行消化道重建，并清扫该区域内的淋巴结。若附加颈部清扫则可与腹部操作同时进行。清扫完成后可通过食管床或胸骨后隧道将胃上提至颈部进行吻合，颈部可经低位弧形切口行双侧淋巴结清扫或依术者习惯经左侧、右侧胸锁乳突肌前缘斜切口进行吻合重建。若肿瘤位置偏向胸下段食管，在保证切端没有肿瘤残余的前提下亦可先经平卧位进行腹部操作，不离断食管，关闭腹部切口后翻转体位，经右胸后外切口进行胸部操作，已游离的胃可十分容易地经食管裂孔上提至胸内于任何水平进行吻合。胸部切口一般选择在第5肋间，于骶棘肌前方离断第6后肋，如上纵隔显露不够理想可向上同时离断第5后肋，这样肋间可以很容易地撑大，暴露自胸顶至膈角的整个纵隔；胸上段肿瘤位置较高，亦可选择离断5后肋，于第4肋间进胸。行同步右径三切口径路(即Nanson术式)时，则患者体位为右侧抬高30°，右上肢外展，胸部采取右第四肋间前外侧切口，胸腹操作由两组医师同步进行，食管切除、胃游离完成后扩大食管裂孔，胃经后纵隔上提至胸顶或颈部进行重建。

2. 胸部操作

探查确认肿瘤能够根治性切除后由胸下段开始游离食管，先沿右肺门打开纵隔胸膜，沿心包、下肺静脉及下腔静脉边缘将后纵隔脂肪及其间的淋巴结向食管侧游离，此间无粗大血管分布，操作可用电刀或剪刀锐性剥离以缩短手术时间；随后打开食管后方与脊柱之间的纵隔胸膜，确认术前留置的胃管后以手指将食管掏出向头端牵引，清扫裂孔上方膈肌旁淋巴结直至露出腹膜脂肪为止。此时于裂孔上方离断食管，肿瘤位于近贲门处者可于肿块上缘离断，远端缝闭后送入腹腔以方便腹部操作，近端缝闭后保留缝线以利于牵引。将近端食管提起，紧贴降主动脉逐支结扎切断食管固有动脉，将胸中下段食管旁淋巴结与食管一并切除；此处食管系膜分为主动脉－食管和心包－食管两层，分开进行操作更便于减少出血，同时注意避免误入左侧胸膜腔。

游离至隆突水平时先离断奇静脉弓，右侧主支气管动脉自肋间动脉根部发出后与奇静脉伴行至右肺门，应分别结扎处理；右侧迷走神经干于隆突下方发出肺支，原则上应予以保留，以减少术后呼吸道并发症的风险，可于其远端切断右侧迷走神经。将食管向头端牵引，沿右总支气管内侧壁游离右总支气管旁淋巴结至隆突下，然后沿左主支气管内侧壁分离直至左肺门，将隆突下及肺门淋巴结与心包分离后一并去除。隆突下有来自气管前方的支气管动脉分支，此处操作宜钳夹结扎，避免为求速度而一味锐性剥离，该分支一旦损伤回缩至隆突前方则止血相当费力。

游离胸上段食管时先顺右迷走神经干后方纵行切开纵隔胸膜至右锁骨下动脉下缘，自气管右侧将右前纵隔的脂肪组织及上段食管旁淋巴结一起向食管方向游离，操作时注意防止误伤气管膜部。右迷走神经于右锁骨下动脉水平发出右侧喉返神经，向下绕过该血管后转向上行至颈部，其近旁之淋巴结转移发生率很高，应避免误伤。沿脊柱前缘打开上段食管后方的纵隔胸膜，继续向头端牵拉食管，结扎切断发自主动脉弓的营养血管，至弓上水平起食管与脊柱之间无血管联系而较疏松，以剪刀或电刀快速游离至胸顶部，但应避免伤及由主动脉弓右侧跨越脊柱前方至左上纵隔的胸导管。左侧喉返神经绕过主动脉弓下方后逶迤向上，与气管左侧缘平行但并不紧贴气管，向右侧牵拉上段食管时可因纵隔脂肪组织被一并带起而致误伤，故应尽量贴近食管游离直至颈部水平。

3. 腹部操作

经上腹正中切口进腹，探查无明显肝转移或无法切除的淋巴结转移后游离胃以备上消化道重建并清扫贲门两侧、胃小弯及胃左动脉旁淋巴结。

于胃大弯侧无血管区打开大网膜，游离胃－结肠间粘连，确认胃网膜右动脉血管弓发育良好后于其外侧游离大网膜，向下逐支结扎胃－结肠血管直至幽门水平，转而向上游离大网膜至胃网膜左动脉，此部分要点为保护好胃网膜右动脉近胃壁处的血管弓，因其为重建胃的主要血供来源，应于尽可能远离胃网膜右动脉处进行操作；此后继续向上逐支离断胃网膜左动脉和脾胃韧带间的胃短动脉以及胃后血管直至胃底，使其与脾分离。肥胖或肋弓较窄的患者游离脾胃韧带有时相当困难，作者的体会是腹部切口应尽量向上延伸，必要时可切除剑突以改善膈下的暴露，脾较深或脾胃韧带较短者可于脾窝内置纱布垫于脾的后上方，将其托向前下方以利操作，此外由于大弯侧血管大多管径较细，非常适合用近年来出现的超声刀进行离断，可减少出血并缩短手术时间。

游离脾胃韧带后将胃牵向右侧，打开小网膜囊，尽可能于靠近肝处向上切开腹膜至食管裂孔腹膜返折处，将食管残端拉入腹腔后暴露左右膈肌脚，首先离断左膈下动脉发出向胃底的分支，将左膈脚前方的脂肪及淋巴结一并扫除，使胃底完全游离。然后将胃牵向左侧，于胰腺上缘暴露游离冠状静脉和胃左动脉，于其根部结扎并切断，将胃左动脉旁淋巴结一并扫除。于胃左动脉第 3 支分支处离断小弯侧血管弓，沿胃壁向贲门方向逐支结扎并切断胃左动脉分支，将附着于胃小弯和贲门旁的淋巴结去除后切除食管远端及贲门部；若拟以管状胃进行重建则在离断小弯血管弓后用直线切割缝合器制成胃管，同时去除贲门及小弯侧的淋巴结。

4. 消化道重建

胸段食管游离完成后根据决定吻合的位置进行奇静脉水平或胸顶吻合，决定行颈部吻合者可先离断切除肿瘤及胸段食管，近端暂时予以缝闭。由于游离食管时向下牵拉以及食管离断后肌层的回缩，离断时应注意避免位置过高致使食管残端过短导致吻合困难。离断食管后最好将奇静脉水平以上的纵隔胸膜关闭，这样即使术后发生颈部吻合口瘘亦不至于延伸至胸内引起脓胸等严重的并发症。如决定经食管床上提胃至颈部吻合则可在离断食管后留置纱带于后纵隔内，两端分别与食管上、下残端相连，以备关胸后上提胃至颈部之用。

经右胸切除食管后上消化道的重建大多位于颈部，游离胃可经食管裂孔走后纵隔上提或经胸骨后隧道提至颈部。作者的体会是胸骨后途径较长，且由于游离胃处在狭小的前纵隔内而受咳嗽冲击影响，吻合口瘘发生率较高，故术后胃肠减压管宜留置时间较平时更长至一周左右；经食管床上提时最好将近端胃制成大弯侧胃管，以免通过食管裂孔时造成网膜出血，亦有助于减少吻合口张力，但肿瘤无法行根治性切除者需术后辅助放疗的患者最好避免后纵隔途径，以免放疗引起重建脏器损伤。

采用手工缝合还是器械吻合取决于术者的经验技巧和患者的经济情况，相对而言，器械吻合抗张力强度略大于手工吻合，但由于目前使用的吻合器口径问题，发生吻合口狭窄的机会较高，故一般不宜对吻合口再行包埋。

（三）右胸径路食管切除术后管理要点

食管切除术涉及至少胸、腹两大区域，是胸外科常规手术中创伤较大的术式，右胸径路更是如此，对患者的呼吸和循环均造成较大的影响。首先是术中为暴露食管势必对右肺进行挤压，经右前外侧切口的Nanson术式肺损伤尤其显著，患者术后早期往往呼吸道分泌物较多；腹部切口的疼痛进一步妨碍患者进行深呼吸及有效的咳嗽排痰；如附加淋巴结清扫则不但手术时间延长，胸腔内的淋巴回流亦受到很大影响，故术后心肺并发症发生率较高。除了通过术中单肺通气及轻柔操作以减轻肺损伤外，术后管理对预防和减少并发症极为重要。

1. 输液管理

食管癌术后并发症中80%为心肺并发症，最多见的是肺炎、呼吸衰竭及心律失常，且心肺并发症之间有着密切的相关性。食管手术时间长，创伤较大，因此手术引起第三间隙失水显著，相应地在术后第2d血管张力恢复后大量水分回流易引起循环不稳定，这一时期容易出现非心源性的肺水肿，并诱发房颤等快速型室上性心律失常。若此期处理不当则病情易进展至急性肺水肿、呼吸衰竭。

基于上述病理生理变化特点，右胸径路食管手术后当日应充分补足容量(120～160mL/h)，并注意观察患者的呼吸循环指标，术后第1～2d出现轻度气促、心率加快、偶发房性早搏、氧饱和度下降、单位时间尿量增加(如3h超过100mL)以及尿液颜色变淡等都是组织间隙水分开始回流的征象，应及时调整输液量和速度，以利患者平稳过渡，必要时可使用白蛋白及利尿剂适当脱水减轻容量负荷，使术后1～3d的出入液体总量处于轻度负平衡为佳。

食管术后输液的另一要求是充足的能量供应。临床上使用静脉营养时最常见的问题之一是过分专注于氮平衡而忽视热卡的供给。食管术后每日的热卡至少应达到1700～2000kcal，否则补入的氨基酸将被用于产热消耗而无法满足组织修复及吻合口愈合的需求。

2. 呼吸管理

食管癌术后呼吸道并发症多见，除了容量问题以外，由于手术操作对呼吸道的机械刺激、气管和支气管血供障碍、呼吸道淋巴回流受阻以及右肺神经支配的切断，其术后呼吸功能的改变更甚于一般的开胸手术，因此，严格的呼吸道管理对保证组织供氧、减少心肺并发症及吻合口瘘的发生至关重要。

作者的经验是术后常规进行细径纤支镜检查是十分有用的方法。除直接吸除气道内的分泌物、保证呼吸道通畅外，还有助于刺激咳嗽反射，帮助患者有效咳嗽、主动排痰，更为重要的是反复纤支镜检有利于观察和比较气道分泌物的量和性状变化，帮助对呼吸循环的判断和管理，如术后第一日气道分泌物往往量不多但较黏稠，术后第二日起则以白色稀薄的水样痰多见，组织间隙水分回流期内气道分泌物量多而影响呼吸者时，有时需要一日两次行气管镜吸痰；后期出现黏稠脓性痰者需警惕继发性呼吸道感染的可能，应在吸痰时取分泌物进行细菌培养及药敏试验，以便指导临床加强抗炎治疗。

3. 胃食管反流

胃代食管是食管癌术后进行消化道重建最为常见的方法，其缺陷之一是术后易出现胃食管反流，影响患者的生活质量，并有可能引起严重的并发症。食管切除使下括约肌抗反流机制丧失，迷走神经的切断使胃蠕动减退、排空能力下降，经后纵隔食管床途径重建时胸腔负压的作用更易加重胃内容物潴留，产生反流。加之重建的吻合口位于颈部，一旦出现反流，患者的自觉症状十分明显，且易引发吸入性肺炎等并发症。如合并喉返神经损伤，所造成的吞咽活动异常及声门关闭障碍极易导致反复的吸入和肺部感染，严重者甚至引起窒息。因此，当术后一周左右患者开始恢复进食时应注意反流情况的发生，并嘱其在进食后多取直立位而不宜在短时间内卧床、夜间床头抬高、经右后纵隔重建者鼓励其右侧卧位等预防性措施，进食后胀滞感明显者可辅以胃动力药物，以反酸为主者亦可考虑适当予以止酸剂。对于开始进食后出现发热、咳嗽等症状者，在排除吻合口瘘、胸腔残余积液或切口感染等原因后，应十分警惕吸入性肺炎的可能，注意询问反流症状，并复查胸片、血常规等予以确认。进食稠厚的半流质饮食可较流质减少误吸的机会。重症者除上述预防措施外有时甚至需要暂时予以禁食，并行抗感染治疗。

五、胸部食管癌三野（颈、胸、腹）根治术

胸段食管癌颈、胸、腹三区域有广泛淋巴转移，特别是颈、胸交界处沿左右喉返神经旁淋巴结转移常见。为提高手术治疗5年生存率，彻底清除颈、胸、腹淋巴结很有必要。

（一）理论根据

1. 食管黏膜下淋巴引流及早期黏膜下癌淋巴转移的特点

食管淋巴引流主要是以纵行方向为主，纵行淋巴管是横行淋巴管的六倍。黏膜下淋巴管除一小部分斜穿过肌层到外膜的淋巴管外，大部分在黏膜下层上下走行1～12cm后，再连接外膜淋巴管，外膜淋巴管再继续短距离纵行走行，然后再引流到一组淋巴结。当食管癌侵犯黏膜下层时，在食管壁外可产生远离主灶的跳跃性淋巴结转移，其发生率最高达33%。多见于颈胸交界处以及贲门及胃左动脉旁淋巴结。佘志廉报告：胸中上段黏膜下食管癌，颈胸交界处淋巴结转移占28%。因此，早期黏膜下食管癌行颈胸腹三野根治术是必要的。

2. 胸部食管的淋巴流向

既往文献报告胸部食管癌的转移途径是经胸导管至左锁骨上、下淋巴结。而食管淋巴引流解剖学研究发现食管淋巴向上引流至左右颈静脉角、上纵隔左右喉返神经旁，向下至胃小弯及腹腔动脉淋巴结。胸部食管引流淋巴结即自左右颈静脉角淋巴结至腹腔动

脉旁淋巴结止。

3. 食管癌三野根治术

发现食管癌区域淋巴结分布于颈、胸、腹等部位。转移到较远的淋巴结也比较常见。转移的最常见部位是颈胸交界处和胃周淋巴结，颈部淋巴转移率占 40%，胸上、中、下段食管癌分别占 45%、30%、20%。

4. 术后颈部淋巴结转移复发

占食管癌死亡的 40%，这些复发不在手术野内，是术中清除不彻底导致术后转移淋巴结残留。应该进行包括颈部淋巴结在内的扩大清除术，即三野根治术。

5. 三野术的结果

(1) 手术并发症的发病率和死亡率是可接受的：食管系上消化道，无浆膜层，与呼吸道有共同的淋巴引流途径，血管与气管间隙淋巴管交通复杂，淋巴结转移到颈、胸、腹三个区域，广泛清除颈、胸、腹淋巴结，必然带来心、肺功能障碍，特别是三野术后喉返神经麻痹和肺部吸入性肺炎并发症增加。但是只要注意保护喉返神经和气管、支气管血供和神经支配，手术死亡率没有增加。

(2) 长期生存率：三野根治术可增加食管癌术后 5 年生存率约 10% 左右。佘志廉报告颈部上纵隔有淋巴转移的食管癌患者经三野根治术后 5 年生存率达 24%，与胸中下纵隔有淋巴转移者 5 年生存率 25% 相近。

（二）适应证

1. 肿瘤局部情况

(1) 胸部食管癌，特别是胸上中段应列为首选指征。对胸下段食管癌清除颈部淋巴结有争议，但对于清除双侧喉返神经旁淋巴结来说是适应证。

(2) T1（黏膜下癌）和 T2、T3 患者。

(3) UICC 分期中Ⅱ b ～Ⅳ a 期患者。

2. 患者全身状况

年龄 70 岁以内。肺功能 VC/M21800mL，FEV/M21400mL 以上，FEV1.0% ＞ 60%，心、肝、肾功能正常。

（三）三野淋巴结清扫范围

1. 腹部野

清扫范围下至胰腺上缘，上至膈裂孔。食管癌手术淋巴结清扫的重点是胃左动脉系淋巴结、贲门旁胃小弯胃左动脉旁淋巴结。

2. 胸部野

包括全胸段食管旁 (105、108、110)、气管旁 (106)、隆突下 (107) 和左右支气管旁淋巴结 (1091R)。上纵隔淋巴结还包括右胸顶右喉返神经旁 (101R)、左喉返神经旁 (106)、主动脉弓下淋巴结 (106TB)。

3. 颈部野

颈部淋巴结转移90%以上位于两侧肩胛舌骨肌、气管食管与锁骨上缘形成的三角形中。清扫范围上至环状软骨，下至锁骨上缘。

（四）胸部食管癌三野（颈、胸、腹）淋巴结清扫的术式

1. 麻醉

气管内全麻即可，有人提出采用双腔气管扎管使右肺萎陷以达到良好的显露。我们手术实践认为没有必要。在行上纵隔淋巴结清扫时将右肺上叶下压，右肺中下叶处于相对膨胀状，当进行胸中下纵隔操作时压肺下叶让上叶膨胀。

2. 手术径路

经右后外侧切口进胸。此切口特别对气管左侧喉返旁淋巴结清扫时的术野暴露十分必要。行胸部操作后将患者翻转为平卧位，通过颈部U形切口和上腹正中切口，行颈部和腹淋巴结清扫。清扫完成后，大弯侧胃管经食管床上提至颈部行食管胃管端侧吻合。

3. 胸部操作

(1) 探查右上纵隔确认肿瘤能够根治切除

1) 结扎奇静脉：沿食管纵行切开右纵隔胸膜。游离奇静脉结扎切断，食管有两条静脉支流入奇静脉，应注意结扎，清除奇静脉下脂肪淋巴组织（105淋巴结）。

2) 显露右支气管动脉：其起始于第三或第四肋间动脉，位于奇静脉下方，沿右支气管走行分上、下两支供应气管和右支气管（为确保气管支气管血供，在癌不浸润场合要尽量保留右支气管动脉）。右支气管动脉发出食管支，游离食管时注意结扎止血。

3) 右喉返神经显露：除沿右迷走神经干向头侧游离至右锁骨下动脉外，将右迷走神经干向前牵引。切断迷走神经食管支并游离食管右侧，向头侧牵引左锁骨下动脉，右喉返神经发自迷走神经，绕右锁骨下动脉向头侧，确认后锐性切断右喉返神经发出的数支食管支，清除神经背侧淋巴结，注意结扎与右喉返神经伴行的右甲状腺下动脉的食管支，以免出血。

4) 测量气管分叉至右喉返神经与右锁骨下动脉下缘交界点间的距离，相应平面处食管缝一丝线，此点为颈段食管与胸上段食管交界点。

5) 气管前淋巴结清除：牵拉气管向后，上腔静脉向前牵拉，清除气管前脂肪、淋巴组织，注意保留迷走神经心脏支。气管前淋巴结除胸上段食管癌外，转移可能性少或肺功能差的患者一般不予清除。

(2) 中下纵隔淋巴结清除

1) 气管分叉部：沿右迷走神经尾侧分离，注意保留两支肺门支以减少术后呼吸道并发症的风险，于右支气管下缘切断1～2支食管支（注意保护右支气管动脉下支），清除隆突下(107)和左右肺门（右左109)淋巴结（气管分叉下3cm为107与右左109淋巴结的分界线）。游离食管左下方时注意结扎左支气管动脉食管支，并尽量保留左支气管动脉下支主干。

2) 中下纵隔、胸主动脉周围淋巴结清除：胸主动脉与食管之间一般有 2 ～ 3 对食管固有动脉。注意清除其根部淋巴结。胸导管位于奇静脉与胸主动脉之间，其周围脂肪组织内含淋巴组织，在肿瘤或淋巴结侵犯时，可切除胸导管，并注意膈上结扎胸导管以防止术后乳糜胸。

3) 横膈膜上淋巴结清扫：游离食管至食管裂孔。食管后外侧迷走神经后支与胃左动脉的食管胃底支一起结扎切断。分离右下肺韧带，切除下腔静脉周围（食管下三角）脂肪组织内 111 淋巴结。其中有两支细血管流入，予以确认后电凝止血。

(3) 左上纵隔淋巴结清扫

1) 显露左喉返神经：沿食管向口侧端剥离，锐性分离食管与气管膜样部纤维组织。左喉返神经位于主动脉弓右侧浅部，自主动脉弓下缘返回与迷走神经心脏支伴行。切除左喉返神经食管支和气管支，清除周围脂肪淋巴组织。

2) 主动脉弓下淋巴结清扫：往左喉返神经下方游离主动脉弓与左支气管之间的脂肪组织、淋巴结，显露出左肺动脉和左迷走神经主干，保存其肺支。于左支气管远端切断左迷走神经，切断时注意保护左支气管与迷走神经间的左支气管动脉上支。

距食管癌灶安全距离切断食管并以粗丝线结扎，上下端食管用布带连接。胸腔内冲洗，彻底止血，常规置胸腔引流管并逐层关胸。改左侧卧位为平卧位。

4. 颈部淋巴结清除

清除重点是颈段食管旁、颈段气管旁（亦即双侧颈段喉返神经旁淋巴结）和双侧锁骨上淋巴结。

(1) 颈部做 U 形皮肤切口，上界位于胸锁乳突肌外缘平环状软骨水平，下界达胸骨切迹下 1cm，切开皮肤皮下组织及颈阔肌至胸锁乳突肌表面。

(2) 清除右侧锁骨上淋巴结右胸锁乳突肌向内侧牵拉，游离颈内静脉外缘达静脉角，结扎右淋巴导管，清除 104R 淋巴结，范围上界为环状软骨水平，下界为锁骨，深部为前斜角肌浅面、颈深筋膜浅层、颈横动脉和膈神经的浅面。颈横动脉向表层发出一支分支，注意予以结扎止血。右 102M 清扫范围上界为颈动脉分支，下界为环状软骨。

(3) 清扫右颈段食管旁淋巴结沿胸锁乳突肌前缘与颈前肌群间剥离，切断胸骨甲状肌胸骨附着处外侧 1cm，显露颈段食管旁淋巴结，右 101 淋巴结一般位于右喉返神经背侧。右喉返神经绕过右锁骨下动脉后由颈总动脉后方斜向内侧甲状腺下极。途中与甲状腺下动脉相交叉，注意辨认后清除神经旁淋巴结。清扫范围头侧为环状软骨下缘，下界为无名动脉与气管接合部。

(4) 清扫左颈淋巴结与右侧 101R、104R、102M 同样清除。与右侧区别的是左喉返神经位于食管气管沟内垂直上行，左颈段食管旁淋巴结位于左喉返神经前方，范围为甲状腺下极与胸腺之间。去除左食管旁淋巴结后颈部清扫即告结束。

喉返神经与转移淋巴结粘连紧密，可先自喉返神经上下方行锐性解剖，保存神经，术后喉返神经麻痹往往是一时性，耐心等待均会恢复。

5. 腹部淋巴结清扫及胃管重建

腹部淋巴结清扫主要是胃周淋巴结清扫。胃淋巴结系分三个部分。食管癌手术淋巴结清扫的重点是胃左动脉系淋巴结。

(1) 切口及胃的游离及胃周淋巴结的清除：上腹正中切口进腹，脾床垫上纱布垫。切断肝胃韧带和横膈食管韧带，食管自胸腔内牵引出腹腔。从小网膜孔向前牵拉胃显露胃冠状静脉和胃左动脉，从根部二重结扎并清除胃左动脉干淋巴结。于胰腺上缘分离、切断并结扎自脾动脉发出的胃后动脉。将胃底及食管向下牵拉，顺次切断并结扎胃脾韧带内胃短动脉、静脉及胃网膜左动静脉分支。胃大弯侧距胃网膜右动脉弓 2cm 处切断胃结肠韧带，游离胃。腹腔内淋巴结通常清扫贲门左和右淋巴结、胃小弯和胃左动脉旁淋巴结。当腹部淋巴结有转移时，追加清扫肝总动脉、腹腔动脉、脾动脉旁淋巴结。

(2) 胃管制作保存：胃右动脉 2 ～ 3 分支，口侧端切断胃右动脉，胃大弯伸展状态下用残端闭合器沿大弯侧做宽约 5cm 胃管。贲门旁与部分胃小弯、胃左动脉旁淋巴结一并切除。残端浆肌层缝合包埋。常规做幽门成形术 (或手指扩张术)。

(3) 食管胃管左颈部吻合：胃管胃底端部先做四针牵引线并与胸内食管布带连接，同期进行的颈部操作已完成。颈部经左胸乳肌内侧提出颈段食管及布带相连接的胃管顶端。后者与颈段食管行端侧两层吻合。吻合时食管口侧端做术中冰冻病理检查以排除切端癌残留。吻合时注意观察胃管顶端部血运是否正常，顶端部若出现静脉曲张应切开，放出静脉瘀血直至鲜红色为止。并注意胃管是否有扭转。

(4) 切口缝合前冲洗颈部、腹部创口，放置引流管后逐层缝合颈腹部切口。

六、食管癌切除结肠移植食管重建术

1911 年德国学者 Kelling 和瑞士医生 Vulliet 分别报告利用长段结肠代替全部或部分食管手术治疗食管良性狭窄获得成功。由于结肠有好的功能而作为食管耐久的替代者，以后被许多学者利用它代替食管治疗其良恶性疾病。1951 年法国学者 Rudler 和 Lortat-Jucob 等用结肠移植在胸骨前皮肤下作为食管转流。我国学者顾恺时、李温仁和曾涟乾在 1959 年先后用结肠代食管手术治疗食管癌取得了成功。苏应衡和刘锟等报告利用结肠进行食管重建均取得了好的效果。结肠移植重建食管与胃代食管比较，其优点是有足够长度代替大部切除或次全切除的食管；结肠耐酸，不会发生反流性炎症；虽然结肠血液供应来自肠系膜上动脉和肠系膜下动脉，但它们在近肠管缘处形成一条互相吻合的边缘动脉弓，只要保留一支粗大的肠系膜上动脉或下动脉分支，供血就能保证移植肠管不会缺血坏死；另外，把结肠移植在食管和胃之间后，胃的解剖位置不变，其功能不受影响。并且用结肠重建食管后无胃代食管的反流性炎症和胸胃综合征等症状。因此，对于食管良性病变患者用结肠重建食管在长期生存和生活质量的提高上有特别重要的意义。但是结肠重建食管手术后的并发症和死亡率比胃代食管手术高，手术也较复杂，因此，要求手术者对食管癌或贲门癌行外科治疗时应当掌握好这种手术的适应证、外科操作技术和并发症的防治。

（一）手术适应证

结肠重建食管手术治疗食管各种疾病时，患者的年龄一般不受限制。食管癌或食管胃结合部（贲门）癌患者下列情况下可以用结肠进行各种重建术式。

(1) 下咽、颈段食管癌或喉癌侵及食管的根治性手术。

(2) 食管胃重复癌不能用胃代食管。

(3) 残胃食管癌。

(4) 非开胸食管癌或贲门癌需要用结肠重建食管。

(5) 胃或贲门癌做全胃切除以及残胃贲门癌。

(6) 晚期食管癌（如梗阻、穿孔）需用结肠做旁路。

(7) 食管或食管贲门结合部癌术后吻合口狭窄或复发需要做转流。

（二）结肠移植的条件

(1) 结肠没有任何疾病，如憩室、息肉、炎症或肿瘤（良恶性）。

(2) 游离肠段必须有足够的长度并伴有效的动脉供血和静脉引流。

（三）移植结肠的选择

成人结肠的总长度为150cm，分为盲肠、升结肠、横结肠、降结肠、乙状结肠和直肠。根据 BeckAR 的研究，平均长度升结肠约为22.5cm，横结肠约44cm，降结肠约22cm。结肠的血液供应主要来自肠系膜上动脉和肠系膜下动脉，肠系膜上动脉供应右半结肠和横结肠，肠系膜下动脉供应左半结肠。移植结肠的选择主要根据系膜血管的正常解剖分布及所需要长度来决定。首先考虑移植肠管的血供，其次是移植肠管的运输功能。

右半结肠：选用右半结肠保留结肠中动脉可成为顺蠕动移植，回肠末端口径与颈段食管相似而易于吻合。并且回盲部可起到防止食物反流作用，但是回盲部粗大不容易置于颈部。由于回结肠动脉与右结肠动脉交通支不发达，在游离盲肠部时又破坏一些血管会使回盲部供血不足，更重要的是中结肠动脉与右结肠动脉之间的边缘动脉弓往往发育不全，它容易造成移植肠管缺血或供血障碍。另外，右半结肠是结肠内大部分水分吸收的主要部分，移植这段肠管后会出现长期腹泻，因此一般不作为首选。

横结肠：采用横结肠代替食管国内报告病例很多，其原因为横结肠位于上腹部，经上腹切口游离解剖方便，并且肠系膜长，边缘血管弓发育好，单独利用它的长度就可以上移到颈部做吻合。再有，供给横结肠的中结肠动脉粗大，选择它供血再加一段右半结肠可以做成顺蠕动，如果加一段左半结肠可以做成逆蠕动。肠系膜下动脉发出的左结肠动脉自发出后就分为升降两支，升支血管粗大血运好，与横结肠血管吻合完好，由它供给横结肠的血液可以做成顺蠕动。

左半结肠：利用左半结肠及部分横结肠由左结肠动脉供血做成顺蠕动，有足够的长度代替全食管。也有作者报告左结肠可以游离延伸到乙状结肠，切断乙状结肠 1 ～ 2 条分支仍由左结肠动脉供血，足以到颈咽部吻合，移植结肠段为逆蠕动。另外一些作者用左半结肠段移植，由中结肠动脉供血做成逆蠕动。

（四）术前准备

1. 移植结肠的评估

术前要充分了解有无结肠疾病的历史，如便血、腹泻、黏液大便及腹痛等。如果怀疑结肠有病变，钡盐灌肠 X 检查可以明确诊断，同时可以观察到结肠的长短及位置，从而对手术做恰当的估计；如果有必要，要进行内镜检查。怀疑有血管病变的患者，肠系膜血管造影也有必要，以便了解血管病变和肠段供血情况，帮助外科医生选择移植的肠段和手术径路。另外，以前接受过食管手术的患者，为了估计咽或颈段食管吻合的位置，要进行咽和残留颈部的颈段食管内镜检查。

2. 肠道准备

仍有可能口服食物的患者，肠道准备包括 3 ～ 5d 的相应饮食（少渣饮食），紧接着口服泻肠药，术前 2d 口服温和的水溶性饮食。全胃肠道外营养的患者要补充足够能量的水溶液和维生素 B、C、K，特别是全胃肠道外营养患者维生素 K 给予足量。对于不能经口服抗生素的患者，要用含抗菌药的液体适当灌洗肠道。所有患者都要接受手术前抗菌药物的肠道预防治疗，用甲硝唑口服或灌肠，也可以用庆大霉素或卡那霉素口服灌肠；手术当日晨清洁灌肠一次。

（五）移植结肠径路

结肠移植径路常有三种途径，即食管床、胸骨后和胸骨前皮下。

1. 胸骨前径路

皮下移植结肠经胸骨前皮下隧道连接颈段食管和胃，手术操作简便，不会引起胸腔内器官损伤，万一肠段因血液循环障碍而坏死，便于处理而不致危及生命。但是移植结肠在皮下隆起明显，因进食时有蠕动肠型而不美观。另外，移植结肠在经腹腔进入胸骨前皮下时成角大，易造成食物运送障碍甚至梗阻。有些患者在进食需用手辅助推送，现今许多医院已经不常规采用这种手术径路。目前仅用于老年或心肺功能不全的患者或用于胃代食管出现大片坏死、穿孔以及术中发现移植结肠管血液循环有可疑障碍、非用结肠重建食管不可的患者。

2. 胸骨后径路

移植结肠经胸骨后间隙连接颈段食管和胃。手术不复杂，在胸骨后将移植结肠送到颈部与食管或咽进行吻合，远端与胃连接。这个间隙宽，移植肠管不会受压，不会影响食物的运行；又不开胸，术后患者容易恢复。常用于良性病变患者的转流术、颈食管癌或下咽癌患者的手术。

3. 食管床径路

食管切除后移植的结肠段经后纵隔食管床重建切除的食管。胸内病变食管切除后把移植的肠段置于食管床在胸内与残留的食管吻合或切除胸内食管后经食管床上提移植肠段在颈部与颈段食管或者咽部吻合，远端与胃吻合。这种径路的优点是经食管床符合生理要求，上提到颈部吻合的径路比上两种径路短。不会在剑突处成角或受肝压迫，这样便于食物运行。现在大多数结肠代食管的患者采用这种径路。

（六）手术方法

1. 颈胸骨后和腹部手术

用于食管颈段或下咽癌。肿瘤切除后，用横结肠重建食管，左结肠动脉升支供血做成顺蠕动；或用左半结肠中结肠动脉供血做成逆蠕动。结肠经胸骨后间隙移植重建食管。

(1) 患者仰卧，气管内插管全麻。胸及上腹垫高，头向右侧，显露左颈。手术人员分成胸颈及腹部两组分工进行操作。

(2) 腹部手术组：上腹正中切口进入腹腔，先探查腹腔重要器官包括整个结肠有无异常，对于肿瘤患者要检查肝有无转移、胃周围及腹腔淋巴结有无肿大转移。然后用腹腔撑开器撑开腹腔，把横结肠拉到腹腔外展开，观察结肠系膜血管分布情况，特别要检查结肠边缘动脉弓和它们相应的吻合支。若左结肠动脉升支粗大、供血好，在脾曲边缘动脉吻合好，就选择左结肠供血，用横结肠做成顺蠕动移植。若左结肠升支细小、横结肠供血中动脉粗大，就选择由横结肠动脉供血，用左横结肠和降结肠做成逆蠕动移植。在大数情况下左结肠动脉升支粗大，脾曲处吻合完好很少缺如，而且横结肠系膜长，其肠管的长度平均 42.5cm，可以切取 30 ～ 35cm 横结肠经胸骨后间隙做顺蠕动移植到颈部与颈部食管或咽吻合，远端连接到胃的体部。在选择准备移植的肠管后，先用无损伤血管钳阻断将要切断的血管弓，然后观察供给移植肠段主干血管及血管弓的供血情况 3 ～ 5min，若肠壁的小血管搏动好，肠管无色泽变化，可采用这段肠管移植代替食管。

(3) 移植的肠段确定以后游离结肠：先沿横结肠边缘切断并结扎胃结肠韧带和大网膜，肝曲和脾曲的横结肠也同时予以游离。结肠肝曲后腹膜较长容易切开，脾曲的后腹膜短，可以先切开后腹膜，然后牵开结肠再切开侧腹膜。

沿横结肠距离边缘血管弓 1 ～ 2cm 处切开结肠系膜，特别注意不能损伤血管弓。在中结肠动脉的起始部位切断并结扎中结肠动脉，这样方能保留它的 Y 状分叉网。切断结肠右血管及边缘动脉时应紧靠在拟吻合口的结肠端口进行。

(4) 用一根布带子测量拟代替重建食管的长度，在颈部或咽部吻合大约需要 30 ～ 34cm 肠段，实际运用时要多于计划 2cm。根据量得所需要的长度，移植结肠长度应量取结肠边缘动脉弓的长度，若要增加结肠段的长度则要向右侧结肠肝曲截取。决定所取长度后，在结肠右侧肝曲处横断肠管及边缘动脉，血管切断处应缝扎避免出血和血肿；将切断肠管的两端暂时封闭，即升结肠端可用肠钳夹闭，移植肠段端用粗丝线结扎闭合。根据临床经检验，可以先将拟代替食管的肠段一端切断上移吻合，后再根据需要长度切断另一端。

(5) 颈组：已决定用结肠重建食管的同时，在颈部沿胸锁乳突肌前缘做颈部切口，其下端达胸锁关节，逐层进入暴露和分离食管。若肿瘤在食管下颈段或上颈段 —— 咽部位，通过向下加胸骨柄劈开或向上延长颈部切口解剖、游离出上胸段或颈咽部肿瘤，然后绕以纱布条向外牵拉提出颈段食管。胸内食管的切除：在拟施的颈段食管吻合口下 2cm 处切一小口，然后放入一根拔脱器在食管腔内，同时在贲门处横断食管，在食管残端管壁用粗线缝合两针并拴在拔脱器的头上，然后向上缓缓牵拉拔脱器，将胸段食管内翻拔到颈部。胸内食管和肿瘤的切除也可以经右胸第四肋间隙前外切口施行。

(6) 颈、腹两组分别做胸骨后隧道会合：腹部组手术者用手指经剑突后插入胸骨后钝性分离疏松结缔组织，向上进入前纵隔紧贴胸骨后轻轻推开双侧纵隔胸膜。颈组同时解剖胸骨上缘之结缔组织，手指循胸骨进入胸骨后间隙并紧贴胸骨后向两侧推纵隔胸膜，由于成人纵隔长，颈胸两组术者手指不能会合，可以用环状钳夹一小纱布块沿胸骨后间隙缓缓向上推进打通前纵隔间隙，左右宽度不少于 5cm，避免压迫移植的结肠。然后把一纱布条从剑突后口进入经胸骨后间隙上拉到颈部，并放置在间隙中为以后上提结肠到颈部用。

(7) 若食管旷置无须移出，颈组在拟吻合处下 2cm 切断食管，远端用丝线间断缝合关闭并推入胸腔后纵隔。

(8) 结肠段移植和吻合：将移植结肠近端缝两根丝线，用于牵引移植结肠段近端经胃后壁小弯网膜切口，通过牵引线再经胸骨后隧道上提到颈部。观察肠管的颜色、肠壁毛细血管搏动和供肠段营养血管搏动情况。确定被移植肠段供血良好，颈组可以进行食管结肠端端吻合。用 1 号丝线分两层缝合，内层肠管全层间断缝合，结扎在腔内，仅最后四针结扎在腔外。外层缝合结肠的浆肌层和食管外肌层和前面甲状腺被膜。一些作者主张为预防吻合狭窄，结肠 - 食管端端吻合间断缝一层也是安全的。

腹组术者在颈部吻合的同时开始进行肠胃吻合。结肠远端切断处胸骨后的结肠段既要拉直又不要有张力，胃吻合切口一般在胃前壁，选在胃底和幽门上三分之一处，也有人主张在胃后壁吻合可以防止反流性结肠炎。胃肠吻合口用丝线间断双层缝合。为减少胆汁反流性胃炎和结肠炎，一般不做幽门成形。

(9) 最后，完成结肠端端吻合。为防止吻合口血循环障碍，结肠的吻合口边缘只需游离 2cm 小血管，吻合用 1 或 0 号丝线分两层间断缝合。结肠 - 胃吻合口均在胃的后面，这样避免了血液供应和静脉回流受压。右侧结肠系膜与左侧结肠系切缘要缝合避免发生内疝。为了保障早期肠道营养供给，在胃结肠吻合口缝闭之前，从吻合口置一根营养管为术后早期喂流质饮食用，营养管的远端放入空肠，近端经移植的结肠段、咽和鼻孔拉出。

2. 经左胸切口结肠移植食管重建术

这种径路对于食管下段或贲门手术胃代食管后出现吻合瘘或吻合口复发有作用，胃部有病变或过去做过胃大部手术、贲门癌或食管下段癌累及胃时，需要把胃做全部切除或次全切除时采用，用一短段结肠代替食管。

(1) 手术人员一组进行。气管内插管全麻，右侧卧位。可采用左侧胸腹联合切口，即左胸第 6 肋间切口切断肋弓，向腹前下延长切口 2cm，可以显露脾区和横结肠。也可以在上腹正中和左胸前外分开的切口径路，这样不切断肋弓和切开膈肌，术后对呼吸影响小。

(2) 手术操作先游离切除食管或贲门肿瘤，然后检查结肠供血情况，通常选择左结肠动脉供血，用横结肠做顺蠕动行食管结肠吻合。若左结肠动脉细小，也可以选用左半结肠由中结肠动脉供血做成逆蠕动吻合。上提到胸内或左颈与食管吻合，移植结肠位于食管床内。结肠近端与食管吻合完毕后，根据结肠与胃或十二指肠吻合的距离再做结肠远端切断。这样不会因移植结肠过短产生张力或过长出现术后食物通过缓慢。要求所截取的结肠段吻合时拉直，但不要有张力。最后做结肠与结肠的端端吻合，并关闭系膜缺口。胸腹腔分别置引流管后关闭。

3. 右胸上腹颈部切口径路手术

现在对于食管肿瘤特别是中上段食管癌，多数医生主张右胸、上腹和颈部三切口入路，结肠经食管床移植途径比经胸骨后短，远端可以与贲门吻合。食物经贲门入胃，这样符合解剖生理。手术操作分两组进行。

(1) 胸颈组：气管内插管全麻，左侧卧位。在右胸第五助间隙的后外处切口进胸探查，然后游离食管和肿瘤上至胸顶下到膈肌裂孔，同时清除食管周围、气管隆突下和上纵隔淋巴结，切除肿瘤周围淋巴结时连同肿瘤相连软组织一起整块切除。为了防止以后经颈或腹部切口移出肿瘤时种植在这些区域，可以在关闭胸腔前切除肿瘤并移出胸腔外，胸内食管上下端缝合封闭。清理止血并用生理盐水冲洗胸腔、安置胸腔引流管后关闭胸腔。置患者平卧位，重新在颈部和上腹部消毒辅巾。

(2) 腹部组：上腹正中切口进入腹腔探查，确定用结肠重建食管后根据患者结肠及其供血情况确定选用横结肠或左半结肠。结肠的游离和切断肠段的准备工作和颈部、胸骨后、腹部径路相同。

腹部组术者游离解剖被移植结肠段的同时，胸颈组术者开始做颈部切口游离解剖颈段食管，并从颈部切口把胸内残留食管提出。准备好被移植肠段后，把胸内残留的下段食管拨到腹腔。然后用手指扩大食管裂孔，为移植肠管进入胸腔食管床上提颈部做准备。把准备好被移植肠段近端连同牵引线经胃后壁小弯戳孔送到膈肌食管裂孔处，胸颈组用一根头端呈球形的探条从颈部切口经食管床送到食管裂孔，将牵引线拴在探条上后向上牵引结肠。腹部组术者用手指协助推送结肠使之轻柔进入后纵隔食管床内，上提过程中不要使供血的蒂扭转或有张力，结肠要拉直但不能有张力，更不能扭转。结肠提到颈部后观察肠管的颜色和小血管搏动情况，同时腹部组术者用手指检查被移植的结肠段的蒂内血管应无张力、动脉搏动有力，用手通过膈肌食管裂孔进入胸腔检查肠管应位于食管床拉直，无张力和扭转。移植结肠上端与颈段食管做端端吻合。下端可与贲门端端吻合或封闭贲门后与胃体后壁做端侧吻合。为防止结肠迂曲，结肠胃吻合后应在膈肌脚食管裂孔处缝合结肠壁 3 ～ 4 针固定。最后，吻合腹腔内结肠封闭系膜间裂孔，检查冲洗腹腔后关腹。

（七）手术后并发症

结肠移植手术较复杂，容易发生并发症，处理也较困难，死亡率高。手术后并发症的发病率高低与疾病的性质、术前准备和手术操作有密切的关系。外科并发症在术后早期主要是吻合瘘、肠坏死和肠梗阻，后期主要是吻合口狭窄和功能障碍。下面介绍这些并发症发生原因和防治措施。

1. 吻合口瘘

颈部吻合口瘘是结肠重建食管手术后最高的并发症，国外占术后外科性疾病的 1/3，国内占 15.7% ～ 43.7%。曾涟乾报告发生率为 39.7%，死亡率为 19.6%。

(1) 发生原因

1) 结肠供血不好影响吻合口愈合：移植结肠发生血液循环不好的原因是供血的血管张力较大，当肠管上提到颈部牵拉蒂出现张力，动脉会反射性痉挛出现供血不畅；在旁路术式中由于移植肠管要通过胸骨后隧道并在胸骨柄和胸锁关节处形成的入口，若间隙过小，则肠管受挤压，不但动脉供血受影响，而且也影响静脉回流；另外，在术中和术后患者存在较长时间的低血压，亦影响移植肠段血循环，不能有效灌注上提到颈部肠管的末梢微血管。

2) 吻合操作不当：结肠口径一般比食管稍大，吻合时没有采取相对应的对合下缝合，最后造成结肠吻合口边缘过剩，与食管对合不齐，缝合不严密造成漏液。另外，在操作过中结肠吻合口边缘被钳夹后损伤或肠壁边缘的小血管分离超过 5cm，会造成缺血坏死，甚至穿孔出现吻合口瘘。

3) 吻合口污染：结肠腔内细菌较多，若是手术前肠道准备不够充分，肠内容物未能清洗干净，颈部伤口就会被污染，出现化脓感染影响吻合口愈合，可能导致吻合口瘘。文献报告吻合瘘发生在恶性肿瘤比良性疾病高，肥胖、年老、手术范围大和时间长也容易发生物合口瘘。

(2) 预防措施

1) 保证移植肠管有很好的血液供给。要求边缘动脉吻合支完好，供血的肠系膜动脉分支应粗大并有足够长度，肠管吻合端上提到颈部后血管要无张力，吻合前后要检查供血主干动脉搏动良好。

2) 经旁路（胸骨前皮下或胸骨后隧道）者隧道间隙要宽阔，避免肠管和血管受压。在胸锁关节处若是间隙过窄要用骨钳咬去一部分胸骨柄和锁骨头，使间隙变宽。另外，在胸骨剑突后不但要把肠管拉直，而且不能成角、扭曲和受压引起血循环障碍。

3) 手术前肠道准备要充分，术前 3d 要口服抗菌药物，不能口服的患者术前 2d 要用抗菌液灌肠，术前晚上或手术当日早晨要清洁灌洗肠道。手术中要保护伤口和吻合口周围组织，吻合操作中和吻合后要用抗生素冲洗伤口，伤口要放置引流条。

(4) 要尽量做成顺蠕动，因为逆蠕动频繁造成对吻合口的压力。

2. 结肠坏死

移植结肠坏死是致命性的并发症，死亡率高。国内作者曾涟乾 1994 年报告 696 例，发生 11 例，死亡 6 例。国外作者 PetrovBA 报告 100 例，有 10 例并发部分或全部肠坏死，由于及时诊断治疗，切除坏死肠管，9 例患者获得了成功。

结肠坏死原因主要是缺血，多在长段结肠移植时。坏死在术后 24 ～ 48h 发生，其原因有：

(1) 选择的肠段供血不足，特别所选择的结肠段交通支发育不好，肠段移植以后出现缺血。

(2) 经胸骨后或胸骨前隧道径路时，移植结肠和血管受压，特别是在膈肌附近受肝压迫成角，引起动脉供血不足或静脉回流受阻。

(3) 手术中特别是手术后低血压，动脉供血不足，静脉血栓形成，移植结肠出现血循环障碍，使肠管坏死。

(4) 在手术过程中如果移植肠管出现血循环障碍经处理后不好转，可以延缓手术做胃和颈部食管造瘘，以后用胃或空肠重建食管。

处理：大段或全部结肠坏死多在 24 ～ 48h 以内出现严重中毒现象，甚至休克，若坏死肠段累及到腹腔段或坏死分泌物顺移植肠管隧道间隙流至腹腔，早期有腹痛、腹肌紧张，以后会出现腹部伤口感染、腹腔脓性积液。当怀疑有结肠坏死，若是在颈部吻合，必须立即打开颈部检查伤口，如果发现结肠壁有可疑坏死，需要开腹探查供血动脉搏动情况，若发现供血动脉搏动差、肠管已经坏死要立即处理。如果移植结肠段是在胸内要剖胸探查。手术切除坏死肠壁或全部结肠，进行胃造瘘安置营养管给予管喂饮食和颈部食管外置造瘘。同时要用有效抗生素抗感染和抗休克治疗，纠正水电解质和酸碱失衡，行全身营养支持。以后患者全身情况恢复，再行二期用胃或空肠重建食管。

3. 术后肠梗阻

结肠移植重建食管后并发肠梗阻是严重的并发症之一，国内曾涟乾总结文献报告仅次于颈部吻合口瘘，是所有并发症的 9%；国外 ThomasP 报告 60 例结肠移植术后肠梗阻发生率为 5%。肠梗阻分为结肠和小肠梗阻：

(1) 结肠梗阻：主要发生在旁路时移植结肠段从腹部进入胸部的入口处被腹直肌鞘和膈肌夹闭、腹内结肠冗长成角，少见的为结肠胃吻合口狭窄以及结 - 结肠吻合处狭窄。为了防止术后肠段发生梗阻，手术时要把肠段拉直不要冗长，防止成角和扭转。结肠胃吻合时胃戳口不要过小，至少与结肠端口径相当。结肠 - 结肠吻合时要间断缝合，针距和边距要适当，缝合浆肌层不要过于宽厚。确定结肠梗阻后，经保守治疗措施无效，应手术探查解除梗阻原因。

(2) ThomasP 报告：3 例均系小肠。小肠梗阻发生的原因是结肠系膜孔关闭不严所致的腹内疝或腹腔内大网膜粘连压迫小肠管或小肠系膜扭转等因素，一旦诊断确定后要立即手术治疗。

4. 吻合口狭窄

结肠重建食管手术后吻合口狭窄是后期的并发症。主要发生在颈部食管结肠吻合口，国内报告为 5.3%，国外报告 5%。发生的原因是：

(1) 手术操作欠妥，在吻合时缝合的针距过密和边距过宽，特别在缝合外层时把肠和周围组织套入和覆盖吻合口过多，以后在吻合口周围形成厚的环状压迫。

(2) 吻合口瘘，吻合口周围感染，以后瘢痕愈合形成狭窄。

(3) 其他原因，如过敏体质和对缝线的异物反应形成瘢痕致吻合口狭窄。

(4) 另外，在结肠－胃和结肠－结肠吻合口也有出现吻合口狭窄的报告，主要原因是吻合口过小或浆肌层缝合过多。对于食管结肠吻合口狭窄的治疗是扩张狭窄的吻合口。狭窄扩张时间是在手术后 3 个月内，扩张次数 5 ～ 10 次。如果颈部吻合口狭窄严重，扩张疗法无效，可以做成形术或吻合口切除重新吻合；胸腔内吻合口狭窄经扩张无效，可以安弹性支架扩张狭窄口。一般认为吻合狭窄再手术重建吻合口效果较安放支架理想。对于严重的胃－结肠或结肠－结肠吻合口狭窄，应再手术治疗。

5. 食物运行功能障碍和副反应

结肠重建食管手术大多数患者得到了满意的效果。但在长段结肠重建食管后，有很少的患者可能发生胸结肠综合征，在餐后发生心悸、胸闷、嗳气和呕吐等症状。毛志福等报告 0.2%(9/425) 发生上述症状。发生原因可能为：

(1) 结肠胃吻合过大，胃内容物反流到结肠。

(2) 结肠腹腔段冗长成角。

(3) 结肠胃吻合口狭窄。作者报告结肠经胸腔食管床结肠贲门吻合 (保留贲门) 手术患者无胸结肠综合征发生。对结肠代食管患者的一些并发症可用外科手术治疗；另外一些症状可经内科处理获得缓解和消除。DemeesterTR 等报告 92 例用结肠重建食管手术，17 例患者的一些并发症可以用外科治疗。

冗长结肠如果成角，应手术纠正。胆汁反流性胃炎或结肠炎的发生原因是在手术时施行了幽门成形或切开手术。DemeesterTR 报告这组中的 3 例患者均是手术中做过幽门成形或切开手术，对内科治疗无效、反流严重的患者需要做胆汁分流术。对于胸锁关节压迫结肠引起肠梗的患者，要手术切除左侧胸骨柄和锁骨头解除对移植结肠管的压迫。经胸骨后径路移植结肠时，如果常规切除左侧部分胸骨柄和锁骨头可以扩大间隙，发生压迫结肠病例少见。对于因迷走神经切断后少数患者的胃排空延缓，要做幽门成形术。对于切口疝和后期的肠梗阻 (粘连引起)；按普通外科处 M。上述副反应一般比较轻微，对症处理即可。

通过对结肠间置重建食管后的长期功能研究发现，术后食物咽下困难和反复的肺吸入较多见。结肠代食管手术后大部分患者都能吃干食，咽下困难主要表现在进食粗粮 (干食) 时间比正常人延缓 3 倍，在进食流质时与正常人比较并无差异。发生明显咽下困难的患者多是肠管不直或肠管狭窄造成，前者是手术时移植肠管未拉直或有扭曲所致，后者是肠管缺血、瘢痕形成。因此，预防上述原因的发生对防止术后咽下困难很重要。另外，移植结肠的逆蠕动也会影响食物的运行。Bernhard 等通过动物实验研究发现，代替食管移植的结肠是活跃的器官，在静止状态期间食物被贮存，收缩时排空食物；还发现被移植结肠原始的蠕动方向被保存下来。林口波等一些作者临床研究发现，移植结肠段推进波的方向取决于结肠移植的方向。结肠顺蠕动移植的患者术后胃肠功能等级评定优于结肠逆蠕动，结肠的逆蠕动会导致患者不适、反流和肺吸入后的并发症。因此，为了避免术后咽下困难、反流和吸入，移植结肠要尽可能做成顺蠕动。

七、不开胸食管癌切除术

不开胸食管癌切除术又称非开胸食管内翻拔脱术或经食管裂孔食管癌切除术。自1933 年 Turner 首次开展这种手术方法以来，1974 年 Kirk、1974 年猪口嘉三及我国吴昕齐 (1979 年) 等相继报道用此方法治疗食管癌。主要适于较小的颈段、腹段食管癌以及胸段的早期食管癌和贲门癌有开胸禁忌证者，至今已有 60 余年的历史，这种手术是否适合于食管恶性肿瘤的外科，一直存在争论。许多学者认为这种手术不合乎肿瘤外科原则，对癌已外侵和附近淋巴结均不能彻底清除，而且由于拔脱挤压而有增加癌扩散的危险，因而采用这种手术应严格掌握手术适应证。在胸外科发展初期，由于麻醉条件的限制，只能采用这种手术方法切除胸段食管，随着外科拔术的发展及手术设备的改进，现代微创外科已成功地应用于食管癌的诊断及治疗。

(一) 不开胸食管内翻拔脱术

1936 年 Turner 首次报道本术式，其优点是不需开胸，避免胸部过大的创伤，对心肺功能干扰少，明显降低心肺并发症，不在胸腔内吻合，减少了胸内吻合口瘘所致的并发症及死亡率，但本术式增加了喉返神经损伤及颈部吻合口瘘，不能行完全的纵隔淋巴结清扫，但远期生存率与开胸手术无差异。

1. 手术适应证

(1) 下咽部癌：因不开胸手术创伤小，并能用胃或结肠代下咽部及食管，恢复消化道的连续性，是较为理想的手术适应证之一。

(2) 颈段和上胸段食管癌：选择病变长度＜ 3cm，病期较早 (0 期、Ⅰ期、ⅡA 期) 的病例，上段食管癌病例最好选择 0 期和Ⅰ期的病例，不能选择肿瘤有明显外侵 (T3) 的病例，因为对 T3 病例采用不开胸食管癌切除术时肿瘤游离困难，而且容易损伤双侧的纵隔胸膜、气管膜部及发生胸内大出血。

(3) 食管原位癌及早期食管癌 (0 ～Ⅰ期)：早期食管癌只侵及黏膜下层，未累及到食管肌层，亦无局部引流区的淋巴转移或绝大多数病例无淋巴结转移，是不开胸食管钝性剥离切除及不开胸食管内翻拔脱术的最佳手术适应证。

(4) 早期贲门癌：对一部分早期贲门癌也可采用不开胸贲门癌切除，尤其是不能耐受剖胸手术、年老、心肺功能差的病例，也可以清除腹腔内淋巴结，对提高远期疗效有一定的临床意义。

2. 手术禁忌证

食管癌侵及气管、支气管、下肺静脉、心包或胸主动脉者。

3. 手术步骤

(1) 下咽部癌或颈段食管癌上行拔脱术：下咽部或颈段食管癌颈部切口探查确定可以切除后，腹部组行上腹正中切口，打开腹膜探查腹腔有无任何转移灶，特别注意肝和腹腔淋巴结。分离肝左叶三角韧带，向右推开肝左叶，切开食管裂孔周围的腹膜反折，食管裂孔上方缝两针，其间剪开扩大裂孔，沿心包后间隙和食管前方游离食管。如胃能满足下咽部及颈部高位吻合的长度，可按常规方法游离胃，如胃的长度不足或血运欠理想，可改做结肠或空肠代食管术。颈部组在病灶上方或下方将食管横行切开一小口插入弹头式食管内翻拔脱器，沿食管腔缓慢送至贲门部。用双粗线将食管牢固地固定在拔脱器上，由其远端贲门处离断食管，胃端切口全层内翻缝合，并浆肌层包埋或用直线切割缝合器关闭，拔脱器前端以长度为 30cm 的双粗线绑扎一长约 40cm、直径为 3cm 的油纱布条，纱布条的末端与胃底最高处用标记线固定 3 ～ 4 针，术者抓住颈部的拔脱器柄轻稳施力向上方牵拉拔脱，使食管翻入腔内并由颈部食管切口处拔出。待食管全部拉出以后，由适当平面将食管离断。在拔脱食管时被导入食管床的油纱布条起压迫止血作用，一般留置 10min 即可。牵拉颈部的油纱布条，将胃拉至颈部与食管或咽部吻合，咽部吻合强调缝合两层，第一层为黏膜对黏膜，第二层为胃浆肌层对咽部肌层。也可用器械食管胃端侧吻合或食管胃侧侧吻合。如需行下咽部与全喉切除术及上行食管内翻拔脱术，将气管在正常组织平面切断，远端插入消毒的带套囊气管插管，维持呼吸，最后将远侧气管断端缝合固定在胸骨柄切迹上方的皮肤上做永久性造口。将下咽部由舌骨以上或以下切开，仔细检查肿瘤的近缘及判定切断平面，然后与胃底或结肠做吻合。

(2) 食管下段癌及贲门癌下行拔脱术：肿瘤位于食管下段或贲门，应先行开腹探查，如可以切除，颈部组在左颈部胸锁乳突肌前缘切口暴露颈段食管。腹部组在按常规游离胃以后，由贲门或癌肿下方的正常胃壁上做一小切口置入拔脱器，将拔脱器向上经食管腔缓慢送至颈段食管，离断颈段食管，此处用 30cm 双粗线将食管固定在拔脱器上，粗线末端固定长 40cm、宽 3cm 的油纱布条。拔脱器向下施力将食管内翻胃壁上的切口拔出。找到固定于拔脱器的双粗线，切除癌肿并关闭胃的切口，牵引双粗线看到油纱布条，将胃的顶部与油纱布条标记固定 3 ～ 4 针，颈部的油纱条往上牵拉，将胃提到颈部与颈段食管用器械端侧或侧侧吻合，最后缝合颈部切口，伤口放置橡皮片引流，腹部切口在食管裂孔处置软橡皮管引流关腹。

（二）经食管裂孔食管癌切除术（不开胸食管钝性剥脱术）

不开胸食管钝性剥脱术 1913 年由 Denk 首次成功完成，1983 年 Qrringer 改良后被广泛应用于食管癌切除术。目前已成为常用的姑息性切除的手术方法，在国外很多医生作为所有食管癌贲门癌手术的首选术式。

本术式的优点是不开胸切除食管癌，减少了术后疼痛及肺部感染等并发症，其缺点为不能直视下清除食管周围组织及淋巴结，术中及术后出血量大，目前尚不知道是否能造成局部复发率高及生存率低等后果。

1. 手术适应证

同非开胸食管内翻拔脱术。

2. 禁忌证

外侵的食管癌，如侵犯气管、左主气管、下肺静脉、椎体、主动脉等，仅用于姑息性手术。

3. 手术步骤

颈部切口经左侧胸锁乳突肌前缘切口显露颈段食管，术者用左手手指经颈部切口沿食管周围间隙向下分离食管上段至气管分叉水平。注意不能损伤食管前面的气管膜部，分离时手的掌侧要紧贴食管进行。

开腹后探查腹腔，按常规方法结扎处理胃左、胃网膜左及胃短动脉，胃游离的长度应足够到达颈部食管做吻合用，切开环绕食管下端的腹膜，将食管裂孔处先缝 2 针“U”字缝合，提起缝合线间剪开 3cm，打开食管裂孔，术者用右手由食管裂孔伸入后纵隔，用手指的掌面紧贴食管向上做钝性分离，先分离食管与椎前筋膜的粘连，之后分离食管前壁与周围组织的粘连，直至到达隆突水平，此时上下手指可在此点会合。

胸段食管完全游离后，将食管在预计切除处离断，结扎或缝扎其远端并将一油纱布条缝扎于该处（油纱布条长约 40cm），由腹部切口向下牵拉已经切断的食管直至纱布条出现，剪断食管远侧断端与油纱布条带的缝合连接线，纱布条在食管床内压迫止血 10min。将带有肿瘤的食管由贲门处切断，缝合关闭贲门断端，将油纱布条远端改缝在胃底的最高点，再由颈部切口牵拉纱布条上端，同时用右手从食管裂孔将游离的胃送至后纵隔食管床，将胃提至左颈部切口内预定食管胃左颈部吻合处，在牵拉过程中要注意不能使胃发生扭转（缝线标记胃的大小弯侧）。此时胃经食管裂孔上牵到纵隔食管床后到达颈部，取掉固定在胃的油纱布条，胃底周围与在颈部切口的深部组织间断缝合固定 5 ～ 6 针。胃底最高点与食管近侧端进行端侧吻合，也可以器械端侧吻合或胃食管侧侧吻合。颈部切口食管胃吻合区置橡皮条引流，腹部切口在食管裂孔处用软橡皮管引流，逐层关闭颈部及腹部切口。

4. 术中注意的问题

颈部切口操作过程中，向外侧牵拉左侧胸锁乳突肌，显露甲状腺，离断甲状腺中静脉，游离颈段食管时要保护好气管食管沟内的喉返神经，避免喉返神经的损伤。

在纵隔内用手指剥脱游离食管时尽量贴紧食管壁游离，撕脱的食管动脉要尽量保留较长的残端，以利其血管收缩止血。

切开食管裂孔前，在其上方平行“U”字形缝两针，在平行缝合处两线间剪开膈裂孔 3cm，以防损伤膈下动脉引起出血。右手伸入到后纵隔游离食管时易造成心脏的挤压，造成暂时性的低血压或心律失常，因此，操作要轻而快，并注意血压的变化。

5. 术后的主要并发症

(1) 颈部吻合口瘘其发生率为 7% ～ 8%，一般保守治疗后能治愈。

(2) 术中一侧或两侧纵隔胸膜损伤为常见的术中并发症，约 70% 以上的患者需要置胸膜腔闭式引流，以防胸膜损伤引起的气胸。

(3) 气管左主支气管膜部损伤较少见，但系严重术中并发症，需要立即开胸处理，对高位气管膜部撕裂伤的病例，要纵行劈开胸骨上端进行修补，对累及气管隆突膜部的撕裂，可通过右侧剖胸切口予以修补，对累及左主支气管膜部的撕裂应剖左胸修补。

(4) 纵隔内出血多为纵隔食管床的血管出血所致，如经胸腔引流及其他保守治疗后出血不能控制，应积极剖胸止血。

(5) 剥脱食管在牵拉中断裂断裂后无法取出残留食管床内的食管及肿瘤时，应立即剖胸取出残留的食管及肿瘤。

(6) 术后乳糜胸发生率约占 2.2%，术中损伤胸导管所致，如保守治疗无效，也可剖胸结扎胸导管。

（三）胸腔镜食管癌切除术

1910 年瑞典医生 Jacobaeus 首次在局麻下使用膀胱镜完成了肺结核的手术治疗，传统胸腔镜手术由此诞生，并在以后二三十年内迅速推广。1940 年以后，随着链霉素的临床应用，结核病治疗有了特效药物，人工气胸疗法治疗肺结核空洞逐渐被淘汰。传统的胸腔镜手术的发展进入停滞时期。在此后一段时间内胸腔镜主要用于诊断性检查。

20 世纪 80 年代，随着光学技术的发展和微型摄像系统的应用，给内镜外科带来新的生机。1991 年 Nathanson 和 Lewis 分别报道了电视胸腔镜手术治疗肺大疱和胸水，这是现代胸腔镜手术的开端。1993 年 1 月首届世界胸腔镜外科学术会议在美国 SanAntonio 市召开，会议广泛讨论了胸腔镜在各领域的应用，对世界电视胸腔镜外科 (VATS) 的发展起到了极大的推动作用。电视辅助的胸腔镜外科，即现代胸腔镜外科进入一个快速发展时期。

现代胸腔镜技术刚一出现，就迅速被中国的胸外科医生所接受并应用。1992 年我国开始了现代胸腔镜手术，1993 年之后国内一些医院相继开展了 VATS 肺癌切除术和食管癌切除术。国内胸腔镜食管癌手术首先由曲家骐报道。胸腔镜食管癌切除术手术操作相当繁杂，对于其术式及手术效果也存在颇多争议，现在仍处在探索和尝试阶段，国内外鲜有大宗病例的报道。本文汇总了国内外，特别是国内一些学者对于该术式的探索和经验，也包括一些争议，旨在介绍目前胸腔镜食管癌手术的现状。

1. 胸腔镜手术的仪器和设备

(1) 暴露手术野所需的仪器和设备包括胸腔镜、冷光源、监视器、摄像系统以及图像记录系统等。

(2) 手术器械

1) 穿刺套管：经胸壁放入胸腔镜和手术器械须先在胸壁上做小切口，留置套管，作为镜身及器械进出的通道。

2) 五指拉钩：头端可并拢及张开，术中用于扒肺暴露手术野。

3) 高频电刀和电灼钩：用于组织的切割。

4) 超声刀：用于组织的切割，优点是不产生烟雾，更适合腔镜应用。

5) 推结器：用于体外打结后经套管推入结扎。

2. 胸腔镜食管切除术的适应证和禁忌证

胸腔镜食管切除术开展时间较短，例数少，适应证争议比较多，目前尚无统一的适应证标准。但一般认为其适应证为：

(1) 未侵犯食管壁全层的早期食管癌。

(2) 肿瘤已侵犯食管全层，但影像学检查提示无明显外侵及淋巴结转移者。

(3) 估计不能耐受开胸手术的食管癌患者。

(4) 无严重胸膜或肺疾病。

禁忌证：

(1) 有广泛而严重的胸膜粘连者。

(2) 心肺功能差，不能耐受单肺通气者。

叶中瑞等认为术前食管镜检查有助于判断镜下切除率，以右侧壁、右前壁、右后壁生长为主者更有适应证。另外强调术中探查的重要性，认为在肿瘤上或下方游离后，可用吊带牵拉食管，分离肿瘤的前后方，肿瘤可活动者，说明与周围组织易分离；反之，说明肿瘤与周围组织，特别是主动脉、气管隆突粘连或冻结，镜下切除困难，此时应中转开胸手术，以防手术意外。周乃康也认为应该选择早期病例，肿瘤长度小于 4cm、CT 检查示肿瘤无明显外侵、纵隔内无明显肿大淋巴结者，这样选择病例既可以保证手术切除的彻底性，又能体现该术式的优势。

3. 手术方法

为避开主动脉弓的遮挡，胸腔镜食管癌手术多采用右胸入路，这一入路除奇静脉横过食管外，没有其他器官及大血管骑跨，对食管的显露和游离比较方便。目前，国内外学者大都采用左侧卧位，经右胸入路行胸腔镜下游离食管和清扫淋巴结，然后改为平卧位，上腹正中切口游离胃及腹段食管，然后上提胃至颈部，行食管 - 胃吻合。

(1) 麻醉和体位：全身静脉复合麻醉，双腔管气管插管，健侧单肺通气。体位一般取左侧卧位，前倾少许，以便于显露后纵隔。

(2) 手术切口选择：一般在右侧胸部做 3 ～ 5 个小切口，其中一个位于肩胛下角线或腋后线偏后第 6、第 7 肋间为胸腔镜孔，胸腔镜经此插入胸腔。其他几个切口选择在腋后线、腋中线及腋前线，切口具体位置根据食管肿瘤部位而定。通常在腋后线第 7 或第 8 肋间和腋中线第 6 或第 7 肋间切口作为操作孔。另外可选腋前线及锁骨中线切口，作为食管牵拉及暴露张明和叶中瑞都设计右胸部 5 个切口，肩胛线第 6 肋间作为胸腔镜孔，腋后线第 8 肋间、腋中线第 5 或第 6 肋间为操作孔。腋前线第 3 肋间作为食管牵引孔，锁骨中线第 4 肋间作为五爪拉钩孔。王俊采用 4 个 1.5cm 的切口，胸腔镜孔在肩胛下线第 7

或第8肋间。操作孔位置变化较多，常根据患者胸腔的解剖特点和食管肿瘤的部位而定，多在腋后线第5或第6肋间以及腋中线第6或第7肋间，锁骨中线第4或第5肋间作为牵引及暴露之用。切口设计以暴露清晰、操作方便为原则，具体切口选择应根据食管肿瘤位置及胸腔长度适当调整。

(3) 手术基本步骤

1) 胸腔镜下经右胸游离食管、清除淋巴结：左侧卧位，必要时可前倾少许，使右肺附向前方，配合五指拉钩，暴露右后纵隔，健侧通气。在右胸做上述几个小切口，置入胸腔镜，沿食管床切开纵隔胸膜，探查肿瘤位置及外侵情况，确定无明显外侵后，游离奇静脉，钛夹钳夹或用丝线在体外打结、推结器推入，也可用GIA直接切割缝合。在肿瘤下方或上方正常食管处开始游离食管，游离一段后用吊带牵拉，电钩或超声刀向上下逐步将胸段食管游离，上至胸廓入口，下至膈肌裂孔。淋巴结的清除可同时进行，处理困难时也可在食管游离完成后进行。清除的淋巴结应先装入胶袋内，然后再经切口取出。术毕止血，选择适当切口放置引流管，缝合其他切口，恢复双侧通气。

对于奇静脉弓的处理存在不同意见。有人认为不需切断奇静脉弓，从弓后穿越食管即可。但更多作者认为切断奇静脉弓有利于显露中上段食管，能更为可靠地处理食管固有动脉和清扫淋巴结。

食管的游离解剖要从正常食管开始。叶中瑞等采用先游离右侧壁，再游离前、后壁，最后游离左侧壁的方法。王俊则先经前侧切口牵引食管，游离食管及肿瘤后侧和左侧壁，再将牵引带移至后侧切口，同法分离食管前侧壁。周围较大的组织索带或血管用金属钛夹钳夹后切断或超声刀切断，以防出现乳糜胸或出血。

VATS下食管癌切除术淋巴结清扫的彻底性问题，是胸外科医生关注和争议的焦点之一。国内外许多专家学者均认为，VATS在切除食管及肿瘤的同时也能清扫纵隔淋巴结，腔镜的放大作用使淋巴结分辨更为容易，淋巴结的切除率也不亚于常规开胸手术。朱成楚等对胸腔镜下淋巴结清扫与常规开胸手术的淋巴结清除率、清扫范围及所清除的淋巴结转移率等进行了对比，研究结果显示差异无统计学意义。

2) 腹部切口游离胃及腹段食管：患者转平卧位，重新消毒、铺巾，取上腹正中切口进腹，游离胃及腹段食管。在贲门处切断食管，关闭胃残端。在胃底最高处大小弯缝两根牵引线作标志并与食管远端结扎线连接。

胃的游离多采用传统开腹手术，也有腹腔镜游离胃的报道，但例数不多。杨康等认为腹部切口除了增加创伤外，还影响术后咳嗽排痰，增加了肺部并发症的机会。他们采用在腹腔镜下游离胃，切断膈肌角，扩大膈肌裂孔，不切断食管，胸腔食管游离完成后将胃牵引至胸腔。谭敏等报道采用胸腔镜、腹腔镜联合切除食管癌的方法，腹部操作完全使用腹腔镜技术，完成胃的游离，视野暴露非常好。这些方法的采用使手术更加微创化，同时淋巴结清扫也完全可以满足要求。

3) 颈部手术：沿左侧胸锁乳突肌前缘做切口，游离出颈段食管。经胸廓入口将食管连同胃底缓慢拉出，同时将胃经食管裂孔向上送，使胃体经原食管床牵至颈部切口。切除大部分食管，行食管一胃吻合术。吻合完毕后，关闭颈部及腹部切口。

做颈部吻合，胃到达颈部的径路主要有3条：一是经原食管床，另外就是通过胸骨前或后方到达颈部。有术者认为经食管床上提胃比较盲目，易发生胸腔胃扭转，且胸腔胃无法做固定，术后胃因重力下垂，增加吻合口张力，易发生吻合口瘘。故主张经胸骨后隧道上提胃至颈部，认为可避免胃扭转，并可减少因吻合口张力而导致的吻合口漏、吻合口狭窄的发生率。也有采用食管不离断，胃做成管状，从食管床牵至颈部行食管切除吻合的方法，认为可解决上述问题，且符合生理。以上各种径路均有各自的适应范围及优、缺点，可根据患者的具体情况及术者的习惯进行选择。

(4) 其他术式

1) Watson 等报道对7例食管癌患者进行胸腔镜联合手辅助腹腔镜食管切除术。患者先取腹卧位，使肺下坠，暴露后纵隔，胸腔镜下将食管充分游离。再改为仰卧位，腹部采用手辅助腹腔镜进行胃的游离。最后做左侧颈部切口行食管－胃吻合术。

2) Nguyen 等报道38例采用胸腔镜联合腹腔镜下进行食管切除术，认为胸腔镜联合腹腔镜下进行食管切除术在技术方面是可行和安全的。

3) 孟龙、杜贾军等报道手辅助胸腔镜食管癌切除术，上腹正中切口，游离胃，同时清扫贲门及胃左动脉淋巴结。经肝右叶前切开右侧膈肌，操作手进入右侧胸腔。右胸做3个小切口，置入胸腔镜，行手辅助镜下胸段食管游离，吻合于左颈部。

4) 除此之外，国内还有相当数量辅助小切口胸腔镜食管手术的报道，术中可以使用开放手术的器械，暴露更为清楚，操作更为简单、可靠，而且可以节省部分手术费用，部分专家对这一技术予以肯定和支持，而国外医生却极少采用。有术者认为，不考虑肿瘤位置行颈部吻合，增加一个颈部切口，有违于“微创”的初衷。开胸手术中不同位置的肿瘤采取不同水平的吻合，腔镜下也应达到同样的要求，所以采用在腔镜下游离食管及胃，辅助胸部小切口行胸内吻合，也取得满意效果。

(5) 术后并发症：胸腔镜食管癌切除术的术后并发症基本同于开胸手术，如术后肺炎、肺不张、胸腔感染、吻合口瘘、吻合口狭窄等。处理方法也和常规开胸手术相同。但如果手术中出现意外，如镜下处理困难的严重出血、气管膜部损伤等应及时中转开胸。

胸腔镜食管癌手术存在许多争议，包括手术适应证、手术安全性问题，但争议的焦点还是手术能否达到根治的问题，即能否在胸腔镜手术下达到肿瘤的彻底切除和淋巴结的清扫。主流观点认为，只要适应证掌握准确，选择无明显外侵的病例，有熟练的镜下操作技术，完全可以达到开胸切除的效果。至于术中淋巴结的清扫，食管旁淋巴结连同食管一并切除，其余的淋巴结较集中在隆突下、支气管旁，由于胸腔镜具有放大作用，对肿大淋巴结的识别优于开胸手术，应用电钩及超声刀对淋巴结的分离和摘除非常方便。虽然清扫难度大于开胸手术，但如果技术熟练、仔细操作，也应该能够达到开胸手术的效果。大量资料显示，胸腔镜手术创伤小，患者恢复快，有较好的近期效果。与开胸手术相比较，胸腔镜手术也可以达到相同的远期生存率。

我国的胸腔镜食管癌手术开展较早，并且一直处于比较领先的地位，在病例数量和操作经验上有优势和独到的地方，在术式方面进行了很多探索和尝试，积累了大量的宝贵经验，随着腔镜设备和器械的不断改进，以及镜下操作技术的完善和提高，我国的胸腔镜外科将迎来一个快速发展的时期。

八、早期食管癌的内镜治疗

（一）早期食管癌的概念

早期食管癌在临床上属临床前期或亚临床期的病灶，即病灶侵犯食管黏膜的深度和广度未达到造成临床症状的程度。在组织学上只侵及上皮层（原位癌）或固有层而不超过黏膜肌层（黏膜内癌）者。国际抗癌联盟公布的 TNM 临床病理分期是以病灶侵及深度和转移程度为依据。近年来，外科医生实行食管切除时进行广泛淋巴结清除术，切除的外科标本经病理检查发现，黏膜下浸润癌病例有 15%～57.6% 淋巴结转移，已不属早期。因此，按 TNM 分期早期食管癌只应包括 0 期和部分 I 期病例，即原位癌和黏膜内癌。

（二）早期食管癌的诊断

早期食管癌为临床前期状态，患者罕有主动到医院就诊的意愿。而门诊的接诊医生也很少有目的地询问偶发且轻微的可疑早期癌症状。有些症状也无法与一般人们受到内外环境变化影响而致轻度机体异常反应相区别，例如偶然胸背或腹部感觉不适，偶然下咽不顺，轻度上腹痛或胸骨后异常感觉等症状。正因为早期癌很少有引起患者自身甚至医生警惕的症状，导致临床早期诊断的困难。

1. 症状学诊断

早期食管癌极少有因食管癌造成的特异性症状，因此，罕有主动来门诊就医者。因为早期癌病灶的存在与发展还没有造成管壁僵硬、溃疡和蠕动受限等食管壁病变，也没有造成食管狭窄或肿瘤阻塞等管腔改变，以及由此引起的相应临床症状。但少数较敏感的患者，由于早期病灶侵及范围较广和黏膜糜烂，可引起下咽不适和下咽疼痛感，特别是食用有刺激性的酸辣和粗糙等食物时尤为明显。作者发现 720 例早期食管癌在内镜检查确诊前，主述有下咽不顺或下咽疼痛的病例（包括黏膜下浸润癌）90 例，占 12.5%。而住院准备外科手术治疗的 420 例早期食管癌患者，细问病史，386 例 (91.9%) 有过下咽不畅、下咽疼痛、上腹隐痛、胸骨后隐痛或不适、背沉、呃逆和烧心等症状。这些症状特点是间发性的，持续时间短，症状表现程度一般很轻，常常被忽略。确诊前的患者主诉和住院治疗患者的主诉有如此大的差别，不排除医生在询问病史时的暗示和诱导，以及与住院治疗患者的精神压力有关。不过这些主诉尽管不是特异的和确定的，但对早期食管癌的临床诊断会有一定启迪和帮助。

2. 早期癌病例的来源

既然早期癌没有造成患者较明显痛苦，症状少而轻，门诊就诊率很低。如何发现早期食管癌病例呢？患者来源仍然依靠日常门诊检查，但主要来自普查发现的病例。

(1) 门诊筛查：目前临床上肿瘤诊断方法仍然以临床诊断、影像学诊断、内镜检查和细胞组织病理学诊断为主，至于曾寄厚望的分子或基因肿瘤标记物诊断方法，因其理想的标记物很少且表达的特异性是相对的，检测结果也不稳定，仍需继续在临床上多做一些观察，特别是前瞻性临床对照研究，需逐渐增加人们对其可靠性的认识，为临床提供重要的诊断依据，目前还没有实际的临床应用意义。因此，临床上仍依靠前述几种传统的临床诊断方法。

在通常早期癌症状学诊断中，提到部分早期癌患者具有一些轻微而不被注意的症状。如接诊医生具备高度肿瘤警惕性，对下述几种情况，应予针对性问诊：

1) 来自食管癌高发区的患者。

2) 有肿瘤家族史者。

3) 年龄在40岁以上者。应详细询问有无上消化道症状，从蛛丝马迹捕捉早期癌的信息，如条件许可，这些患者应做上消化道内镜检查，同时进行食管黏膜碘染色和活检。

笔者于1991～1993年三年间在食管癌高发区河南省林州市姚村镇进行科研工作时，一组非计划性(指未参加科研的)居民，因胃痛、烧心、背沉、偶发下咽疼痛和下咽不顺等上消化道症状，要求我们帮助诊断者，共548例，全部进行内镜检查，食管黏膜碘染色及活检，经组织病理学检查16例确诊为早期食管癌，检出率为2.9%。其中5例原位癌、2例黏膜内癌和9例黏膜下浸润癌，均经食管切除病理检查证实诊断。

日常门诊特别在消化科，每天检查数量不等的消化道疾病患者，部分患者按慢性胃炎、食管炎和咽炎等处理。门诊医生应具有肿瘤警惕性，从中可能筛出高危个体，做进一步检查，有可能发现一批早期食管癌病例。例如：林州市肿瘤医院在1998年全年共做内镜检查1599例，发现食管癌761例，其中早期癌63例，发现率为3.9%(63/1599)，可见在门诊工作中，有目的、有针对性检查的重要性。

(2) 高发区普查：早期食管癌患者的发现主要靠普查，普查工作一般在高发区进行，因发病率高、患者集中和普查效果好。普查方法和程序有两种，一是初筛，即筛出高危人群，再进行内镜检查，二是直接内镜检查，目的只有一个，查出高危险人群，进行确诊、定位和治疗。一般情况下，计划普查2000人以内，可行直接内镜普查。而大组人群普查，应先行初筛浓聚人群。

普查工作包括几个重要程序：

1) 宣传动员：让人们了解普查意义，对个人的好处。

2) 社会组织：按设计的年龄组进行登记、编组。

3) 技术培训：培训拟参加普查各环节的工作人员，授以专业知识，提高服务素质。

4) 物质准备：充分准备普查设备和消耗性物品。

5) 技术操作：由有经验的技术人员进行。

6) 检查登记：详细记录各项检查的发现。

7) 资料处理：普查所得资料要做出细胞病理学、统计学和流行病学等研究。

初筛的对象选择在高发区、40 岁以上无重大疾病、能承受一般检查的人群。界定 40 岁以上年龄组是因为通过分析早期癌患病年龄发现，39 岁以下年龄组只占 2% ～ 4%，而 80% 以上的病例在 45 ～ 65 岁年龄组内，因此普查重点为 40 岁以上人群。初筛目的是从庞大自然人群中筛选出包括各期食管癌和癌前病变约 15% ～ 20% 的高危人群。

关于初筛方法，从 20 世纪 50 年代至今，历经数十年实践，沈氏食管拉网脱落细胞学检查方法对食管癌学科的发展作出了历史性贡献。但作为普查方法却在实践中发现它的局限性。受检者有较大痛苦，接受率越来越低，应用它进行普查初筛，其工作困难越来越大。其次，食管拉网脱落细胞学检查与内镜检查（包括黏膜染色和活检）对照研究显示，前者漏诊率达 30% ～ 50%，因而此方法的应用渐趋谨慎。至于上消化道隐血检查法，因假阳性较高，目前仍在实践中验证和改进。

基于上述实践结果，目前中等 (2000 ～ 4000 人) 以下人群普查可不经过初筛，直接进行内镜普查，术中黏膜碘染色后在阳性发现区多点活检，这是目前食管癌普查方法的最佳选择。积累过去十年经验，罕见漏诊病例。

3. 内镜诊断

20 世纪 80 年代广泛应用内镜检查和碘液染色以来，发现了大批早期食管癌病例，使早期食管癌临床诊断和治疗的研究迅速发展。内镜诊断的优点：

(1) 直接观察食管黏膜病灶的形态。

(2) 食管黏膜碘染色，确定病灶性质、部位、边界和范围，并能发现肉眼观察不到的病灶。

(3) 在碘染色阳性区进行指示性多点活检和组织学诊断研究。

4. 内镜观察

早期食管癌黏膜改变有三种特征性表现：

(1) 局部黏膜颜色改变：有红区和白区之分。红区：食管黏膜呈局限性边界清楚的红色区域，也有少数边界不甚清楚的大片红区，红区底部多呈光滑平坦、稍呈粗糙混浊状，一般见不到黏膜下血管网。黏膜红区不一定全是癌灶，其中 5% ～ 10% 左右经碘染和活检证实为癌前病变或早期食管癌。白区或称白斑：形态表现比较复杂，白斑是内镜检查常见的食管癌黏膜改变。在高发区 40 岁以上人群，内镜检查时发现 2/3 以上受检者存在大小不同、数量不等、颜色不完全一致的白色黏膜斑块。其中暗白色、边界清楚、无光泽、较粗糙、微隆起的斑块或薄膜状病灶碘染后不着色，呈淡黄色改变，组织学报告常为不同程度的不典型增生，偶有癌变，此种状态在早期食管癌中只占 2%。绝大多数白斑碘染后呈棕黑色（过染相），活检后经组织学特殊染色证实为糖原细胞。

(2) 膜增厚、混浊和血管结构紊乱：食管癌起源于食管黏膜上皮层，经上皮细胞单纯增生、不典型增生和癌变，使上皮层增厚。正常食管黏膜上皮呈半透明，内镜下可清楚地观察到黏膜下血管网，血管纹理分布均匀且有一定结构，当黏膜上皮增厚或癌变，失去透明变成混浊，遮盖血管网，这种黏膜上皮同周围正常黏膜上皮对比，在内镜观察下，清楚可辨。如果病灶影响到深层或伴有炎症可发现血管网结构紊乱现象。

这类病灶在内镜下呈灰白色片状斑块、黏膜混浊增厚状，周边可见正常黏膜血管网或进入病灶的血管中断现象，碘染色时不着色，呈边界清楚的黄色区。这种病灶在很早期出现，是食管癌发生发展过程中始发时期的一个过渡阶段状态，临床观察到的机会不多，在高发区集中普查时可以发现一些典型病灶。

(3) 黏膜形态改变：上皮癌变病灶继续发展则出现黏膜形态改变，形成不同形态变化的早期癌灶，如糜烂、斑块、结节和黏膜粗糙不规则等。再继续发展将形成不同形态如髓质型、溃疡型、蕈伞型和缩窄型等中晚期食管癌。糜烂：糜烂病灶是早期食管癌常见形态，约占 60% 左右。它的特点是食管黏膜呈局限性或大片状，失去正常黏膜结构的红色糜烂灶，通常与正常黏膜界限清楚，病灶区平坦或稍下陷，病灶底部见不到黏膜下血管网，呈现混浊、增厚、粗糙、颗粒状，组织脆易出血等。有时与其他形态的病灶共存。糜烂不是早期癌的专有病灶，有相当一部分糜烂是癌前病变或炎症。碘染色时糜烂灶往往呈深黄色表现，与周围着棕黑色的正常黏膜对比十分鲜明。应在病灶区内准确地多点活检以取得组织学确诊。

斑块：为局限性灰白色的稍隆起于黏膜 1～2mm 的斑块，常常同其他类型病灶共存。小则直径 1cm 左右的单个斑块，大则融合成片，范围不等。此类斑块特点多为表面不光滑，呈现粗糙、微小颗粒或点状糜烂，与表面光滑有光泽的白色稍隆起于黏膜的白斑不同。碘染色后前者不着色呈黄色，后者过染为棕黑色。早期癌呈斑块状者占 20% 左右。

结节：结节状病灶指直径在 1cm 左右、单个孤立的黏膜病灶，表面粗糙颗粒状或小糜烂，质脆，易出血。碘染时，结节呈黄色区，有时其周围黏膜有癌变，也呈黄色。在大片糜烂或斑块等早期癌野内出现单个或多个结节，这是癌发展过程的一种生长方式，不属此型。有时癌旁或远处出现单个或多个黏膜结节，称之为卫星病灶，常为多点起源现象。早期癌表现为孤立结节者只占 3%～4% 左右。

黏膜粗糙：局部或一片食管黏膜粗糙、增厚、不规则或砂纸似的颗粒状形态，失去正常食管黏膜组织状态。这种改变当内镜在食管腔内较快地进退移动时易被忽略，不像斑块、结节和有颜色改变的糜烂灶易被发现。检查时注意在食管收缩和舒张两种状态下对比观察较易发现。在高发区这种改变很常见，内镜医生常称之为高发区人群的“食管黏膜背景状态”。碘染色可确定诊断。黏膜粗糙型的早期癌占 10% 左右。

（三）早期食管癌的治疗

早期食管癌（指原位癌和黏膜内癌）应以内镜下局部治疗为主，即微创外科。部分病灶侵及广泛者，可采用食管切除手术治疗。

早期食管癌同黏膜下浸润癌，从原发灶的内镜表现和临床症状一般情况下较难区别，但有经验的内镜医生大致可以识别。黏膜下浸润癌是内镜黏膜切除的禁忌证，而应行外科食管切除治疗。然而，目前临床上仍将两者一起分析和讨论。

1. 外科食管切除治疗

早期食管癌应用外科食管切除治疗，可取得根治效果。

(1) 适应证

1) 食管黏膜癌灶长度在 3cm 以上，累及食管腔周径 1/2 以上，直至全周径者。

2) 食管黏膜癌灶广泛且散在分布。

3) 经内镜局部治疗失败者 (术中发现黏膜下有粘连者、严重并发症和术后复发者)。

4) 经检查 (内镜直接观察、活检或超声内镜检查等) 证实病变已深达黏膜下层或证实局部淋巴结转移，已属非早期癌者。

5) 各种重要脏器功能正常，无重大手术禁忌证，一般情况良好，能承受开胸手术创伤者。

(2) 早期食管癌外科食管切除治疗要点

1) 注重根治：早期食管癌外科治疗目的是争取达到治愈。不能因为病变早而放松肿瘤外科基本原则。

2) 术前诊断准确：早期食管癌是亚临床期，食管内无具体肿块，术中探查时几乎同正常食管一样，通常摸不到具体病变，偶尔稍显食管壁增厚，但无法确定病变性质、范围和边界，因此术前的病理诊断十分重要。以避免开胸后摸不到食管病变时而怀疑诊断错误，甚至切开食管进行黏膜细胞学涂片、冰冻活检或在手术台上再做内镜检查以图证实病变等不必要的操作。

3) 切除食管的长度：术前内镜检查、碘染色定位确定病灶上下界平面位置十分重要，这是决定术中食管切除上界的唯一依据，切除界面至少在病灶上方 3cm 处。早期食管癌术中触摸不到病变和边界，为保证彻底切除达到根治，宜放宽切除长度，特别是上界。进行早期食管癌手术时，操作宜轻柔，避免为了方便游离食管而用力牵拉食管，因食管是肌性组织，牵拉时可伸长，将使食管黏膜病灶变位甚或撕裂。故切除食管时应将食管放回食管床并与术前内镜检查时一致的正常位置，便于确定切除平面。手术前内镜检查确定的癌灶上界距门齿 28cm 以下 (含 28cm) 者食管部分切除后可行主动脉弓上吻合术；27cm 以上者应行颈部吻合术，以防切缘残留癌组织或癌前病变。

内镜下碘染色时，在远离癌灶的近侧食管黏膜上，时有发现不着色病灶，经活检证实为中度或重度不典型增生即癌前病变。食管切除时，应尽量包括这些病灶，以免后患。术后远期发生癌复发即残食管癌，主要源于这些癌前病灶。

4) 切除范围和淋巴结清扫：食管切除标本病理研究表明原位癌未发现淋巴结转移，黏膜内浸润癌有 2% ～ 8% 局部淋巴结转移，黏膜下浸润癌淋巴结转移率可达 15% ～ 57.6%，因此早期食管癌行食管切除术时，应进行食管周围组织和淋巴引流区清除术。清除范围包括腹部 (胃左动脉周围和贲门周围)、胸部 (因食管在纵隔内的解剖位置关系，使清除范围受限，但食管及气管周围的淋巴结应清除) 和颈部 (如做三野清扫术，应行下颈部淋巴结清扫)。清扫范围的选择取决于病变部位、范围和浸润深度，与切口的选择亦有一定关系。采用左后外侧切口开胸手术时腹胸两野清扫基本达到目标。如采用右侧三切口开胸清扫操作将更理想。如需颈部吻合术，增加下颈部清扫比较理想。

5) 食管切除后上消化道重建：早期食管癌手术在脏器移植的选择和重建消化道操作 (如手术方式和吻合方法等) 与一般食管癌手术一样，无特定方法和要求。但外科医生应充分理解早期癌患者的心态与中晚期食管癌不同，当他们得知患有癌症时，会感到突然甚而有点恐惧，更因为没有症状和痛苦，一般情况下拒绝治疗。其中一部分患者即使相信医生诊断，希望得到积极治疗，但因术前身体健康，一切活动正常，故对手术治疗效果的期望值非常高。因此术前准备、手术各步操作、吻合技术和术后处理等应细致、严谨，使患者顺利康复和获得较高的术后生活质量，减少严重手术后遗症，务求同术前相比反差不要太大，以免影响早期食管癌患者对手术治疗的信心。

6) 关于手术方式：不开胸食管内翻拔脱术不应作为常规应用于早期食管癌的治疗，这种手术方式会将食管旁转移淋巴结遗留在纵隔内，影响预后。作者曾施行不开胸食管内翻拔脱术治疗早期食管癌 14 例，其中 3 例因转移术后 4 年内死亡，占 21%。食管次全切除术和淋巴引流区的仔细解剖仍是早期食管癌手术治疗的首选术式。

(3) 早期食管癌外科治疗效果：影响食管癌术后远期效果的主要因素是淋巴结转移和癌组织外侵的直接扩散，以至于中晚期食管癌 5 年生存率一直徘徊在 25% 左右。近年文献报道实行扩大淋巴引流区解剖范围达到扩大根治目的，5 年生存率可提高到 30% ～ 50%，但患者要付出过多损伤代价。目前这种术式在医学界观点不一。总之，中晚期食管癌远期治疗效果不甚乐观。

早期食管癌包括原位癌和黏膜内癌，因病变局限于浅表黏膜层未侵至肌层不存在癌组织外侵的可能。但随着癌细胞突破上皮层基底膜侵及不同深度组织层次，逐渐地可不同程度地侵犯淋巴管和微血管，淋巴结转移频度也依次递增。各家报告外科切除标本原位癌淋巴结转移率均为 0，黏膜内癌转移频度随着在固有层内下侵深度不等而异，越接近黏膜肌层转移频率越高，平均转移率 2% ～ 8%。而属进展期的黏膜下浸润癌浸润深度不同，转移率的差异更显著，在 15% ～ 57.6% 左右。自 20 世纪 60 年代以来，对食管癌早期发现、早期诊断、早期治疗及其发生发展规律的研究取得丰富经验，改进了早期食管癌外科手术方式方法，扩大了淋巴引流区的解剖范围，使早期食管癌外科手术治疗远期效果令人满意。国内外文献报告，原位癌和黏膜内癌的 5 年生存率达 90% ～ 100%，而黏膜下浸润癌则为 40% ～ 65% 左右。

笔者在 1974—2000 年的 25 年间，曾为 420 例早期食管癌 (包括原位癌、黏膜内癌和黏膜下浸润癌) 患者行食管切除术。手术死亡率 1.2%(5/420)，因术后肺炎和心肌梗死各死亡 2 例，DIC 死亡 1 例。重大术后并发症吻合口瘘发生率为 0.95%(4/420)。外科切除标本组织学诊断：原位癌 76 例 (18.1%)，黏膜内癌 126 例 (30.0%)，黏膜下浸润癌 218 例 (51.9%)。淋巴结转移情况：原位癌转移率为 0；黏膜内癌 2 例转移，占 1.6%(2/126)；黏膜下浸润癌 34 例转移，占 15.6%(34/218)。

2. 内镜下黏膜切除

食管黏膜切除治疗黏膜病灶源于黏膜活检的启发。实际上，内镜医生也时常对小的黏膜癌灶或癌前病灶实行多次并排活检，也能达到彻底切除的目的。黏膜切除的切除平面是黏膜下层，按外科原则切除的平面(即残端或切缘)应干净而无癌细胞的层面或切缘谓之根治。因此，黏膜下浸润癌不是黏膜切除对象。黏膜肌层以上的病变即黏膜内癌，原位癌和重度不典型增生才是黏膜切除的适应证。

内镜下黏膜切除治疗早期食管癌和癌前病灶的手术式属微创外科。这是一种创伤小、痛苦少、无外表瘢痕、无后遗症和很少发生严重并发症的外科治疗方法。微创外科是科学技术水平整体发展的升华。近 20 年来在国内外迅猛发展，尤其是近十年我国医务工作者运用高科技手段，以前所未有的速度追赶世界水平，已做出显著成绩。微创外科问世的主要催生素是疾病早期诊断方法的成功应用。20 世纪 80 年代，上消化道内镜检查和碘染色方法的广泛应用使食管癌早期诊断技术迅速发展，发现早期浅表食管癌和癌前病灶的例数明显增加，为微创外科治疗早期食管癌创造了条件，使内镜下黏膜切除术成为可能。微创外科是早期食管癌外科治疗的发展方向之一。

(1) 黏膜切除术适应证

1) 黏膜内癌、原位癌和重度不典型增生(后者基本上为不易逆转的癌前病灶)。

2) 病灶最大径小于 3cm。这是相对适应证，如病灶大于 3cm 可以同期切除 2 块或更多病灶。

3) 病灶范围不超过食管周径 2/4，而 2/4 ～ 3/4 者可作为相对适应证。

4) 最佳部位是食管中下段 3 ～ 9 点钟方位，但任何部位均可由转动内镜将病灶调整到容易操作的 6 点钟方位。这些适应证目前还是相对的，随着仪器改进、治疗经验积累，其适应范围还会拓宽，并逐渐发展成熟。

(2) 禁忌证

1) 身体一般状况及心、肺、肝、肾等重要脏器功能不佳，而不能承受内镜下手术操作者。

2) 有食管静脉曲张者。

3) 出凝血时间不正常或有出血倾向者。

(3) 黏膜切除手术操作

1) 麻醉选择：该手术操作通常情况下需 20min 左右，情况复杂或患者合作不佳者，时间需延长。因此，应用全身镇静止痛麻醉和心肺监护。由于内镜手术的特殊性，最好选择手术操作结束后患者即刻苏醒的药物，如咪唑安定等。也可以用镇静加表面麻醉的清醒状态下操作，但需要患者很好合作，全部操作不宜超过 30min。

2) 手术操作：内镜下黏膜切除治疗早期食管癌于 1988 年日本首先获得成功。经过 10 多年的发展，治疗的病例逐年增加，操作技术渐趋成熟。切除方法有数种，黏膜切除前的准备工作基本相同。选择的病例在切除前已经内镜检查和组织学诊断。麻醉平稳后，插入内镜再检查全部食管黏膜，向全食管黏膜喷洒 1.2% 或 1.5% 碘液，发现和定位病灶。

锁定病灶后，在病灶上方 0.5cm 处用圈套器前端电灼黏膜做损伤标记，若病灶大可以上下左右分别做损伤标记，以便识别切除的范围。如果碘染后病灶边界显示十分清楚，可以不做任何标记而以病灶为靶即可。首先在病灶上方 0.5cm 处，向靶病灶黏膜下注入二十万分之一的去甲肾上腺素盐水 10 ～ 15mL，使黏膜与肌层充分分离，减少切除黏膜时损伤肌层的机会，增加操作安全性，并减少黏膜切除后手术创面出血。目前内镜黏膜切除有六种常用操作方法。① TADA 采用通常的内镜黏膜切除法 (EMR)，用双活检隧道内镜，一侧插入圈套器并打开放在靶病灶上，另一侧插入异物钳并放在靶病灶黏膜的中央，轻按吸引器按钮，在黏膜皱缩状态下，异物钳被动钳起靶病灶黏膜，收紧圈套器，通高频电切除靶病灶区病变黏膜。② INOUE 设计一透明帽安装在内镜前端，圈套器通过活检孔插入内镜，在透明帽内张开并令其成圆圈状，嵌入透明帽远端内面的凹槽内，当靶病灶黏膜吸入透明帽内形成人工息肉状时，收紧圈套器，通高频电切除病灶黏膜 (EMR-C)。③ MAKUUCHI 设计一密封透明型料食管套管，套管近端的内腔设有充气套囊，它有固定内镜和密封套管之功能，套管壁内设有放入圈套器的隧道。将此套管插入食管，内镜经由套管自由进出食管，在已定位的病灶上方调整套管和内镜的位置关系。圈套器从管壁隧道插入食管内，张开并放在靶病灶黏膜上，特别注意的是内镜前端距套管远端边缘的距离不宜太大，之间的深度预示吸入黏膜的多少，一般深入 1cm 左右，吸入黏膜量过多则易伤及肌层。调整后，将套管近端套囊充气，固定内镜。按内镜的吸气按钮，将病变黏膜吸入套管内，收紧圈套器，通高频电切除病灶黏膜 (EEMR-tube)。④ FLEISCHER 采用的方法也是在内镜前端装一透明接头，将一橡皮圈嵌在接头前端内面的槽内，当病灶黏膜吸入接头内时，释放橡皮圈，套扎该部分黏膜呈息肉状，再用圈套器加高频电切除“息肉”，此谓套扎切除法。⑤碎切法 (piece*meal)。碘染病灶并定位后，黏膜下注入 5mL 去甲肾上腺素盐水，然后用活检钳，按顺序将病灶黏膜多次咬除干净。该操作方法优点是简单安全，如同多次活检。缺点是没有完整标本供病理研究。⑥从庆文教授设计一透明帽安装在内镜前端，其特点是将圈套器挂在透明帽的外面，待病灶黏膜被吸入帽内，则释放圈套器，收紧并切除之。

实践体会认为，EMR-C 方法比较安全，较易控制切除的黏膜组织量。笔者完成 152 例黏膜切除术，其中 100 例 (65.8%) 应用此方法。尚不具备仪器设备和技术条件的内镜科室，建议采用碎切法。

创面处理：黏膜切除后形成的创面即人为溃疡的底部是清晰的红色肌层，但经过仪器 (OCT) 检查证实肌层表面还有一层薄薄的组织，即部分黏膜下组织。说明黏膜切除是分开黏膜下组织层后切除黏膜层，而不是从肌层表面撕脱下来。85% 的病例无出血，是整齐干净的创面，少数病例创面渗血，一般不需特殊处理，它会自动凝固止血。但 5% ～ 10% 的病例创面有小动脉喷血现象需要处理。通常采用双极电烧或氩气等离子凝固法，对准喷血点烧灼，如果瞄地准确通常灼一下即可止住，在喷血点区注射去甲肾上腺素也可奏效。

黏膜切除后，需要再喷洒碘液，了解切缘和创面周围有无残留病灶，如果发现，视病灶大小、多少和分散状态可用氩气等离子电凝处理或再次黏膜切除。

(4) 并发症食管黏膜切除严重的并发症为穿孔、出血和狭窄。

1) 食管穿孔：发生率在 1% ～ 1.5%。按目前经验有两种原因。其一，切除黏膜时包括了肌层，将黏膜吸入透明帽或套管时，同时也将肌层一并吸入并切除，造成局部食管壁全层切除之后果。预防方法是向黏膜下注射盐水时，应使黏膜与肌层完全分离 (黏膜隆起)。如遇有黏膜下组织不能完全分离时，即注射盐水后，病灶区不隆起，宜停止操作。其次，将黏膜吸入透明帽内或套管内的部分要适度 (即吸入的黏膜量要适度)，这与仪器设计、操作技巧等有一定关系，需要在实践中逐渐理解、思考和体会。其二，因黏膜切除创面肌层出血，应用电烧或氩气等离子电凝止血时烧断肌纤维而导致穿孔。进行黏膜切除时，为扩大视野，常常吹入大量气体，膨胀食管。当黏膜切除完成时，单纯肌层失去了完整、弹性和具张力的黏膜保护。在食管腔内高气压作用下，有时肌层则成为稀疏的肌纤维束，电灼时易烧断形成穿孔。因此用电器止血时宜谨慎，止住即可，切忌过度操作。穿孔的症状：患者在麻醉状态，主观症状不易表现，最明显的体征是颈部甚至胸前出现捻发感即皮下气肿，其程度轻重取决于穿孔大小和食管腔内气量多少。如果病情较重，脉搏和血压会有反应。清醒后主诉胸骨后和后背轻度疼痛，第二天体温逐渐上升，一般在 38℃左右。穿孔的处理：黏膜切除造成的食管穿孔不外乎保守处理和外科食管切除两种方法，通常以保守处理为主。黏膜切除通常采用圈套器将靶病灶黏膜套住、收紧和通电切除的程序，透明帽和套管的设计与操作程序限制了吸入其内的黏膜量，因而即使误伤肌层，也不会损伤太多肌层组织造成大穿孔。由于：①一般情况下穿孔较小，在 2 ～ 3mm 以内；②穿孔进入纵隔，但胸膜正常，未进胸腔很少发生气胸；③穿孔处周围一般不形成空腔，洞口附近的支持组织完好。这三个特点显示姑息处理成功的依据和可能性。我们在内镜监视下观察姑息处理穿孔愈合全过程，一周内穿孔处周围组织粘连，封闭外洞口并呈现皱缩状，颈部皮下气肿明显吸收。第二周，局部呈皱缩状态，中央有 1 ～ 2mm 左右点状溃疡，可进半流食。第四周，局部黏膜呈瘢痕状愈合。姑息处理的措施：①禁食。②静脉补给高营养。③大剂量抗生素。④食管减压，减压胃管置于穿孔上方，持续吸引，吸净咽下的唾液和气体，保持食管腔内呈负压状态，穿孔创面愈合需 10 ～ 14d。穿孔的外科处理：如穿孔较大，皮下气肿发展较重，一般症状严重，持续高热不退，估计保守治疗效果不佳，经过充分准备行开胸食管切除治疗。外科处理既要积极果断也应十分谨慎。因开胸手术有一定危险性，患者没有接受大手术的思想准备，故应谨慎施行。食管切除术中，应妥善处理穿孔区域的食管床，食管切除后最好采用颈部食管胃吻合术。

2) 小动脉出血，同上节创面处理所述。

3) 食管狭窄：黏膜切除时，切除食管腔周径 3/4 以上或全周黏膜时，可能发生狭窄，发生率 2% ～ 4%。这种情况出现在同期切除多个病灶、误切或操作失误而至黏膜撕脱者，一般术后两周随创面愈合逐渐出现下咽不顺症状。处理方法：术后早期应用气囊或水囊扩张，效果很好。

(5) 远期效果

世界上开展内镜黏膜切除治疗早期食管癌和癌前病变仅为十余年，方法和技术尚不完善，治疗病例不多，尚需多实践积累经验。评论远期治疗效果为时尚早，但经过十多年的实践，微创外科内镜黏膜切除治疗早期癌的前景已露端倪。1996 年 Makuuchi 报告 245 例，5 年生存率 100%。早期食管癌内镜黏膜切除与外科食管切除比较，术后 5 年生存率统计学上无明显差异，吉田操报告分别为 86% 和 83.2%。但在手术创伤上，前者明显小于后者，以及由于创伤小而带来了诸多优点。黏膜切除后癌复发率为 2% ～ 4%，主要有两种因素影响远期效果。其一是局部切除不彻底，切缘或周围残留病灶，在术中检查或术后复查时，发现切缘或其他部位多点起源病灶，未予及时处理或处理不彻底。其二是转移，黏膜内癌有 2% ～ 8% 转移率，术后应严密观察，发现转移应适当处理，如放射治疗等。

3. 其他治疗方法

治疗早期食管癌和癌前病灶除食管切除和内镜黏膜切除术以外，还有激光治疗（包括 ND：YAG 激光、氩离子激光和光动力学治疗等）、电烧、氩气等离子凝固法、微波治疗、病灶区注射酒精和冷冻治疗等。这些治疗方法共同优点是创伤小，有一定疗效，比较安全，共同的不足是治疗效果不确切和不稳定，同时得不到病灶黏膜标本，不利于进一步检查和研究。这些方法目前临床上仍然在继续实践和积累经验。

九、食管癌的减状手术

（一）概述

我国是食管（贲门）癌的高发地区之一，75% 的患者因病期过晚或少数由于存在其他禁忌证而不适于外科根治性治疗，肿瘤沿食管壁局限性或弥漫性生长，导致管腔狭窄，造成吞咽困难，为了解除梗阻、维持营养、延长患者生命，需要进行减状手术治疗。

（二）诊断

(1) 患者有进行性吞咽困难。

(2) 食管钡餐造影食管壁破坏、管腔狭窄。

(3) 内镜检查可以做出定位、定性诊断；同时亦可以明确食管腔狭窄的程度。

目前国内对食管癌狭窄的程度尚无统一诊断标准，为了工作方便，临床一般分为三个等级：

轻度：进普食困难，食管直径约 0.5 ～ 1cm。

中度：进半流食困难，管腔狭窄直径约 0.2 ～ 0.5cm。

重度：进流食困难或滴水不入，管腔狭窄直径小于 0.2cm 或完全阻塞。

（三）治疗

1. 适应证

(1) 术前检查因各种原因不适于手术切除的食管癌患者。

(2) 术中经手术探查肿瘤不能切除者。

(3) 放射治疗中或治疗后吞咽困难加重者。

(4) 食管气管瘘或食管支气管瘘。

(5) 术后吻合口瘘。

(6) 吞咽困难引起营养不良症。

(7) 术后或放疗后肿瘤复发。

(8) 吻合口狭窄经食管扩张、支架置入、激光等的物理治疗无效的患者。

(9) 食管穿孔。

2. 禁忌证

(1) 有严重心肺功能不全，不能耐受手术治疗。

(2) 已呈高度恶病质者。

(3) 并发其他脏器严重疾病或术前各种检查明显异常，经辅助治疗未能纠正者。

(4) 患者不配合或不接受该项手术治疗者。

3. 术前准备

(1) 拟定手术探查或预计术中可能施行旁路手术者，应按照食管癌手术前常规准备进行，如血、尿、便常规检查，生化系列和必要的影像检查等，作者曾遇 2 例食管癌患者，术前检查末梢血像白细胞总数异常增高，数日后复查仍不正常，经骨髓像检查确诊为急性粒细胞白血病。

(2) 晚期食管癌患者常因进食困难而有营养严重不良，因此术前纠正水电解质紊乱和低蛋白血症对麻醉、手术伤口愈合，以及预防术后并发症的发生很重要。

(3) 术前训练患者深呼吸、咳嗽，有利于术后排痰 + 保持呼吸道畅通，改善呼吸功能。

(4) 术中可能施行结肠转流术的患者，术前要进行肠道准备工作，术前三日起做以下工作：

1) 改用少渣或半流质膳食。

2) 服用肠道抑菌剂，同时给予维生素 K。

3) 每晚灌肠一次，术前晚进行清洁灌肠，术晨再灌肠一次。

4) 有习惯性便秘的患者，术前 1 ～ 2d 给予肠道缓泻剂。

5) 准备施行食管胃转流吻合手术的患者，术前需要准备一条十二指肠营养管，术中使用，方法如下：

取食用糖球或糖块，制成直径 0.5 ～ 1cm 糖球一个，装人橡皮指套。用丝线结扎，浸泡于 1.8% ～ 2.2% 戊二醛消毒液 10h，术中使用时用无菌蒸馏水或生理盐水冲洗。

术前将十二指肠营养管尖端插入胃管的远端侧孔并固定，将两根管子经鼻孔咽部送入食管腔或胃内。

4. 手术方式

食管癌减状手术方式较多，临床常用的方法有以下几种：

(1) 食管胃转流吻合术：食管 (贲门) 癌开胸探查发现肿瘤不能切除，且患者有明显的吞咽困难，但全身状况好，可进行食管胃转流术，术后患者能从口进食，不但精神上得到一定安慰，亦能在一定时期内保持患者的营养，给患者术后再放射治疗或化疗创造条件。

贲门癌食管胃转流，吻合口在主动脉弓下；食管下段癌或食管中段癌转流时，吻合口在主动脉弓下或弓上，术中需要游离胃，切断胃左动脉，胃可上提至主动脉弓上，如果肿瘤与胃底软组织及后腹膜固定，应终止手术，改行胃造瘘术。

食管胃转流吻合口重建的方法基本上同于食管癌手术，一般采用食管胃侧侧吻合，吻合口间断两层吻合，吻合 1/2 时，将胃管送入胃腔，然后用医用肠线将消毒好的橡皮套包裹的糖球与十二指肠营养管的远端缝合固定，将糖球经吻合口送入胃内，通过幽门引导营养管进入十二指肠远端。为了验证管腔是否通畅，可嘱巡台护士从营养管注入生理盐水或液体石蜡油 10 ～ 20mL，如无阻力表示管腔通畅，否则营养管的前端可能是盲端或者营养管在胃腔内打褶，应及时纠正。然后将剩余 1/2 吻合口缝合关闭，在吻合口周围涂抹 OB 胶或生物蛋白胶，以预防吻合口瘘的发生。术后第二天可以从营养管先注入清流或盐水 20 ～ 50mL，无不适感时，次日改用流食，提前改善患者的营养状况，为预防吻合口瘘的发生或者术后发生吻合口瘘，可以通过该管输入要素饮食，提供充分营养，帮助患者早日康复。

(2) 结肠代食管颈部转流术：结肠代食管转流吻合术不开胸，只做颈部和腹部切口，移植的结肠可经胸骨后或胸前皮下隧道在颈部进行食管与结肠端侧吻合，经胸前皮下比较安全，移植结肠段一旦发生坏死便于引流，全身中毒反应轻，常不马上危及生命。

移植结肠段的选择首先是结肠组织健康，另外要根据结肠系膜血管的正常解剖分布及所需长度来决定，其常见的血管分布：回结肠动脉供给回盲部及升结肠的血运；结肠右动脉供给从回盲部到升结肠的血运；结肠中动脉主要供给横结肠的血运；结肠左动脉供给脾曲至乙状结肠段血运；这些血管约 70% 是单支，分别从肠系膜上和肠系膜下动脉发出，其分支互相吻合构成血运丰富的结肠血管弓，因此选择任何一段结肠均可。切断结肠前，先暂时阻断移植结肠段血管，观察该段结肠是否血运良好，然后再切断该段结肠及肠系膜血管分支，使结肠充分游离，有足够的长度在颈部无张力吻合，预防移植结肠缺血坏死。

该手术一般分为两组手术进行，颈部食管与结肠吻合的同时，另一组进行结肠与结肠的端端吻合及结肠与胃的端侧吻合，术终在颈部、胸前皮下剑突处、腹腔放置引流条或引流管，并严密观察引流液的颜色、气味、引流量，对预防并发症发生及早期诊断早期治疗很重要。

(3) 胃及空肠造瘘术

1) 胃造瘘术有暂时性及永久性两种：开胸探查发现肿瘤不能切除时，在胃的大小弯之间做两个荷包缝线，在其中心穿一个小孔，插入直径约 1cm 的橡皮管，管的前端剪数个侧孔，置入胃腔内，结扎荷包缝线，在造口处胃壁与腹膜之间再做间断缝合 2 ～ 3 针使胃壁与腹膜形成粘连，然后从左季肋部腹部做小切口引出橡皮管，并与皮肤固定至术终。术后随时间推移橡皮管老化需置换，但要注意拔出旧管后必须立即置入新管，否则胃造瘘口闭合会造成再次置管困难。未开胸需做胃造瘘的患者，取右上旁正中小切口，进入腹腔，方法同上。术后因胃液外溢，橡皮管周围皮肤常发生湿疹样改变，局部涂抹 15% 氧化锌软膏保护皮肤。某些学者为了防止胃液外溢，术中将胃壁间断缝合 5cm 做成隧道包埋胃管，然后从左季肋切小口引出胃管，但更换胃管会有一定困难。

Beck-Iianu 胃造瘘术（亦称永久性胃造瘘术）：腹部正中切口，在胃大弯侧做长 10cm、宽 2cm 的胃管，胃切缘均做 2 层间断缝合。胃管形成后经腹壁皮下隧道自左季肋部小切口引出，固定于皮肤上。隧道可防止胃液反流，进食时从造口插入直径 1cm 橡皮管，灌入食物能够较好地维持患者的营养。

2) 空肠造瘘术：空肠造瘘和胃造瘘相似，均不能改变晚期食管癌患者经口进食的状况，近年来由于要素饮食的生产，它可以通过细导管输入空肠，提供充分的蛋白质、脂肪、必要的维生素、电解质以及微量元素，易于吸收，因此空肠造瘘仍有一定的作用。它可以作为术前的准备措施、亦可以用于术后发生吻合口瘘或吻合口狭窄及晚期贲门癌形成皮革样胃时、不能实行胃造瘘的患者。手术方法：右上腹脐旁正中切口进入腹腔探查，上端空肠属健康组织，经左季肋部小切口置入十二指肠营养管，距屈氏韧带 15 ～ 20cm 的空肠壁穿一小孔，该管置入空肠远端 20 ～ 30cm，荷包缝合两层关闭空肠造瘘孔，在空肠壁间断缝合 5cm 包埋营养管，然后将空肠与腹膜间断缝合两针固定，防止肠管蠕动使营养管脱出。如不需要营养管维持营养时，拔出该管，伤口可自行愈合。

(4) Torek 手术：该手术是一种非同期重建消化道的食管切除术，在切除食管后施行颈部食管造瘘术和营养性胃或空肠造瘘术，待病情好转后，选择适当时机，用胃或结肠重建消化道。

颈部食管造瘘术后，持续性唾液外流不但使患者痛苦，而且引起体液和电解质的紊乱，该法临床已很少采用。但是在现行的食管癌切除，在胸顶部发生吻合口瘘，特别是瘘口较大甚至吻合口裂开；或术中及术后发生意外，如食管癌外侵严重，游离主动脉壁时出血；或术后吻合口瘘腐蚀主动脉引起呕血，如需要剖胸探查进行主动脉壁修补术，当这些意外情况发生时，该手术方法对患者脱离险境仍起一定作用。

手术方法：沿患者侧胸壁原切口进胸，清除脓液或坏死组织，游离食管下端，在近吻合口处切断食管颈部外置；双层缝合胃壁，然后放入腹腔内，关闭膈肌，放闭式引流管后关胸。腹部营养性造瘘术的位置选择以择期重建消化道为原则。如果拟择期用胃重建食管，应行空肠造瘘术，以免损伤胃的血运，如果用结肠重建食管或不再行消化道重建术，则应行胃造瘘术。

(5) 放射性粒子 ^{125} 碘植入术

1) 概述：放射性粒子肿瘤内植入术（简称粒子刀）已有近百年历史，由于早期放射性粒子治疗肿瘤采用 6° 钴、^{226}镭等高能核素，对患者损伤大，亦缺乏相应的治疗计划系统和相关定位引导设施，临床应用进展缓慢。近20年来由于新型低能核素如^{125}碘、^{103}钯相继研究成功，特别是计算机三维治疗计划系统的出现，使放射性粒子植入技术得到新的全面发展。拟订治疗计划时，将患者 CT 片输入计算机治疗计划系统，食管癌的病变及周围组织的形态及之间的相互关系的图像被三维重建，物理师将依据靶区的具体情况，计算肿瘤最小周边剂量和匹配周边剂量，安排放射性粒子的个数与活度；提供粒子在肿瘤内空间分布，确定粒子植入途径；提供剂量一体积直方图进行质量评估。医师采用微创方式将放射微小粒子植入肿瘤内，对肿瘤组织进行连续不间断的高剂量照射，达到杀灭肿瘤细胞的目的。由于粒子是从肿瘤内向外照射，在粒子有效射程内 (1.7cm) 对肿瘤细胞有明显的杀伤力，在有效射程外剂量迅速下降，对正常组织损伤很小；对接触人群亦有很好的安全性。放射性^{125}碘粒子的活度经 3 ～ 4 个半衰期即衰变 88% ～ 94%，因此粒子可以长久存于人体内。

2) 适应证：适应证的选择非常重要，它是保证粒子植入治疗疗效的前提条件。该方法仍是局部治疗手段，是外科手术和放疗的结合和补充，因此单纯的放射性粒子治疗并不能解决所有肿瘤的治疗问题，需要合理、科学地与外科、放化疗结合，最大限度地发挥粒子治疗优势。适应证的选择条件：①预计患者生存期在 6 个月以上。②年迈或有并发症而不适合手术切除的患者。③手术探查肿瘤不能切除或姑息性切除者。④食管癌手术切除或放疗后，食管局部复发。

3) 粒子植入方法：山西省肿瘤医院王春利教授、章荣芬教授等采用以下方式：①手术中可能施行单纯探查的患者，术前请放射物理师经计算机治疗计划系统计算^{125}碘粒子个数及活度 (一般为 0.4 ～ 0.8 毫居里)，术中如肿瘤不能切除时，将^{125}碘粒子按照计划分别斜刺植入食管癌实体内，一般每个粒子间距 1cm，与周围重要脏器如主动脉及气管支气管壁要注意保持一定距离，肿瘤表面有渗血点时可涂抹 OB 胶或生物蛋白胶。②对失去手术治疗机会的晚期食管 (贲门) 癌，经治疗计划系统拟订治疗计划，将^{125}碘粒子安装在特制的类似金属记忆合金的支架外靠近病变组织的一侧，一般支架周径等距离放 4 个粒子，纵向粒子的间距约 1cm，在内镜室的协助下，经带导丝的扩张器扩张食管狭窄区后，将该支架置入病变区，支架的长度应超过病变上下界 2 ～ 3cm，以保证粒子的作用范围能达到整个治疗区。

目前该项技术在食管癌减状治疗中有创新，效果明显，但因时间短、病例少，需要临床进一步积累病例观察验证。

(四) 评价

食管 (贲门) 癌晚期，因管腔狭窄不能进食，营养低下，危及生命，外科医生对患者应施行减状治疗，不论采用手术方法或非手术方法治疗只能缓解症状，提高生活质量，而不能提高生存期，绝大多数患者在半年至一年内死亡。因此，对它的治疗原则应当是安全、手术方法简单、快捷、创伤小、疗效持久、费用低，特别是对来于经济落后地区的患者，根据具体情况选择适当的治疗方法显得尤为重要。

如果患者经济条件好，预测生存期可在半年以上者，可以考虑放射性^{125}碘粒子植入术进行减状治疗，不但可以缓解症状，而且起到局部照射治疗作用，使肿瘤缩小，再采取综合治疗手段，可能对延缓患者的生命起到积极作用。但是，此项技术不能在一般医院开展，医院必须配备具有放疗医学知识的医师、物理师及相关的放疗设备和治疗计划系统及专职人员管理才能开展该项工作。来自于经济落后地区的患者，特别是身体虚弱、营养状况低下、医疗条件相对差的基层医院，应当首选暂时性胃造瘘术，该术式简单、安全、费用低，当患者术后营养状况改善，可配合放、化疗，可能取得较好的疗效。

食管－胃转流吻合术，特别是结肠代食管颈部吻合术，因手术复杂、时间长、术后并发症多、预后严重，外科医生应当谨慎选择。

食管癌狭窄还有其他减状治疗方法，如常用的食管扩张法、记忆合金支架置入术及其他物理治疗方法，均能有效缓解症状，已在另外章节叙述，不另赘叙。

第三章 胸膜疾病

第一节 自发性气胸

一、概述

正常人体胸膜腔是由脏层胸膜和壁层胸膜构成的密闭腔隙，其内压力为负压，低于大气压 3 ～ 5cmH_2O，从而保证肺脏处于膨胀状态，完成正常的通气与换气功能。当气体进入胸膜腔造成积气状态时，称之为气胸 (PT)。气胸可分为自发性、外伤性和医源性三类。自发性气胸 (SP) 是由于肺部疾病使肺组织和脏层胸膜破裂，或者胸膜下微小疱或肺大疱破裂，肺和支气管内空气进入胸膜腔所致肺脏压缩。根据肺部是否有慢性阻塞性肺疾病或者肺结核等原发性疾病，分为原发性自发性气胸 (PSP) 和继发性自发性气胸 (SSP)。

（一）病因

原发性自发性气胸发病机制尚未明确，是较为常见的胸膜疾病，每年发病率为 5 ～ 10/10 万，好发于瘦高的 20 岁左右的青年男性，男性多于女性，男女之比为 6 ∶ 1。Whithers(1964) 认为瘦长体型的人肺的快速生长引起肺部缺血而形成肺尖部大疱，高个子的肺尖传导的压力高，使扩张的肺泡破裂所致。发生在健康成人单侧气胸的临床症状多为胸部不适、轻度活动受限等，但严重者也会威胁生命，其机制为空气进入胸膜腔导致胸膜腔压力升高，肺脏被压缩影响气体交换，静脉回心血流受阻，可导致不同程度的心肺功能障碍，严重时出现呼吸循环衰竭甚至死亡。

继发性自发性气胸是在原发肺部疾病基础上形成肺气肿、肺大疱或直接胸膜损伤所引起，患者发病年龄较大。常见于肺结核、COPD、肺癌、肺尘埃沉着病等。月经性气胸一般在月经来潮前后 24 ～ 72h 内发生，病理机制尚不清楚，可能是胸膜上存在的异位子宫内膜破裂导致。

（二）临床类型

根据脏层胸膜破裂的不同情况及气胸发生后对胸腔内压力的影响，自发性气胸通常分为以下三种类型：

1. 闭合性 (单纯性) 气胸

胸膜破裂口较小，随肺萎缩而闭合，空气不再继续进入胸膜腔。胸膜腔内压接近或略微超过大气压，测定时可为正压亦可为负压，视气体量多少而定。抽气后压力下降而不复升，表明其破口不再漏气。

2. 交通性 (开放性) 气胸

破裂口较大或因两层胸膜间有粘连或牵拉，使破口持续开放，吸气与呼气时空气自由进出胸膜腔。胸膜腔内压在 0cmH_2O 上下波动；抽气后可呈负压，但观察数分钟，压力又再次升至抽气前水平。

3. 张力性 (高压性) 气胸

破裂口呈单向活瓣或活塞作用，吸气时胸廓扩大，胸膜腔内压变小，空气进入胸膜腔；呼气时胸膜腔内压升高，压迫活瓣使之关闭，致使胸膜腔内空气越积越多，内压持续升高，使肺脏受压，纵隔向健侧移位，影响心脏血液回流。此型气胸胸膜腔内压测定常超过 10cmH_2O，甚至高达 20cmH_2O，抽气后胸膜腔内压可下降，但又迅速复升，对机体呼吸循环功能的影响最大，必须紧急抢救处理。

(三) 临床表现

气胸症状的轻重与有无肺基础疾病及功能状态、气胸发生的速度、胸膜腔内积气量及其压力大小三个因素有关。气胸发生越慢，症状越轻，肺受压体积越大，症状越重，若原已存在严重肺功能减退，即使气胸量小，也可有明显的呼吸困难，年轻人即使肺压缩 80% 以上，有的症状亦可以很轻。常见的诱因有：剧烈咳嗽、打哈欠、激动、大声喊话或唱歌、提重物、剧烈运动等。

1. 症状

(1) 胸痛：多数患者在正常活动或安静休息时发生，偶有在睡眠中发病者。大多数起病急骤，患者突感一侧胸痛，针刺样或刀割样，持续时间短暂，继之胸闷和呼吸困难。老人胸痛症状不如年轻人，可能是由于老年人对疼痛反应不敏感。

(2) 呼吸困难：老年人 80% 以上表现出呼吸困难，张力性气胸时胸膜腔内压骤然升高，肺被压缩，纵隔移位，迅速出现严重呼吸循环障碍；患者表情紧张、胸闷、挣扎坐起、烦躁不安、发绀、冷汗、脉速、虚脱、心律失常，甚至发生意识不清、呼吸衰竭。

(3) 刺激性咳嗽：系气体刺激胸膜所致。气体量较大时也可压迫气管支气管，刺激气管黏膜造成刺激性干咳。

2. 体征

取决于积气量的多少和是否伴有胸腔积液。少量气胸体征不明显，大量气胸时可见明显体征。

(1) 呼吸加快、发绀：多见于老年患者或者继发性自发性气胸患者以及张力性气胸患者。如果有低血压表现，应注意血胸合并存在。

(2) 皮下气肿：亦多见于张力性气胸。

(3) 胸部体征：气管向健侧移位，患侧胸壁饱满、肋间隙增宽、呼吸运动减弱、触觉语颤减弱或消失、听诊呼吸音减弱或者消失。

（四）诊断

X 线胸片检查是诊断气胸的重要方法，可显示肺受压程度，肺内病变情况以及有无胸膜粘连、胸腔积液及纵隔移位等。典型气胸根据突发的胸痛、胸闷或者刺激性干咳症状结合 X 线胸片很容易诊断。CT 在发现气胸病因方面占有优势，可以发现肺气肿样改变，HRCT 亦可发现肺大疱的数量和位置，指导进一步的治疗或者手术方案。

（五）鉴别诊断

根据临床症状、体征及影像学表现，气胸的诊断通常并不困难。X 线或 CT 显示气胸线是确诊依据，若病情十分危重无法搬动行 X 线检查时，应当机立断在患侧胸腔体征最明显处试验穿刺，如抽出气体，可证实气胸的诊断。自发性气胸尤其是老年人和原有心、肺慢性疾病基础者，临床表现酷似其他心、肺急症，临床医生容易对此缺乏警惕，尤其在老年患者，容易误诊为慢性支气管炎或者其他疾病。

1. 支气管哮喘与慢性阻塞性肺疾病 (COPD)

两者均有不同程度的气促及呼吸困难，体征亦与自发性气胸相似，但支气管哮喘患者常有反复哮喘阵发性发作史，COPD 患者的呼吸困难多呈长期缓慢进行性加重，气胸发生前肺功能已经失代偿，气胸发生时亦是以呼吸困难为主要表现，容易漏诊，必要时行 CT 检查。

2. 急性心肌梗死

患者亦有突然胸痛、胸闷，甚至呼吸困难、休克等临床表现，但常有高血压、冠状动脉粥样硬化性心脏病史。体征、心电图、X 线检查、血清酶学检查有助于诊断。

3. 急性肺栓塞

大面积肺栓塞也可突发起病，呼吸困难，胸痛，烦躁不安，惊恐甚至有濒死感，临床上酷似自发性气胸。但患者可有咯血、低热和晕厥，并常有下肢或盆腔血栓性静脉炎、骨折、手术后、脑卒中、心房颤动等病史，或发生于长期卧床的老年患者。

4. 肺大疱

位于肺周边的肺大疱，尤其是巨型肺大疱易被误认为气胸。王俊 (1997) 报道 4 例占胸腔体积 90% 的巨型肺大疱中有 3 例术前被误诊为气胸。

其体会以下几点有助于巨型肺大疱的鉴别诊断：

(1) 青壮年，无自发性气胸病史，无突发严重胸闷、喘憋病史。

(2) 症状轻、病史长、耐受性好。

(3) 胸片及 CT 示肺压缩 90% 以上，萎陷肺组织居于心膈角，并非萎陷于肺门处，有纵隔移位，但无加重趋势，CT 有时可见对侧肺内有一至数个肺大疱存在。

(4) 胸穿抽气后肺基本不复张，或放置胸腔闭式引流管后（通常不易置入大疱腔内），只有少许气体溢出，有液面波动，但患者症状和肺压缩程度无明显改善。

(5) 若术前疑为巨型肺大疱，放置胸腔闭式引流时，应先置入手指探查胸腔，若触及有一定张力的巨型肺大疱壁即可确诊。

5. 其他

消化性溃疡穿孔、胸膜炎、肺癌、膈疝等，偶可有急起的胸痛、上腹痛及气促等，亦应注意与自发性气胸鉴别。

(六) 治疗

自发性气胸的治疗目的是促进肺的完全复张和防止再次复发。目前的治疗方法多种多样：包括以暂时缓解或者消除症状为目的的措施，如穿刺抽气或者置管引流等，但这种措施往往只能暂时部分解决问题，大部分患者会再次复发，最好采用以手术为主的根治为目的的治疗措施，包括常规开胸及最近几年广泛兴起的 VATS 下肺大疱切除术等。当然，还有一小部分患者即便手术切除了病灶，还是会存在一定概率的复发可能，为了能够彻底去除这小部分复发的可能，就需要采用一些辅助性的措施，比如胸膜粘连术、壁层胸膜剥脱及脏层胸膜加固术等。通过辅助这些措施，可以将气胸的复发概率大大降低。

二、以暂时缓解或者消除症状为目的的治疗措施

对于初次发作的，无法接受手术的原发性自发性气胸的患者所采取的治疗措施是以保守及创伤小为主。另外，对于患者体质较差，肺功能无法耐受手术创伤的继发性自发性气胸的患者来说，也只能采取这类治疗措施。这些治疗方案效果并不理想。其原因之一就是，无论单纯的抽气还是闭式引流其 1.5 年内复发率都高达 34% ～ 65%。如此高的复发率以及由于复发而导致的不安焦虑使这些年轻人无法以正常的心态参加工作学习。理想的治疗方案除了安全、有效、复发率低以外，还应该让患者获得较高的治疗满意度。

(一) 单纯观察，保守治疗

无明显呼吸困难症状，肺压缩体积小时，可以采取单纯观察，待其自行吸收。具体指征可以包括如下几点：

(1) 肺压缩在 20% 以下。

(2) 初次发作，CT 未见明显肺大疱形成。

(3) 无伴随的血胸等；患者坚决拒绝任何有创检查或治疗。

由于胸腔内气体分压和肺毛细血管内气体分压存在压力差，每日可自行吸收胸腔内气体容积（胸片的气胸容积）的 1.25% ～ 1.8%，即一个肺压缩 15% 的气胸完全吸收约需 12d。如果给予吸氧，可将吸收率提高 3 ～ 4 倍。高浓度吸氧可加快胸腔内气体的吸收，经鼻导管或面罩吸入 10L/min 的氧，可取得比较满意的疗效。在气胸发生后 12 ～ 48 小时内建议留住观察室，密切监测病情改变。12 ～ 48 小时复查胸片，如果气胸量没有进展，患者要求的话可以出院，但要明确告知患者病情进展时可能出现的症状。如果无明显症状进展，1 周后再次复查胸片，观察气胸吸收情况。如果病情进展，需行进一步的治疗措施。

(二) 胸腔穿刺抽气

适用于小量气胸，呼吸困难较轻，心肺功能尚好的闭合性气胸患者。抽气可加速肺

复张，迅速缓解症状。通常选择患侧胸部锁骨中线第 2 肋间为穿刺点，局限性气胸则要选择相应的穿刺部位。其优点是简单且费用低廉，但是复发率高。单纯性原发性自发性气胸，无伴随血胸及胸腔积液的患者，为减轻置管创伤，可采取中心静脉穿刺导管穿刺留置于锁骨中线第 2 肋间或者相应气胸定位点。可重复多次抽气或者接一次性引流袋，患者耐受性较好。

（三）胸腔闭式引流术

适用于经单纯抽气失败的原发性自发性气胸和绝大部分继发性自发性气胸患者，呼吸困难明显、肺压缩程度较重，交通性或张力性气胸，反复发生气胸的患者。无论其气胸容量多少，均应尽早行胸腔闭式引流。插管部位一般多取锁骨中线外侧第 2 肋间，或腋前线第 4 ～ 5 肋间，如为局限性气胸或需引流胸腔积液，则应根据 X 线胸片或在 X 线透视下选择适当部位进行插管排气引流。胸管导管口径的选择应结合胸膜破口大小、是否伴发胸腔积液及血胸以及是否接受机械通气等综合考虑。血气胸以及机械通气患者选择的引流管口径应相对粗一些。

（四）胸腔闭式引流＋负压吸引

适用于：

(1) 呼气时胸腔内压力小于大气压。

(2) 胸腔引流时间超过 2 周，气体不易排出的患者。

(3) 肺压缩时间过长，肺表面纤维素形成，不易复张。

(4) 行胸腔闭式引流的患者出现皮下气肿或者纵隔气肿的患者。

自发性气胸行胸腔闭式引流术的一个并发症是复张性肺水肿，虽不是很常见，但存在着潜在的危险。表现为置管后突然出现（通常在 1 小时之内）咳嗽、呼吸急促以及体温过低。其病理生理机制尚不是特别明确，但是我们常见到的易患因素包括：气胸发生时间较长以后行闭式引流，全肺不张，张力性气胸以及肺复张过快等。正因如此，大量气胸（肺压缩＞ 30%）病情稳定者置管后不要应用负压吸引以尽可能避免发生这种情况。一旦发生后，可以采取的处理措施包括激素的应用以及必要时呼吸机及循环支持等。

三、以彻底去除病因为目的的治疗措施

虽然大部分患者通过住院行胸腔穿刺抽气或者胸腔闭式引流可暂时治愈，但 30% 以上的患者的气胸迁延不愈或反复发作，并且随着复发次数的增加，再发气胸的可能性会增大，首次气胸后再次侧气胸发生率达到 25%，在第二次气胸非手术治疗后第三次气胸复发率＞ 50%，三次后复发率在 80% 以上。对于反复发作的自发性气胸的唯一有效治疗方法是外科手术切除肺大疱加胸膜固定术。

对自发性气胸，有学者主张术前行 CT、HRCT 检查，其目的：①协助选择手术适应证，如肺大疱弥漫、胸腔内粘连严重，则行普通开胸手术；②了解气胸侧肺部病变情况，以指导手术切口的选择及术中重点探查部位；③明确对侧是否有肺大疱，以决定是否同

期治疗。

Vanderschueren 将自发性气胸分为 4 期：Ⅰ期，肺部正常，没有肺大疱；Ⅱ期，没有肺大疱，但肺与胸膜有粘连，说明既往有过气胸；Ⅲ期，肺大疱直径＜ 2cm；Ⅳ期，有多发的直径＞ 2cm 的肺大疱。

（一）传统切口开胸

常规开胸行肺尖部肺大疱切除术外加胸膜摩擦术曾一度被公认为防止气胸二次复发的“标准术式”，这种手术方式只有 1% 不到的复发率，成人并发症发生率小于 15%。常规后外侧切口开胸虽治疗彻底，但损伤重、出血多、痛苦大、瘢痕长约 20 ～ 35cm、不美观、患者心理负担重，此种手术方法已经逐渐被微创小切口以及胸腔镜手术方式所取代。

（二）腋下小切口微创入路

Becker 和 Munro 于 1976 年首先描述了这一手术入路。1980 年 Deslauriers 等再次详细描述了这种手术方式。

1. 手术方法

健侧卧位，患侧上肢前伸固定。由腋前线第 3 肋间至腋后线第 8 肋间 5 ～ 8cm 切口，沿第 3 或者第 4 肋骨切开部分前锯肌，选择第 3 或者第 4 肋间进胸，这样其肋间切口与皮肤切口呈垂直交叉。可以将肺拖到切口外边行肺大疱切除闭合。除胸腔镜手术外，小切口也提供了一个创伤小、恢复快的开胸入路，其操作方式类似于传统开胸，但创伤小，术后疼痛轻，对呼吸影响小。小切口用电刀分离粘连速度较快；能及时止血，减少术中出血量；手术中应注意术前尽量明确肺大疱和粘连带的位置，上叶病变经第 3 肋间，中下叶经第 4 肋间进胸；各种操作均要在良好暴露下进行，适当调整手术床，随时调整手术灯，最好使用头灯及长柄器械；处理肺大疱，尽量在切口外进行，牵拉肺时动作要轻柔。通过小切口也可以完成大部分气胸手术，但如存在广泛粘连，尤其是与胸内大血管粘连，宜采用胸腔镜或后外侧开胸手术。

进胸后先分离不规则粘连，以免影响术后肺复张。重点探查 HRCT 提示病变部位。由于视野限制、术中患肺萎陷致肺大疱空瘪等原因，肺大疱位置有时不能确定，可以请麻醉师重新让患肺充分鼓起，再缓慢瘪肺，在肺萎陷的过程中仔细查找，因与肺大疱相通的细小支气管多有病变，且肺大疱弹性回缩差，肺大疱萎陷一般较正常肺组织慢，反复几次，多能找到。对不易发现的肺破口，应鼓肺进行注水试验。切除病变时，注意切除部位应位于正常肺组织处，以免残留病变肺大疱，术后持续漏气或远期复发。

采用这种手术切口进行操作的一组 362 位成人患者，平均住院天数 6d，复发率 0.4%，并发症发生率只有不到 10%。

2. 适应证和禁忌证

腋下小切口与 VATS 治疗自发性气胸的手术适应证和禁忌证基本相似。

(1) 适应证：

1) 自发性气胸第 1 次发作经胸腔闭式引流超过 5d 仍有漏气者，肺不复张，说明肺破口较大。

2) 同侧自发性气胸 2 次或超过 2 次发作。

3) 自发性血气胸、双侧自发性气胸伴双侧肺大疱者行同期手术。

4) 单侧自发性气胸伴双侧肺大疱者，与患者及家属充分沟通，向其说明对侧自发性气胸概率会明显升高，征求同意，再决定术式。

5) 特殊职业者的首次发作，如野外工作者、飞行员、潜水员等。

(2) 禁忌证：

1) 胸腔内有广泛粘连者。

2) 既往曾有患侧开胸手术史或曾患有可能导致胸腔粘连的胸部疾病史。

3. 优缺点

(1) 腋下小切口术式具有以下优点：

1) 腋下 5 ～ 8cm 切口，胸部肌肉的损伤小，能快速进胸及缝合切口，缩短了麻醉和手术时间。

2) 术后较低的疼痛水平，基本不需要 PCA 止痛泵镇痛。

3) 手术切口在腋下，采用皮内缝合，双上肢自然下垂隐蔽手术瘢痕，达到一定的美容效果，患者心理上能够接受。

4) 由于可以不采用双腔气管插管及一次性腔内切缝器等进口耗材，手术费用明显减少。

5) 相对较低设备及技术要求，能够开展气管插管全麻的医院基本能开展此术式，普及面广。

6) 与 VATS 相比具有相同的治疗效果。

(2) 腋下小切口也存在一些缺点：

1) 手术视野小，不能窥视整个胸腔，手术视野不如胸腔镜好，不利于对肺全面探查；分离粘连时若暴露不好，易出现伴随损伤。如遇有较重粘连及出血时此设计的切口延长有一定困难。

2) 撑开肋间粗暴，易肋骨骨折，或损伤肋间神经造成术后胸痛。

由于我国目前医疗资源分布不均衡，VATS 普及率不是很均衡，患者医疗费用支付能力有限，使其在临床中的应用受到了一定程度的限制。腋下小切口与 VATS 有着相同甚至更好的疗效以及可以接受的疼痛水平，费用和设备与技术要求低，符合我国目前国情，而且自发性气胸是外科常见急诊，大多数患者首诊在基层医院，所以此术式还是具有一定的可行性和实用价值，不能因 VATS 的出现而对腋下小切口的临床价值完全否定。两种术式在临床工作中的具体应用可根据患者病情、经济条件及就诊医院技术和设备条件而定。

（三）听诊三角小切口入路

听诊三角小切口手术入路在心外科微创手术当中应用较多，对于自发性气胸的治疗，应用不多。国内向小勇 (1995) 曾报道过 10 例用于治疗自发性气胸的病例。全麻下在听诊三角区沿肋间做 10 ～ 12cm 切口，切断背阔肌前缘 3cm，经第 4 肋间进胸，将切口上缘至胸顶部的壁层胸膜切除，注意勿损伤锁骨下动脉，仅需切断少许背阔肌即可顺利进胸。手术创伤小，术后疼痛轻，主动咳嗽容易，肺复张快，患者住院时间短，疗效可靠，不易复发，是自发性气胸患者易于接受的一种术式。

（四）电视辅助胸腔镜手术 (VATS)

胸腔镜手术由于不需要撑开肋骨，创伤小，对胸壁损伤小，出血少，术后恢复快，伤口瘢痕细小美观而易被患者接受，随着技术水平的日益成熟，VATS 已成为治疗自发性气胸的首选方法。

1. 腔镜操作的不同方法

针对我国经济发展不均匀的特殊国情，手术者开展腔镜的不同熟练程度，以及患者对手术及术后的不同程度的要求，胸腔镜下操作可以分为以下几种不同的操作途径。

2. 胸腔镜辅助小切口手术 (VAMT)

VAMT 治疗自发性气胸是指在电视胸腔镜引导下辅以 3 ～ 7cm 小切口，并应用胸腔镜器械与常规开胸手术器械结合进行的一种较灵活的手术，其通过触觉反馈进行胸内操作，符合微创外科要求。VATS 技术已在我国迅速发展，电视辅助胸腔镜切除肺大疱一般多采用切割缝合器、套扎、钛夹等方法，但因其使用一次性器械价格较贵，而 VAMT 将肺病变处牵至切口下，在直视下应用常规器械进行缝扎或楔形切除，安全可靠，降低了一次性医疗器械的消费，减少了手术费用。与 VATS 相比，手术适应证进一步扩大，费用明显降低，同样获得良好治疗效果，更适合我国国情，在某些经济不发达地区有一定的推广价值，同时也适合早期开展胸腔镜、手术技术不娴熟的医院开展。

3. 常规三孔法

VATS 治疗自发性气胸国内外多采用三孔操作，这也是应用最早，使用最成熟，操作起来最容易上手的一种方案。

具体方法：标准健侧卧位，腰部垫高，双腔管气管插管单肺通气。胸腔镜观察孔利用原引流口或选在第 7 肋间腋中线，腋前线第 4 肋间为操作孔，必要时在腋后线第 5 肋间做辅助操作口，切口长度 1.0 ～ 1.5cm。

4. 二孔法

二孔法指的是一个操作孔外加一个观察孔。

(1) 操作方法：双腔气管插管静脉复合麻醉后取健侧侧卧位，腋下垫枕，使术侧肋间隙增宽，双上肢前伸固定。选择腋中线第 7 肋间做一长约 1.5cm 观察孔，置入硬质 trocar，选择第 3 或第 4 肋间腋中、前线间的胸大肌外侧缘做一 2cm 操作孔，置入硬质 trocar。于观察孔进 10mm 胸腔镜。

(2) 特点：两孔分别位于腋前线和腋中线相应肋间，免掉背侧辅助操作孔，由于背部肌肉层次多、血供丰富、肋间隙窄、易出血且不易自止，常常在术中处理被动或反复花费时间对背部操作孔进行止血；胸腔较小的患者，器械进入胸腔后行程短，三孔操作空间小，操作困难，二孔法反而有一定优势；由于肌肉及神经损伤，术后背侧切口疼痛明显，且易产生感觉异常和运动障碍。不做背侧辅助操作孔，所有操作器械均经前侧操做切口进出。减少了对背侧胸壁肌肉和神经的损伤，术后疼痛、感觉异常和运动障碍明显减轻；前侧切口部位主要为肋间肌，肌肉层次少，弹性高，且肋间隙宽，操作方便；由于胸腔内操作无特殊变化，手术相关费用与传统三孔法 VATS 无差异；同时减少了背部操作孔的手术瘢痕，更能符合患者对美观的要求。缺点是由于只有一个操作孔，所有操作器械均经此孔出入，有时器械可能相互干扰，尤其在刚开始运用这一方法时可能会很不习惯，增加手术难度和延长手术时间。本法更适于术者操作熟练，肺粘连轻，肺大疱窄基底或者肺大疱范围局限，数量少，位于肺尖者。

5. 单孔法

指观察孔与操作孔共用一个孔道。具体位置视患者病变位置及手术者个人习惯而定，一般选取腋中线 5 ～ 7 肋间。由于单孔手术操作难度较大，手术器械互相影响，有时候需要特殊的腔镜器械，所以开展不多。国内部分学者对其手术理念以及手术效果抱怀疑态度，文献报道不多。

6. 胸腔镜下肺大疱的处理

VATS 探查要按照一定的顺序，特别需要注意肺尖部、背段、叶裂间、肺底、脊柱旁、肺门和心包之间，以免遗漏。有时镜头进胸后，由于肺萎陷，漏气口已经关闭或隐蔽病变部位可能被遗漏，但肺表面却能发现覆盖的纤维膜，甚至肺表面有灰白色瘢痕性收缩，以及周围有疱性气肿存在。手术技巧在于：术中仔细探查整个肺脏，切割缝合器切除部分要包括正常肺组织，术末鼓肺时要轻柔；同时联合可靠的胸膜固定可消除可能遗漏的肺大疱。

(1) 单纯结扎或者圈套器结扎法：适合于小于 3cm 以下的肺大疱。找到肺大疱后，钳夹肺大疱根部留下压榨痕迹便于打结操作，再通过丝线或者圈套器套索结扎肺大疱根部。由于大疱较小，结扎后肺表面不会形成明显的皱缩，对肺功能影响微小。由于不使用一次性切割缝合器，可明显降低手术费用。

应用 Endoloop 圈套器行肺大疱结扎术要考虑两方面的因素：首先，肺大疱的部位。对于位于纵隔侧肺门附近的肺大疱操作稍有困难。其次，肺大疱基底部的宽度。对于基底部过宽的病变，结扎后可能会造成正常肺组织的过多丧失，要引起注意。

(2) 直线切割缝合器切除：适合大多数气胸肺大疱的处理，也是使用最多的，方法简单可靠，缺点是切割缝合器费用较高。确定肺大疱根部位置后，用长的卵圆钳钳夹相应位置，将其压榨变薄后便于置入切割缝合器。根据大疱的大小可以选用不同规格的缝合器。可以缩短手术时间，降低手术难度，切除后的肺组织缝闭可靠，不会皱缩，对肺功能影响小。

(3) 直接切除缝扎：对于较大的肺大疱，需要仔细寻找大疱的边缘后于局部切除后缝扎。用无损伤 Prolene 缝线连续缝合，缝合时避免引起肺的过度皱缩以影响肺功能。缝合对于术者的操作技巧以及器械的要求比较高。

(4) 其他措施：包括激光以及氩气刀或超声刀烧灼等，适用于较小成串的肺大疱或肺小疱的处理。

7. 胸腔镜手术的优缺点

VATS 治疗自发性气胸的优点在于：

(1) 在胸壁上做 3 个 1 ～ 2cm 切口即可完成整个手术，不损伤胸壁肌肉。

(2) 由于进胸时不需使用胸撑，缝合切口时肋间不需要丝线缝合，可以避免损伤肋间神经，使术后疼痛降到最低水平。

(3) 术后微小的手术瘢痕，达到最佳美容效果。

缺点：

1) 由于目前尚无国产设备，进口价格高昂，使其在我国普及受到限制。

2) 对麻醉技术要求高，要求有娴熟的双腔气管插管技术，否则不能满足手术要求。

3) 须用一次性进口腔内切缝器等耗材，增加手术费用。

VATS 较腋下小切口开胸切除肺大疱来说，由于 VATS 可能忽略了一些肺大疱处理，从而导致了气胸的复发率较腋下小切口开胸增加。所以，有学者建议为了预防气胸复发，VATS 治疗自发性气胸的时候最好行胸膜摩擦术以促进胸膜粘连。

（五）双侧气胸的处理

Baronofsky 等于 1957 年最先提出治疗单侧气胸同时处理双侧肺大疱的概念。对于年轻的气胸患者，术前行 HRCT 发现对侧可见明显大疱组织，与患者及家属充分沟通，向其说明对侧自发性气胸概率会明显升高，征求同意后可以按双侧气胸一起处理。

传统的处理双侧气胸的方法为正中胸骨劈开，但是由于其创伤太大，并发症多，对患者以后影响较大，患者很难接受。比较容易接受的方法为病变严重一侧 VATS 下切除肺大疱后翻身改变体位再切除另一侧大疱。也有学者采用平卧位改变手术床角度的办法，但是由于改变的角度不能完全达到侧卧位，手术操作受限，应用有一定局限性。除此之外，国内外的学者尝试了各种不同的其他途径。

1. VATS 下跨前纵隔对侧肺大疱切除术

最早由 Kodama 于 1995 年提出，当时的一例患者接受了 VATS 下跨纵隔对侧肺转移瘤切除术，虽然不是应用在气胸的治疗，但提供给我们一种崭新的思路。

中国台湾的 YiChengWu 于 2003 年报道了 6 例双侧气胸患者接受了这种径路的手术方式，其中 4 例成功，另外 2 例转为同期双侧 VATS 下治疗。国内学者上海市肺科医院姜格宁等于 2011 年将此途径第一次应用到双侧肺大疱切除。

2. 腋下小切口跨后上纵隔对侧肺大疱切除术

Nazari 于 2000 年描述了这种手术途径，报道了 13 例自发性气胸伴对侧肺大疱的患者。自第 1 胸椎前缘切开纵隔胸膜，用钝性牵开器将食管上提，经食管后间隙进入对侧。找到肺大疱后可将其牵拉到开胸侧胸内用切割缝合器闭合。需要注意的是避免胸导管的损伤，术中需要用到较长的手术器械。2003 年台湾学者 YiChengWu 发表了其采用的上述

VATS 下跨前纵隔对侧肺大疱切除方式以后，Nazari 按照其方法尝试了几例患者采用腋下小切口跨前纵隔对侧肺大疱切除的手术方式，发现跨前纵隔对侧肺脏的暴露要比跨后纵隔差一些，并把这个经验写信告诉了 *Ann Thorac Surg* 的编辑，该信发表于 2005 年的 *Ann Thorac Surg* 杂志。

四、以不再复发为目的的治疗措施

无论是单纯的保守治疗、微创治疗还是 VATS 治疗，气胸的复发都是一个客观存在的问题。从以往的文献来看，越是创伤大的治疗手段，复发的概率越小，越是创伤小的手段，复发的概率反而越大。这就为气胸的治疗提出了挑战，如何在二者之间掌握平衡，不能单纯为了微创而失掉治疗本身的意义。传统的开胸切除肺大疱的远期复发率大约 1% ～ 3%，甚至多篇文献报道可以达到 0。而 VATS 下手术，如果单纯行肺大疱切除术而不行其他的胸膜粘连术等辅助措施的话，远期复发率可以达到 10% ～ 20%。为了防止气胸复发或者术后漏气，可以采取各种不同的措施，主要是针对患者情况的不同。比较常用的是胸膜粘连术，胸膜粘连术的关键是人工造成脏、壁层胸膜的广泛粘连，消灭胸膜腔间隙，即使术后肺内再次形成肺大疱也不易破裂，不会造成再次气胸，达到防止远期复发的目的。比较年轻的单纯原发性自发性气胸患者，可以仅仅给予机械胸膜摩擦术以促进胸膜粘连。当然，也有学者考虑患者将来二次开胸等因素，不采取任何措施。而老年 COPD、肺气肿、肺大疱患者，可能需要采取肺创面垫片加固覆盖以及滑石粉胸膜粘连等比较强有力的措施。当然，对于具备接受肺移植条件的患者来说，就不能给予滑石粉粘连，以免增加二次手术大出血的风险或者由此而失去肺移植的机会。

（一）胸内或胸管放置粘连剂

这种方法除了适用于年轻的单纯原发性自发性气胸患者之外，还适用于老年继发性自发性气胸的患者，这类患者针对患者肺功能以及患者全身状况的考虑，不能接受手术治疗，而这种办法可以有效的解决长期漏气的问题。这些物质形成胸膜粘连的机制是能够促使胸膜形成纤维性胸膜炎，从而在脏壁层胸膜之间形成粘连。所以，在肺不张或者肺膨胀不全的气胸患者中，这种方法是无效的。

1. 化学类粘连剂

(1) 滑石粉：喷洒滑石粉胸膜固定法是公认的方法，以前较常用。但是，致密的胸膜粘连形成后不利于再次手术，尤其是肺移植手术，目前已不列为首选。然而，它对弥漫性肺大疱无肺移植可能者，仍是较好的选择。滑石粉固定术可能会出现发热，考虑为化学刺激或制剂不纯所致，经对症处理后大多不影响恢复。对肺大疱多且弥散、无法彻底切除、有复发可能、而今后又无肺移植可能的老年患者，用滑石粉行胸膜固定术更安全可靠。国内学者曾有报道应用滑石粉术后出现渗出增多，双肺广泛湿啰音，多量白色泡沫痰，胸引量较多，怀疑为滑石粉过敏引起。滑石粉胸膜粘连术后发生 ARDS 的可能性在 1% 左右。曾有 2 例因滑石粉引起的炎症反应继发炎性假瘤报道，8 例致死的报道。关于滑石粉胸膜粘连术的远期观察报道比较罕见。应用滑石粉对于肺功能的影响也不是很肯定。22～35年以后观测这些患者的肺功能，没有发现很明显的影响。尽管相对来说这些患者的死亡率比较高一些，这可能与患者的选择偏差有关，因为接受滑石粉治疗的患者往往都存在着一些潜在的肺部疾病。也有人担心滑石粉里面可能掺杂一些石棉的成分，可能会导致患胸膜间皮瘤的可能性增大，但是这种想法并没有被证实。

(2) 抗生素类：以四环素为代表。四环素现在很难找到了，如果能找到的话，其胸膜粘连效果也非常好，但是胸痛也非常明显。建议用米诺环素替代四环素的效果也可以，但是治疗剂量下可以引起患者前庭系统反应以及血胸发生。其他替代的还有红霉素，需要注意的是胸膜反应较重，患者疼痛明显，注意清醒患者应用时的止痛。我们一般在应用之前20min给予患者哌替啶或者地西泮注射，2%的利多卡因10～15mL胸管内注入以起到局部麻醉的作用，这样可以大大降低患者的疼痛反应。

(3) 碘伏：同样可以获得较好的粘连效果，副作用还小一些。在一项应用碘伏做胸膜粘连剂的大型荟萃分析研究中，包含了6项研究共265例患者，最常见的并发症是胸痛，偶见有3例出现低血压的患者，没有死亡报道。

(4) 其他：如硝酸银等，应用较少。

2. 生物蛋白胶及自体血

这两者的作用基本相似，传统的胸膜粘连方法能够在肺与胸壁之间形成较强程度的粘连，一定程度上限制肺脏的运动，丧失一部分肺功能。相反，通过动物试验表明纤维蛋白胶粘连术只是形成轻度的胸膜增厚及粘连。尽管向患者胸腔内注入了量比较大的混有造影剂的纤维蛋白胶，但是术后1个月对患者进行胸部X线检查，没有看到造影剂残留，也没有看到胸膜增厚。由此看出，纤维蛋白胶胸膜粘连术应该对肺功能的影响程度小一些。

胸腔内注入自体血胸膜粘连术的病理生理机制应该有如下两点：

(1) 自体血可以起到类似蛋白胶的作用以闭合漏气点。

(2) 胸腔内血液有促纤维生成作用，激发脏壁层胸膜产生炎症反应，形成纤维粘连，粘连后封闭漏气点。Robinson于1987年首先描述了胸腔内注入自体血胸膜粘连术。他描述了向25位肺已经复张的难治性的反复发作的气胸患者胸内注入50mL自体血1～3次，通常于上胸部置管内注入，未应用抗凝，成功率为21例(85%)。Dumire及其同事首先于1992年描述了用自体血来封闭漏气点的2例成功患者，患者同样是肺功能较差不适合再次手术。

并总结了自体血较化学粘连剂有如下几个优点：

1) 自体血刺激性小，实施过程中患者不需要接受额外的镇定止痛药物。

2) 对于较大瘘口的患者来说，不会像化学粘连剂那样可以反流入支气管内造成刺激性咳嗽或者其他病变。

3) 自体血凝集后本身可以形成类似于补片样的结构，直接堵住瘘口，发挥作用快。而化学粘连剂只能靠刺激胸膜形成的炎症反应或者瘢痕挛缩来闭合瘘口，起效时间稍长。

(二)物理方法胸膜粘连

1. 机械方法

即通常我们采用最多的纱布壁层胸膜摩擦固定术。对于开胸患者，可以用海绵钳钳夹消毒干纱布或者尼龙海绵于脏壁层胸膜间反复摩擦，至可以见到轻微渗出点为止。需要注意的是，操作动作要轻巧，特别是对于胸顶部锁骨下静脉处及纵隔处大血管的保护。效果较好，安全，痛苦小，对再手术影响小。用消毒纱布或者尼龙海绵进行胸膜摩擦术可以提供与胸膜切除术同样的粘连闭合效果，但却能保留胸膜间隙，这使以后的手术治疗成为可能。但 VATS 下用消毒纱布或者尼龙海绵进行胸膜摩擦术耗时费力，因为通过这么小的孔用这么小的纱布垫能完成的 T 作实在是太有限。有学者最新设计的方法采用了 VATS 下电动毛刷进行摩擦术。Maier 1999 年报道了 47 例自发性气胸接受这种电动毛刷机械摩擦胸膜粘连术的患者，其中 68.1% 的患者发现肺大疱或者肺小疱接受部分病肺楔切(采用腔镜下肺切割缝合器)。平均随访 20 ～ 56 个月，无明显术中及术后并发症，仅有 1 例患者复发，复发率为 2.1%。证实这种方法是有效安全的。

2. 胸膜部分切除术

壁层胸膜切除术广泛应用，优点是可以闭合漏气，但同时也增加了出血等并发症。由于粘连致密，导致这些患者后期接受肺移植成为不可能，而其中很多患者存在着一些潜在性疾病，这些病变往往需要肺移植，所以这种方法的应用要慎重。

3. 电凝或激光烧灼固定法

尽管胸膜粘连术应用广泛，但有学者提出有关胸膜粘连术的顾虑：

(1) 显然气胸是胸膜下或者肺脏的病变，胸膜粘连术好像把治疗的方向侧重在胸壁。

(2) 胸膜粘连术或多或少会影响肺功能。特别是在有些呼吸功能不全的患者，这些损失的肺功能会变得举足轻重。

(3) 胸膜粘连术后患者复发气胸会增加再次手术的难度。

(4) 用做胸膜粘连术的物质成分太杂乱。

(5) 以后如果因为其他的疾病(特别是心脏或者食管)需要开胸的话，手术难度增大。

(6) 术后气胸二次复发需要再次手术治疗的话，如果还是单纯应用胸膜粘连术辅助治疗的话不是十分可取，需要一种新的有效的治疗方法辅助。

(7) 现今在决定治疗方案的时候有必要考虑患者本身的生活质量。胸科医生应该多多倾听患者本身的声音，他们迫切需要一种新的治疗方案来代替胸膜粘连术。

(三)脏层胸膜包埋或者加固覆盖

Muramatsu 等深入研究观察气胸复发的原因，于 2007 年报道其一项分析研究，1992 年 3 月到 2005 年 12 月期间共观察了 499 例自发性气胸患者接受腔镜下肺大疱切除术。其中二次复发 39 例。通过术中观察或者术前 CT 检查等方法，发现复发的原因主要是新大疱形成 (37 例)，这 37 例中有 19 例患者大疱复发位置位于闭合器残端附近(距离闭合线 1cm 以内），15 例与闭合线没有什么关系。作者发现气胸也多复发于前次手术抓钳或者肺钳钳夹牵拉的部位。这项研究报道也更加支持我们临床当中常用的针对脏层胸膜所采用的加固方法。

1. 切割缝合线局部胸膜加固

残端创面漏气的主要原因是闭合不严，大疱切除不彻底，大疱切除周围肺组织发生肺气肿样改变，以及闭合线互相交叉。可吸收纤维网 (USA) 是一种可以短期内被人体吸收的材料，3 周后其力学稳定性会降到 50%。在动物试验研究中，置入可吸收纤维网 6 周后其已被吸收，剩下寥寥无几，大约 60 ～ 90d 以后几乎完全被吸收。在其吸收过程中，能够促使形成新生结缔组织从而促使粘连形成。肺大疱先用腔内直线切割缝合器切除闭合，以 20cmH_2O 的气道压力测试以确保没有漏气点，然后将可吸收组织纤维网切割成相应大小，根据切割缝合器闭合的长度大小应用不同数量的可吸收纤维网。每块纤维网浸以 1mL 纤维蛋白胶。将切割缝合创面覆盖，再将纤维蛋白胶喷洒于纤维网上以促使其与脏层胸膜完全黏合。不再进行其他的化学或者机械胸膜粘连术。

Muramatsu 等 2007 年描述了一种于切割缝合线上加用纤维蛋白胶涂层纤维组织网的方法。该方法的目的在于加固病变部位以及其他切割缝合部位的脏层胸膜，而不是促进肺组织与壁层胸膜的粘连。有接受该方法手术的患者因为其他病因接受再次开胸手术时，证实这层纤维蛋白胶涂层纤维组织网能够持续加固 3 个月甚至更长时间。当然，在某些切除范围及加固范围较大的病例中术后肺脏膨胀稍差一些，胸顶部可能会有一段时间存在残腔。然而，他们认为相对于过早的膨胀以使胸膜粘连来说，加固缝合处脏层胸膜并且让其牢固地愈合更为重要一些，因为这种方法确实降低了二次复发率。TachoComb 是一种人体可吸收，以胶原纤维作载体，含有纤维蛋白原、凝血酶和抑肽酶的干式分层泡沫纤维网。在与出血创面或体液接触时，其中的凝血因子溶解，并将胶原载体和创面表面连接起来。纤维蛋白原分裂出肽，使纤维蛋白单体聚合。聚合反应如二元胶水般产生黏合作用，在创面上形成纤维蛋白凝块稳定的交联。抑肽酶则提高纤维蛋白溶解稳定性，延缓其降解。通常在 3 ～ 6 周左右胶原纤维网逐渐被肉芽组织吸收，转化成内源性结缔组织。

我们应用较多的是一种称之为奈维的可吸收性聚乙醇酸修补材料，其在修补肺组织漏气方面有很好的效果。可以将其套入直线切割缝合器前端。

2. 全胸膜覆盖法

用于治疗顽固性双侧复发性自发性气胸，由 Masafumi Noda 等于 2011 年报道了 5 例患者，分别是肺嗜酸性肉芽肿肺病、肺淋巴管平滑肌瘤病 (LAM)2 例、Birt-Hogg-Dube 综合征，以及白血病行骨髓移植后由于排斥反应导致的细支气管阻塞性肺病。手术方法是在 Kurihara 于 2010 年报道的方法的基础上改进的。具体操作方法是：腔镜下以 Endo GIA 处理漏气点，Endo GIA 前端可套入可吸收性聚乙醇酸修补材料奈维，整个脏层胸膜覆盖可吸收止血氧化再生纤维棉絮即 ROCM。我们通常称之为 1962，于肺塌陷以后，用器械将 ROCM 置入胸腔，然后让肺处于半复张状态，将 ROCM 覆盖于整个脏层胸膜表面，包括叶间裂以及膈面。最后让肺脏完全复张，没有覆盖的地方继续以 ROCM 覆盖。最后在以生物蛋白胶和凝血酶溶液喷洒于整个 ROCM 膜上。生物蛋白胶可以用生理盐水稀释，具体方法为：15mL 蛋白胶加入生理盐水稀释至 60mL 制成溶剂 A，15mL 凝血酶加入 45mL 生理盐水稀释至 60mL 制成溶剂 B，然后先后分别注入 A、B 两种溶剂。除最后一例患者于术后 23d 死亡以外，其余的 4 例患者术后平均随访 23 个月均未复发。死亡的那例患者术前由于漏气严重导致肺不张，虽然经过手术控制漏气，但由于无法纠正的高碳酸血症导致呼吸功能不全最终死亡，并不是由于手术本身导致。

第二节　恶性胸腔积液

一、概述

胸腔积液的生理：胸腔积液由于胸膜腔与胸膜及胸膜下组织之间的压差而产生。壁层胸膜内的毛细血管压约 30cmH_2O，胸腔内压约 -5cmH_2O，血浆的胶体渗透压为 34cmH_2O，胸腔积液中仅有少量蛋白存在，其胶体渗透压约 5cmH_2O。因此：胸腔积液从壁层流向胸腔。壁层胸膜内是体循环的毛细血管，而脏层胸膜是肺循环的毛细血管，肺动脉系的毛细血管压是 11cmH_2O，比胸膜腔高 16cmH_2O，但脏层胸膜的胶体渗透压比胸膜腔高 29cmH_2O，因此胸腔积液从胸腔被脏层胸膜吸收，也就是说胸腔积液以 6cmH_2O 的压力从壁层胸膜产出，以 13cmH_2O 的压力被脏层胸膜吸收，因此胸腔看不到胸腔积液，当平衡被打破，胸腔积液就会产生。正常人胸膜腔内有少量液体 10 ～ 15mL 起润滑作用。

恶性胸腔积液 (MPE) 是指由肺癌或其他部位恶性肿瘤累及胸膜或胸膜原发性肿瘤所致的胸腔积液，是晚期恶性肿瘤的常见并发症。因为积液量往往较多，且发展迅速，使肺扩展受到了机械性限制，影响心肺功能，易并发肺不张和反复感染，常常造成患者严重的呼吸困难和循环障碍，极大影响了患者的生存质量，如不及时治疗，即可危及生命。未治疗恶性胸腔积液患者平均生存期仅为数月。因此，积极治疗 MPE 是延长肿瘤患者生存期和提高生存质量的有效措施之一。

二、病理生理表现

淋巴系统的引流障碍是恶性胸腔积液形成的主要机制。胸膜表面的淋巴管受到原发或转移来的恶性肿瘤细胞的破坏堵塞，使正常的胸液产生的循环平衡受到破坏而产生胸腔积液；恶性肿瘤侵犯脏层或壁层胸膜及肿瘤种植于胸膜可以引起炎症，导致毛细血管的通透性增高，各种蛋白渗入胸膜腔，使胸膜腔胶体渗透压升高而产生胸腔积液；肺癌引起肺不张或肺栓塞可致胸膜渗出增多；肿瘤引起的低蛋白血症导致血浆胶体渗透压降低，也可引起胸腔积液。

如壁层或脏层胸膜肿瘤转移侵犯，肿瘤会破坏胸膜的毛细血管而导致液体或血液渗出或漏出，常引起血性胸腔积液。

三、临床表现

当恶性胸腔积液较少时如小于 300mL 大多患者没有症状，约占三分之一；可无明显体征，或可触及胸膜摩擦感及闻及胸膜摩擦音。大多数患者临床上表现为进行性加重的胸闷、呼吸困难、胸痛和刺激性咳嗽，胸闷、呼吸困难的程度与胸腔积液的量的多少和胸液形成的速度及肺受压迫的程度有关。如胸液形成快、积液量大、肺受压明显，出现症状早，呼吸困难重，有些患者会有端坐呼吸、发绀出现。胸膜有炎症、受肿瘤侵犯等胸膜受侵时可有胸痛表现。壁层胸膜受到侵犯时疼痛是持续性的，有时会有放射到肩胛骨。咳嗽多为无痰的干咳。伴有感染时会有发热。患者常有原发病的症状，很多患者表现为中晚期的恶病质，如消瘦、无力、贫血等。体格检查时可见患侧胸壁饱满，肋间隙增宽，气管向健侧移位，叩诊见积液区为浊音，听诊时见呼吸音减弱或消失。

四、诊断（如何才能获取可靠的诊断及诊断的金标准）

有胸部原发恶性肿瘤的病程中出现胸腔积液时诊断较简单。当没有恶性肿瘤史的患者出现胸腔积液时要排查胸液是否为恶性。除了症状和体征外，诊断的金标准是胸腔积液中发现恶性肿瘤细胞或胸膜活检发现胸膜恶性组织。诊断手段常见有胸腔穿刺抽液行细胞学检查及生化检查，或进行闭式胸膜活检，恶性胸液常为血性及渗出液。影像学检查时胸腔积液量为 300 ～ 500mL 时胸片仅见肋膈角变钝。更多积液时胸片显示有向外侧、向上的弧形上缘的积液影。液气胸时有液平面，大量积液时整个患侧阴暗，纵隔向健侧移位，积液常遮盖肺内原发病灶。包裹性积液不随体位改变而变动，边缘光滑，B 超、CT 有助于诊断。CT 可见胸腔积液及胸膜结节，或肺内、纵隔内原发病灶。胸液细胞学检查可见恶性细胞，或胸膜活检发现恶性肿瘤组织。胸液中肿瘤指标明显升高有助于诊断。

五、治疗

（一）非手术治疗

1. 单纯胸腔穿刺和置管引流

目的是减少胸腔积液，促进肺组织膨胀。但此疗法治疗效果不佳，反复穿刺有增加气胸、胸腔感染和形成多房性积液的风险。且反复引流导致大量蛋白质丢失，促进全身情况恶化。目前的改进是微创置入多孔细管引流，操作简易，创伤小；可持续缓慢引流，减少上述并发症并且可长期留置；必要时可持续负压吸引，肺膨胀好，能使胸膜充分接触，粘连更加完全。目前多与胸内注入药物并用，效果更好。

2. 胸腔内局部注药

经引流胸管向胸腔注入药物不仅可以直接杀伤或抑制肿瘤细胞，而且可刺激胸膜间皮细胞增生纤维化从而使胸膜粘连闭锁，防止积液形成。注入的药物有化疗药物、硬化剂、生物免疫制剂、中药等。

(1) 化疗药物：常用的有顺铂、博来霉素、氟尿嘧啶、氮芥、塞替派、多柔比星、VP16 及吉西他滨、长春瑞滨等。副作用有恶心、呕吐、发热、胸痛及白细胞减少等，还可能会造成部分患者对化疗药物产生多药耐药性。

(2) 生物免疫制剂：对机体刺激轻微，无骨髓抑制和消化道反应等，因此近年来广泛应用于 MPE 的治疗。生物免疫制剂最大的副作用是发热，也有少数患者出现过敏反应和胸痛等不适，经对症处理后容易缓解。常用药物有以下几类：①细胞因子类：白细胞介素 -2、肿瘤坏死因子 (TNF)、干扰素。②免疫活性细胞的过继性免疫治疗：免疫活性细胞疗法在恶性肿瘤的免疫治疗中发挥着重要作用，它能够清除手术及放化疗后体内微小残留病灶，甚至使部分晚期、难治性恶性肿瘤得到缓解。肿瘤浸润淋巴细胞的特异性及细胞杀伤活性等已得到临床证实。③生物反应调节剂：短小棒状杆菌、胞必佳、高聚金葡素、A 群链球菌提取物 (代表药物力尔凡、OK-432，沙培林等)。

(3) 中药：有榄香烯乳注射液、康莱特注射液、鸦胆子乳注射液等，用于晚期患者。

(4) 胸膜硬化剂：四环素及其衍生物多西环素或米诺环素。红霉素：通常 1g 红霉素溶入 50% 葡萄糖注射液 20mL 中，再加利多卡因防止疼痛。有效率 84%。

(5) 其他：除上所述，还有自体血、凝血酶、放射性核素制剂、无水乙醇等胸腔内注入治疗 MPE，均取得一定的疗效。

(二) 手术治疗

非手术疗法有时症状缓解不明显、复发早、治疗周期长。可采用手术方法为主的综合疗法治疗 MPE，特别是胸腔镜手术的出现使得 MPE 的外科治疗出现了新的飞跃。

1. 传统外科手术治疗

传统手术中胸膜腔腹腔分流术 (PPS) 简单安全，适用于有“包裹肺综合征”、恶性乳糜胸等胸膜固定术无效的顽固性 MPE 患者。95% 症状有效减轻，中位生存时间为 4.9 个月，未见腹腔种植转移。通过外科手术综合治疗肺癌伴恶性胸腔积液有重要临床意义。传统术式中尚有胸膜剥离切除术和胸膜肺切除术，考虑此两种术式仍属于姑息治疗，且创伤大，并发症多而重，故临床上较少应用。

(1) 胸腔腹膜腔引流术：在全麻或局部麻醉下进行。在剑突下放置引流管将胸腔和腹膜腔联通，其间有单向阀控制，当胸腔积液增多的时候，压力作用使胸腔积液通过单向阀流向腹腔，利用腹膜和网膜巨大的吸收面积而吸收胸腔积液。另外一种方法是将单向阀改成单向泵，该泵每次可以从胸腔内抽吸约 1500mL 的液体，该方法的禁忌证是患者不合作，或者胸腔内已经分房分隔，或者胸液内发现较多的白细胞或者脓细胞，或者腹腔内曾经手术腹膜广泛粘连，或者腹腔已经感染，或者患者预期生命期已经很短。

(2) 胸膜肺切除术：主要适用于病变局限在一侧胸腔，患者心肺功能较好能耐受一侧全肺切除。取后外侧切口，第 5 肋床进胸。壁层胸膜外剥离，剥离至胸膜顶时，由于粘连紧密，容易牵拉锁骨下动、静脉，应避免造成血管损伤。增厚的胸膜有可能与膈肌、食管、胸主动脉等重要脏器紧密粘连，应避免损伤。剥离到肺门处理肺动静脉时，若粘连严重，解剖不清，可打开心包处理肺血管。最后游离主支气管，钳夹切断。将壁层胸膜连同患肺一并切除，缝合包埋残端。冲洗止血，检查无漏气，置管关胸。

2. 胸腔镜手术治疗

近年来胸腔镜下 MPE 微创治疗的发展克服了传统手术创伤大的缺点，它可以行微创下胸膜剥除，分离胸内粘连，充分吸净胸内积液，尤其是对发现的肺内、胸膜或膈肌的病变，可同时切除送病检，以此明确病因，指导进一步治疗。另一方面，还可借助胸腔镜行胸膜固定术。胸腔镜手术治疗创伤小，并发症少，术后恢复快。因此，认为在大量胸腔积液的患者中尤其是顽固性 MPE 以及包裹性胸腔积液患者中，采用胸腔镜的外科治疗是一种安全有效的方法。

电视辅助胸腔镜手术的适应证包括大量恶性胸腔积液、诊断不明的胸腔积液、内科治疗效果不佳的恶性胸腔积液。

电视辅助胸腔镜手术的禁忌证包括两方面：首先是常规开胸手术的禁忌证，比如严重心、肺功能损害，恶病质，病变弥漫或巨大无法切除等。电视辅助胸腔镜手术的特殊禁忌证，如胸膜腔弥漫性粘连(尤其是致密性)，巨大或侵及胸壁的胸部肿瘤，慢性脓胸等。恶性胸腔积液不能肺复张者；胸膜感染性疾病。

胸腔镜手术要点：

(1) 麻醉：采用双腔管气管插管静脉复合麻醉。

(2) 体位及切口：健侧卧位或术侧在上正侧卧位，通常采用 3 个切口：第一切口位于第 8 肋间腋中线处，置入 0° 或 30° 胸腔镜；第二切口位于腋前线和乳头中线之间，用于置入操作器械；第三切口位于肩胛线下一个肋间。切口选择是灵活的，可以根据探查结果灵活决定。

(3) 手术

1) 机械摩擦法：在胸腔镜观察下，以第三切口进行牵引肺组织更好地暴露胸膜。以胸腔镜下长钳钳夹干纱布球或金属球，在监视器观察下对壁层及脏层胸膜进行反复摩擦，上至胸腔顶部，下至膈肌，壁层胸膜的被摩擦程度以镜下看到胸壁的充血和少许渗血为止。全胸膜摩擦后观察胸壁是否有活动性出血，渗血过大处应电凝止血。摩擦法大都配合化学法或滑石粉法，以取得更好疗效。

2) 滑石粉法：是通过管道将 0.5 ～ 5g 的滑石粉均匀地喷在胸膜上，可以造成特别有效并不可逆的转变，使胸膜紧密粘连难以二次开胸，因此预计可能再次开胸的不采用。滑石粉胸膜固定术的成功率高达 95%。常见的副作用是发热或胸痛。

3) 化学法：是通过管道将顺铂、葡萄糖或四环素等化学药品均匀地涂布在胸膜上，使两层胸膜紧密粘连。

4) 激光法：经切口置入激光光纤，对胸膜进行烧灼，破坏胸膜间皮。也可以以氩气刀代替激光进行烧灼。

5) 胸膜剥脱术：是处理恶性胸腔积液最有效的方法。一般将 0.9% 的生理盐水注入壁层胸膜下，使胸膜和胸壁之间形成水囊，壁层胸膜全层从胸壁自然脱离，反复在全胸壁和纵隔胸膜下注水，平均注入生理盐水 500mL，对凝血功能差的注入止血药或血压不高者加入肾上腺素或垂体后叶素；以纱球或内镜钳在胸膜下做钝性推剥游离，剥除全层胸膜及切除之，最后检查剥离面，止血。

6) 并发症及处理：胸腔镜治疗恶性胸腔积液并发症较轻，常见的有出血、发热、胸痛、心律失常、脓胸、切口感染、皮下气肿、癌细胞切口种植等。使用滑石粉的患者会有发热胸痛，可用吲哚美辛对症治疗；胸液引流较多者应该延长胸管留置时间，使胸膜与胸壁充分接触粘连；肺不张者可加负压吸引，促进肺扩张，与胸壁粘连。

3. 预后情况

恶性胸腔积液的预后大多与病理有关。乳癌引起的中间生存期大约在 1 年或 1 年以上；卵巢癌引起的恶性胸腔积液大概在 9 个月左右；胃癌等消化道恶性肿瘤和肺癌引起的一般中间生存期小于 3 个月。

4. 评论

就减轻症状及减少疼痛方面，传统手术组并不优于胸膜固定组，姑息手术如肿瘤局部切除往往和胸膜固定术同时进行。胸液的 pH ＜ 7.2 或胸液的葡萄糖含量＜ 3.3mmol/L 预示胸膜固定术的成功率低，对于肺不能完全扩张的患者胸腔镜下综合治疗也可以收到改善病情的效果。笔者的体会是胸腔镜下多种方法结合的治疗可以取得较好的效果。患者的胸闷等症状明显减轻。由于蛋白丢失的减少，患者体质可以得到改善，生活质量大大提高，甚至可以接受进一步的放化疗。笔者的经验中少量患者经胸腔镜下胸膜固定术后综合治疗可以达到 5 年以上的生存期。

第四章　胃肠疾病

第一节　胃黏膜脱垂症

胃黏膜脱垂症是指异常松弛的胃窦黏膜向前通过幽门管脱入十二指肠球部。发生被认为是胃窦部黏膜皱襞活动度过大和活跃的胃窦蠕动相互作用的结果。

一、病因学

正常胃壁结构中的黏膜层与深层的肌层之间并无坚固的连接，而是通过疏松的黏膜下层与肌层连接，相互间有一定的移动度。当胃、十二指肠发生炎症或其他病变时，胃黏膜下层变得更加疏松，胃黏膜移动度更大；同时胃、十二指肠蠕动功能紊乱，如胃窦蠕动增强，则黏膜皱襞很易被送入幽门，形成胃黏膜脱垂。一切能引起胃剧烈蠕动的因素，如精神紧张、烟酒咖啡刺激等均为本病的诱因。本病常与胃及十二指肠炎症并存，它们之间的关系有待进一步研究。

二、病理

由于绝大多数胃黏膜脱垂是可复性的，所以手术时或尸体解剖时未必能证实其存在。严重脱垂的黏膜表面充血、水肿，并可有糜烂、溃疡或息肉状增生，幽门部增厚和幽门口变宽。显微镜下可见幽门部黏膜及黏膜下层充血、水肿和腺体增生，并有不同程度的淋巴细胞、浆细胞及嗜酸性粒细胞浸润。

三、临床表现

本症多见于 30 ～ 60 岁男性。男女比例为 2.53 ∶ 1，轻症患者可无症状，或仅有腹胀、嗳气等非特异性症状。部分胃黏膜脱入幽门而不能立即复位者，可有中上腹隐痛、烧灼痛甚至绞痛，并可向后背部放射，常伴恶心、呕吐。症状的出现常与患者体位有关，如右侧卧位时容易发生，左侧卧位时则较少，甚至不发生。因进食可促进胃的蠕动，有利于胃黏膜脱垂的发生，故症状常与进食有明显的关系，但缺乏明显的周期性与节律性。服用碱性药物有时亦可使疼痛缓解，但其效果远不如消化性溃疡显著。上腹部压痛可能是本症唯一的阳性体征。当脱垂的黏膜阻塞幽门管而发生嵌顿或绞窄时，上腹部可触到柔软而有压痛的肿块，并出现幽门梗阻症状，伴或不伴消化道出血。

所谓逆行胃黏膜脱垂是相对胃黏膜脱垂提出来的一个内镜诊断概念，是指胃体或胃底黏膜通过贲门突入食管而言，多由胃镜检查时，咽部受到剧烈刺激导致剧烈干呕所致，并无实际临床意义。

四、试验室检查

部分患者粪便隐血试验阳性。胃镜检查时，可见胃窦部黏膜充而、水肿，有时可见出血点、糜烂或浅表溃疡等；当胃窦部收缩时，胃黏膜皱襞随蠕动经幽门进入十二指肠，舒张时，脱垂的黏膜皱襞可自幽门以下回复至胃腔。胃镜检查还有鉴别诊断价值。X线胃肠钡餐检查有肯定诊断价值。患者取俯卧位及右侧卧位时，可见可变的十二指肠球底部中心性充盈缺损。典型病例可见幽门管增宽，胃黏膜皱襞通过幽门管进入十二指肠球部，使十二指肠球部呈“书状”或“降落伞”状变形。

五、诊断和鉴别诊断

本病在临床上缺乏特征性症状和体征，确诊主要依靠X线钡餐检查。本病尚需与消化性溃疡及慢性胃炎鉴别。前者腹痛呈周期性、节律性，疼痛与体位无关。X线钡餐检查可见到龛影。后者胃镜检查有助于诊断。此外，本病还应与有蒂胃息肉脱入幽门管、幽门肌肥大和胃癌等鉴别。

六、治疗

本病以内科治疗为主，但并无特效药物，一般治疗包括少量多餐饮食，戒烟酒，餐后避免右侧卧位。腹痛可给予抗胆碱能药物和镇静剂，应尽量避免使用促胃肠动力药，以免加重黏膜脱垂。有幽门梗阻或消化道出血者应予相应处理。也有作者报告局部注射硬化剂治疗胃黏膜脱垂。最近有作者报道经内镜引导微波治疗胃黏膜，使症状缓解，有效率高达90%以上。脱垂胃黏膜引起幽门嵌顿或并发消化道大量出血，保守治疗无效时，需考虑外科手术治疗。并发胃炎、消化性溃疡及幽门螺杆菌感染者也应积极处理。

第二节　先天性肠旋转不良

先天性肠旋转不良是先天性发育异常所致，任何年龄段均可发病，多发生于新生儿及儿童，它是新生儿及儿童高位肠梗阻的常见病因之一，发生胆汁样呕吐是其临床重要表现，也可以表现为间断性腹痛、呕吐等，部分患者可以没有任何临床症状。

一、病因

胚胎早期肠道为一直管，并有共同的肠系膜，胚胎第6～10周，因中肠发育甚速不能容纳在发育较慢的腹腔内，而被迅速增大的肝脏推挤，大部分中肠经脐环突入卵黄囊内，形成一个生理性脐疝，至胚胎第10～11周，腹腔的发育加快，容积增大，中肠又回纳到腹腔，并以肠系膜上动脉为轴心，按逆时针方向逐渐旋转270°，使十二指肠空肠曲从右到左，由肠系膜上动脉后方转至左侧，形成十二指肠悬韧带，使回肠结肠连接部从左向右在肠系膜上动脉的前方转至右上腹，以后再逐渐降至右髂窝，正常旋转完成后，横结肠位于肠系膜上动脉的前方，升结肠和降结肠由结肠系膜附着于腹后壁，小肠系膜从左上腹斜向右下腹，并附着于腹后壁。

近年有人引用 Snyder 和 Chaffin 原著的图解描述，将中肠分为十二指肠空肠袢和回肠结肠袢两个部分，前者的旋转是肠袢原位于肠系膜上动脉的右侧上方，最初反时针旋转 90° 到达右下方，再经 90° 转至动脉的后方，最后 90° 转至动脉的左侧，形成十二指肠悬韧带。后者的旋转也同样如此，肠袢原位于动脉的左下方，经 3 次 90° 逆时针旋转共 270° 使横结肠位于动脉的前方，将盲肠移至右上腹，再逐步降到右下腹部，伴随着肠的旋转，在最后一个阶段，中肠的系膜与后腹壁融合，肠系膜的根部从屈氏韧带起斜行向右下腹部盲肠为止，如此十二指肠，盲肠及升结肠均被固定，小肠系膜有一相当宽的基底部附于后腹膜，在这种正常的解剖情况下，中肠不易发扭。

二、临床表现及诊断

1. 临床表现

新生儿是以突发性胆汁性呕吐的高位完全或不完全性肠梗阻为主要症状，非新生儿则以反复发作的呕吐或腹痛为主要症状，可经治疗或自行缓解，部分常伴有不同程度的营养不良和发育障碍，经常便秘或发生“消化不良”样腹泻。

2. 辅助检查

平片表现为高位肠梗阻征象，呕吐后平片亦可表现正常；消化道造影检查：十二指肠空肠连接处位置异常，多在右上腹部，此为肠旋转不良特征性表现，盲肠不在右下腹部，如果盲肠位于髂嵴上方即为异常，十二指肠空肠连接处及盲肠位置异常多为同时存在，也可单独存在，有时即使二者位置基本正常，也不能完全排除肠扭转可能（小肠肠系膜较长）。X 线检查发现肠旋转不良意味着要进行急诊手术，不管是否证实有无肠扭转。CT 表现：肠扭转是中肠以肠系膜脉管为中心出现漩涡征，且肠系膜脉管相互转位，这种表现具有一定价值，但不具有特异性。

三、鉴别诊断

1. 十二指肠狭窄或闭锁

一般胃及十二指肠高度扩张，盲肠及升结肠位置正常。

2. 环位胰腺

十二指肠降段狭窄，但小肠及结肠分布及位置无异常，胃及十二指肠无扩张。这里指出，先天性肠旋转不良经常合并十二指肠狭窄或闭锁或环位胰腺等先天性发育异常，需经手术证实。

四、治疗原则

肠旋转不良的治疗主要是手术治疗，手术的关键是完全分离压迫十二指肠的 Ladd's

索带，使十二指肠内容物能顺利进入空肠，同时要注意有些病例，如屈氏韧带异常附着于脊性而压迫十二指肠，应从脊性面上剪断该带，完全松解并拉直十二指肠。另外，Ladd's 索带等虽已松解，而盲肠结肠仍留在右侧腹腔，使盲、结肠再次与十二指肠及空肠粘连，后者受压造成再梗阻。故第一次手术应按 Ladd's 术式的要求将盲肠推到左上腹部，使全部结肠置于左侧腹腔，小肠则置于右侧腹腔，对由于肠系膜上动脉跨越并压迫横结肠造成右半结肠梗阻者，可作升结肠与左侧横结肠的侧侧吻合或回肠－横结肠吻合术。手术松解粘连时，应恰当使用锐性分离，出血时妥善止血，减少创面出血或渗血，以免术后造成再粘连。

第三节　溃疡性结肠炎

溃疡性结肠炎又称非特异性溃疡性结肠炎，是一种病因不明的直肠和结肠炎性疾病、病变主要限于大肠黏膜与黏膜下层。临床表现为腹泻、黏液脓血便、腹痛。病情轻重不等，多呈反复发作慢性病程。本病可发生在任何年龄，多见于20～40岁，亦可见于儿童或老年。男女发病率无明显差别。本病在我国较欧美少见，并且病情相对较轻，但近年患病率似有增加，重症也常有报道。

一、病因和发病机制

溃疡性结肠炎病因尚未完全明确，其可能与下列因素的综合作用有关。

1. 免疫异常

本病的免疫异常日益受到重视，但在发病机制中的作用与意义尚未作出结论。当前多认为溃疡性结肠炎系因肠黏膜的正常防御作用削弱，导致免疫调节失常。研究表明，本病患者肠黏膜分泌异常，提示系因黏液糖蛋白改变，以致影响肠黏膜屏障的完整性，从而使一般不易通过正常肠黏膜、对正常人无害的肠道共生菌群、食物等抗原，可以进入肠黏膜，激发一系列抗原特异性免疫反应与炎性变化。参与的细胞成分有中性粒细胞、巨噬细胞、肥大细胞、T 与 B 淋巴细胞、自然杀伤细胞等，这些效应细胞释出的抗体、细胞因子及炎症介质（白三烯、血栓素、组胺、前列腺素等）引起组织破坏与炎性病变。

2. 遗传因素

本病发病在种族间有明显差异，欧美文献统计，患者直系血缘亲属中有15%的人发病，均提示本病与遗传有关。有些患者 HLA-DR2 频率显著高于当地普通入群。

3. 感染因素

溃疡性结肠炎在临床和病理解剖上与一些慢性肠道感染相似，但在人群中并无传染本病的证据，也不能在同一患者鉴定出先后一致的病原微生物，化学治疗也难以彻底治愈。

事实上，可能是先有未知原因引起的黏膜损伤，微生物继而侵入。也有人认为本病系细菌性痢疾和阿米巴痢疾发展而来。

4. 精神因素

临床上观察到精神郁抑与焦虑对本病的发生与复发可有一定影响，因此有人提出精神异常是溃疡性结肠炎的病因或诱发因素。但临床资料说明本病有精神异常或精神创伤史者并不比一般人群多见；目前多认为精神异常可能是本病反复发作所致的继发表现。

目前在多数学者认为本病的发病既有自身免疫机制的参与，也与遗传因素有关，感染和精神因素可为诱发因素。

二、病理

溃疡性结肠炎的病变多位于直肠和乙状结肠，也可向上累及降结肠和整个结肠。病变主要集中在黏膜层。病变部位的结肠无光泽，失去弹性，肠壁增厚，结肠袋消失。急性暴发性病例和中毒性巨结肠病例，肠壁由于扩张而变得很薄，这种病例在临床上很容易造成结肠穿孔，在浆膜面可见所谓的小血管充血迂曲。而在慢性重症者，脂肪垂及肠系膜短缩并肥厚。在黏膜面，典型病例可见正常黏膜皱襞消失，多数不规则小溃疡形成，以及多数密布的假息肉。假息肉多呈圆形，有时呈棒状或形成桥状。本病属慢性非特异性炎症，病理组织学方面的改变并不特异。活动期黏膜呈重度慢性炎症，杯状细胞减少，腺上皮间中性白细胞浸润，陷窝脓肿形成是一大特征。早期病变仅限于黏膜的微细变化，在内镜和肉眼尚不能发现病变时，扫描电镜检查可见陷窝开口扩大，其周边细胞融合，细胞和陷窝结构破坏。

三、临床表现

本病的临床表现多样化，轻重不一，发病可以缓渐或突然。多数患者病程反复发作，发作间期症状可缓解；少数患者首次发作后病情长期缓解，可持续 10 余年之久，这类患者一般都属轻型；也有少数患者症状持续，病情活动而不缓解。

主要症状是腹泻伴黏液脓血便，这是由于肠黏膜充血、水肿、出血和溃疡所造成，腹泻的次数取决于病变的轻重和广泛程度。腹泻严重时甚至可出现失水和电解质紊乱。病变局限于直肠时，鲜血附于粪便的表面，如炎症侵犯广泛的大肠黏膜，血常混于粪便之中。70%以上的患者有腹痛，多为痉挛性疼痛，病变常在左侧腹和下腹部，直肠的病变可致里急后重。其他症状可有腹胀、乏力、消瘦、发热等。肠外症状以关节痛居多，有时也可出现虹膜炎、阿弗它口炎、皮下结节或结节性红斑，后者多出现在小腿和上臂的外侧。

体征方面：腹部压痛，左下腹固定压痛多见，左腰腹次之，严重者沿全结肠走行部位多处压痛，常伴肠鸣音亢进；腹部包块，左下腹可触及腊肠样或硬管状条索包块，系结肠痉挛或肠壁变厚之故；腹部胀满，见于急性结肠扩张者，以上腹部膨隆为著；腹肌紧张，以急性活动期全结肠炎者多见；直肠指检，肛门、直肠常有触痛，肛门括约肌张力增高，为痉挛所致；重度患者体温多在38℃以上，心率快，贫血面容等。

四、诊断

1. 血液检查

可有贫血，多因慢性失血或营养不良所致。急性期有白细胞计数增高及红细胞沉降率加速。严重者呈凝血酶原时间延长，凝血因子Ⅷ活性增加，血清白蛋白及钠、钾、氯降低。缓解期如有血清球蛋白增加，常是病情复发的先兆。

2. 粪便检查

常有黏液脓血便，显微镜检见红、白细胞与巨噬细胞，应反复检查排除溶组织内阿米巴滋养体与包囊。常规培养以排除沙门菌属、痢疾杆菌、空肠弯曲菌，需厌氧培养排除难辨或产气荚膜梭状芽胞杆菌肠炎。在血吸虫病流行区需大便孵化排除血吸虫病。

3. 乙状结肠镜或纤维结肠镜检查

基本病变是结肠黏膜充血、水肿，黏膜脆性增高，易出血；黏膜下树枝状小血管模糊不清或消失。可见到淤斑及微小溃疡，或广泛的黏膜剥脱面。晚期病例呈现黏膜苍白，结肠袋消失，肠腔狭窄和假息肉。完全愈合后，只遗留黏膜颗粒状改变。作结肠镜检查需同时做分泌物检查和细菌培养，必要时做活组织检查，以除外特异性结肠炎或肿瘤。

4. X线钡剂造影检查

钡剂灌肠造影是诊断本病的主要手段之一。气钡双重造影有利于观察黏膜水肿和溃疡。初期所见为结肠的功能性改变，肠壁痉挛收缩，结肠袋增多，黏膜皱襞增粗紊乱。溃疡形成时，可见肠壁边缘有大小不等的锯齿状突起。直肠和乙状结肠可见细颗粒状或橘皮样改变。较大的溃疡可使结肠边缘出现一排数毫米大小的龛影。后期由于肠壁纤维组织增生以致结肠袋消失，管壁平滑变硬，肠腔变窄及肠管缩短呈水管状。有假息肉形成时，可见肠腔有多发的圆形缺损。X线检查对轻型或早期病例的诊断不大。肠系膜上或肠系膜下动脉选择性血管造影，可使病变部位的细小血管显影，对本病的诊断可提供有力帮助。典型表现可见肠壁动脉有中断、狭窄及扩张影像。毛细血管像显示中度浓染，静脉像早期显示高度浓染。

五、鉴别诊断

以慢性腹泻伴腹痛、贫血、间歇性低热为表现者，要排除感染性和病毒性肠炎、肠道易激综合征、菌痢、阿米巴肠病、结肠憩室病、结肠克罗恩氏病等；以反复出血而无腹泻为表现的，应和痔、肛裂、直肠息肉、直肠癌、放射性直肠炎、结肠炎等相鉴别；以血便、发热、失水和衰竭为表现的重度溃疡性结肠炎，应与急性感染性结肠炎，伪膜性结肠炎等相鉴别。

六、治疗

本病为一种病程经历甚为特殊而又无特异治疗的疾病。内科发作期治疗原则为，主要采取对症治疗，以纠正营养不良，提高血溶量，改善贫血，抑制并发症，并积极鼓励患者增强治病信心，坚持合理的治疗；缓解期治疗原则，力争保持缓解状态。减少发作次数、减轻发作程度和缩短发作期限。

（一）一般治疗

1. 休息、饮食

活动期患者应强调充分休息，急性发作期，尤其是重症患者应住院治疗。一般在发作期宜予流质饮食，待病情好转后改为高热量、高蛋白、富维生素的低渣饮食。有些患者可能对牛乳蛋白过敏，进食牛奶后可使腹痛、腹泻加重，对这些患者应限制乳制品的摄入。对有缺铁、叶酸缺乏或贫血患者，可经口服或注射补充，必要时予以输血。有低蛋白血症患者可静脉输注血清白蛋白、血浆等。

2. 营养

应饮用富有营养而易于消化的食物。发作期不要吃粗纤维多的蔬菜、水果及谷类，不可饮酒及食用过多的调味品。每天蛋白摄入量应达到2g/kg体重，总热量为2500～3500kcal，少量多餐，持续3个月以上。严重腹泻者可流质饮食。一般患者可进低渣饮食，不必限制饮食种类。病情恶化者应予禁食，易于口外营养疗法。如静脉高价营养疗法，以补充蛋白质和热卡，促进全胃肠休息，改善正氮平衡和临床症状。

3. 纠正水、电解质平衡紊乱

重症患者因腹泻严重、发热，易产生水盐代谢紊乱及酸碱失衡，且大剂量激素治疗时，尿钾排出增加，更易致低血钾，而后者可诱发中毒性肠扩张。故对这些患者应密切观察病情变化，及时纠正水、电解质平衡紊乱和酸碱失衡。每日可静脉滴注10%葡萄糖生理盐水2000～3000mL，并补充钾、钙。急性发作性腹泻，每天给予维生素A 25000U，维生素B 1000U，泛酸盐20mg和维生素C 200mg。如凝血酶原时间延长，可口服维生素K。

4. 对症治疗

腹痛明显者可适当应用解痉镇痛剂如阿托品、普鲁本辛等。复方苯乙哌啶等虽有助于减轻腹泻，缓解腹痛，但对重症者有诱发中毒性肠扩张的危险，应慎用。纠正贫血，可酌情给予输入全血、血浆和水解蛋白等。病情活动期，尤大出血时，不可口服铁剂，因不但不能立即奏效反而加剧腹泻。

（二）药物治疗

1. 氨基水杨酸制剂

柳氮磺吡啶(AasP)为治疗本病首选。口服后在肠内分解为磺胺吡啶及5氨基水杨酸，对结肠肠壁组织有特别亲和力，起到消炎作用。轻型及中型患者，发作期4～6g/d，分4次口服，病情缓解后改为2g/d，疗程一年。本药副作用有恶心、呕吐、头痛和全身不适，偶有引起白细胞减少、关节痛、皮疹、溶血及蛋白尿等。副作用发生与药量有关，日用量4g以上者，副作用显著增多。有继发感染者可用青霉素、氯霉素、庆大霉素、氨青霉素、先锋霉素等。口服灭滴灵对本病有一定的疗效，一般用法以1200mg/d，分3～4次口服，疗程 3 ～ 6 个月。病程越短疗效越好。

2. 肾上腺皮质激素

激素是被公认为明显有效的药物，适用于急性发作期重症患者或慢性中度患者其他疗法无效者。其作用机制主要是非特异性的抗感染作用。还可以抑制自身免疫过程，减轻毒性症状。对重症患者，通常选用较大剂量的皮质激素作静脉滴注治疗，常用制剂为氢化可的松或氢化可的松琥珀钠，200 ～ 300mg/d，可以较快控制症状。一周后可改用强的松 40 ～ 60mg/d。症状缓解后可逐渐减量，减药速度宜慢，通常 7 ～ 10d 减 5mg，以免反跳。维持药量为 10 ～ 15mg/d，可维持月余或数月，再逐渐减量至停药。维持治疗或停药后可给予柳氮磺胺吡啶，以免复发。

3. 抗生素

尤对急性暴发型及中毒性结肠扩张者可采用抗生素治疗，使用前应做细菌培养。如青霉素类、氯霉素、可林达要素、妥布霉素、新型头孢霉素和先锋霉素均可酌情选用。不宜口服以避免胃肠道刺激征。甲硝唑可抑制肠内厌氧菌，并有免疫抑制、影响白细胞趋化作用，对溃疡性结肠炎有治疗效果。用法为 1.2g/d，分 3 或 4 次口服，疗程为 6 个月。

4. 微生态制剂

近来有人根据溃疡性结肠炎肠道菌群失调学说，提出用微生态制剂来治疗，并已经在临床初步试用，部分病例有效。微生态制剂的原理主要是活性的微生物来调节肠道群，使之达到平衡。目前，国内临床上使用的微生态制剂有两种，一种是地衣芽孢杆菌（其商品名叫整肠生或肠炎灵），每克含 10 亿活菌，一般每次口服 0.5g，3 次 / 日。另一种是双歧杆菌（商品名叫丽珠肠乐），每克含 1 亿活菌，一般 2 ～ 4g/d。如有效，患者一周内应有临床症状改善，如无效应停药。治疗中须用抗生素，否则影响疗效。

（三）物理治疗

物理治疗可以直接作用于腹腔脏器，也可通过皮肤反射性作用于胃肠道，从而起到解痉、镇痛、消炎、改善局部血液循环的作用，一般认为，理疗可作为溃疡性结肠炎的辅助治疗手段。如对肠蠕动亢进、出现腹痛、腹泻者，可选用透热治疗、超高频电场治疗，可采用温热水坐浴、腹部热敷、太阳灯或红外线灯腹部照射等，其他还有水针、电针、火罐治疗及磁疗、按摩等。

第四节　结肠癌

结肠癌是胃肠道中常见的恶性肿瘤之一，以 41 ～ 51 岁发病率最高。我国近 20 年来尤其在大城市其发病率明显上升，且有结肠癌多于直肠癌的趋势。从病因看半数以上来自腺瘤癌变，从形态学上可见到增生、腺瘤及癌变各阶段以及相应的染色体改变。随分子生物学技术的发展，同时存在的分子事件基因表达亦渐被认识，结肠癌的发生发展是一个多步骤、多阶段及多基因参与的遗传性疾病。

一、病因

结肠癌病因虽未明确，但其相关的高危因素渐被认识，如过多的动物脂肪及动物蛋白饮食，缺乏新鲜蔬菜及纤维素食品，缺乏适度的体力活动。遗传易感性在结肠癌的发病中也具有重要地位，如遗传性非息肉性结肠癌的错配修复基因突变携带的家族成员，应视为结肠癌的高危人群。有些疾病如家族性肠息肉病已被公认为癌前期疾病；结肠腺瘤、溃疡性结肠炎以及结肠血吸虫病肉芽肿，与结肠癌的发生有较密切的关系。大肠癌时从正常细胞向癌变演进，从腺瘤－癌序列约经历10～15年，在此癌变过程中，遗传突变包括癌基因激活、抑癌基因失活、错配修复基因突变及危险修饰基因。APC基因失活致杂合性缺失，错配修复基因突变致基因不稳定，出现遗传性非息肉病结肠癌综合征。

二、病理与分型

1. 肿块型

肿瘤向肠腔内生长，好发于右侧结肠，特别是盲肠。

2. 浸润型

肿瘤沿肠壁浸润，容易引起肠腔狭窄和肠梗阻，多发生于左侧结肠。

3. 溃疡型

其特点是肿瘤向肠壁深层生长并向周围浸润，是结肠癌常见类型。

显微镜下结肠癌的组织学分类较常见的类型：①腺癌：占结肠癌的大多数；②黏液癌：癌细胞分泌大量黏液，预后较腺癌差；③未分化癌：癌细胞分化程度很低，易侵入小血管和淋巴管，预后最差。

三、临床病理分期

分期目的在于了解肿瘤发展过程，指导拟定治疗方案及估计预后。国际一般仍沿用改良的Dukes分期及DICC提出的TNM分期法。根据我国对Dukes法的补充，分为：癌仅限于肠壁内为DukesA期；穿透肠壁侵入浆膜或(及)浆膜外，但无淋巴结转移者为B期；有淋巴结转移者为C期，其中淋巴结转移仅限于癌肿附近如结肠壁及结肠旁淋巴结者为C_1期，转移至系膜和系膜根部淋巴结者为C_2期；已有远处转移或腹腔转移，或广泛侵及邻近脏器无法切除者为D期。

TNM分期法：T代表原发肿瘤，T_x为无法估计原发肿瘤。无原发肿瘤证据者为T_0；原位癌为Tis；肿瘤侵及黏膜下层为T_1；侵及固有肌层为T_2；穿透肌层至浆膜下为T_3；穿透脏层腹膜或侵及其他脏器或组织为T_4。N为区域淋巴结，N_x无法估计淋巴结。无淋

巴结转移为 N_0；转移区域淋巴结 1 ～ 3 个为 N_1；4 个及 4 个以上区域淋巴结为 N_2。M 为远处转移，无法估计远处转移为 M_x。无远处转移为 M_0；凡有远处转移为 M_1。

结肠癌主要为经淋巴转移，首先到结肠壁和结肠旁淋巴结，再到肠系膜血管周围和肠系膜血管根部淋巴结。血行转移多见于肝，其次为肺、骨等。结肠癌也可直接浸润到邻近器官。如乙状结肠癌常侵犯膀胱、子宫、输尿管。横结肠癌可侵犯胃壁，甚至形成内瘘。脱落的癌细胞也可在腹膜种植转移。

四、临床表现

结肠癌早期常无特殊症状，中晚期结肠癌可出现一系列临床表现。

1. 排便习惯与粪便性状的改变

常为最早出现的症状。多表现为排便次数增加、腹泻、便秘、粪便中带血、脓或黏液。

2. 腹痛

腹痛也是早期症状之一，常为定位不确切的持续性隐痛，或仅为腹部不适或腹胀感，出现肠梗阻时则腹痛加重或为阵发性绞痛。

3. 腹部肿块

多为瘤体本身，有时可能为梗阻近侧肠腔内的积粪。肿块大多坚硬，呈结节状。如为横结肠和乙状结肠癌可有一定活动度。如癌肿穿透并发感染时，肿块固定，且有明显压痛。

4. 肠梗阻症状

一般属结肠癌的晚期症状，多表现为慢性低位不完全肠梗阻，主要表现是腹胀和便秘。腹部胀痛或阵发性绞痛。当发生完全梗阻时，症状加剧。左侧结肠癌有时可以急性完全性结肠梗阻为首先出现的症状。

5. 全身症状

由于慢性失血、癌肿溃烂、感染、毒素吸收等，患者可出现贫血、消瘦、乏力、低热等。病情晚期可出现肝大、黄疸、水肿、腹水、直肠前凹肿块、锁骨上淋巴结肿大及恶病质等。由于癌肿病理类型和部位的不同，临床表现也有区别。一般右侧结肠癌以全身症状、贫血、腹部肿块为主要表现，左侧结肠癌则以肠梗阻、便秘、腹泻、便血等症状为显著。

五、诊断

结肠癌早期症状多不明显，易被忽视。凡 40 岁以上有以下任一表现者应列为高危人群：①Ⅰ级亲属有结直肠癌史者；②有癌症史或肠道腺瘤或息肉史；③大便隐血试验阳性者；④以下五种表现具二项以上者：黏液血便、慢性腹泻、慢性便秘、慢性阑尾炎史及精神创伤史。对此组高危人群或对疑为结肠癌时，行 X 线钡剂灌肠或气钡双重对比造影检查，以及纤维结肠镜检查，不难明确诊断。B 型超声和 CT 扫描检查对了解腹部肿块和肿大淋巴结，发现肝内有无转移等均有帮助。血清癌胚抗原 (CEA) 值约 60% 的结肠癌患者高于正常，但特异性不高。用于术后判断预后和复发，有一定帮助。

六、治疗

结肠的治疗方法有手术治疗、化学治疗、放射治疗等，其中手术切除为主要的治疗措施。

1. 结肠癌根治性手术

切除范围须包括癌肿所在肠袢及其系膜和区域淋巴结。①右半结肠切除术：适用于盲肠、升结肠和结肠肝曲的癌肿。对于盲肠和升结肠癌，切除范围包括右半横结肠、升结肠、盲肠，包括长约 15 ～ 20cm 的回肠末段，作回肠与横结肠端端或端侧吻合。对于结肠肝曲的癌肿，除上述范围外，须切除横结肠和胃网膜右动脉组的淋巴结；②横结肠切除术：适用于横结肠癌。切除包括肝曲或脾曲的整个横结肠以及胃结肠韧带的淋巴结组，行升结肠和降结肠端端吻合。倘若因两端张力大而不能吻合，对偏左侧的横结肠癌可切除降结肠，行升结肠、乙状结肠吻合术；③左半结肠切除术：适用于结肠脾曲和降结肠癌。切除范围包括横结肠左半、降结肠，并根据降结肠癌位置的高低切除部分或全部乙状结肠，然后作结肠间或结肠与直肠端端吻合术；④乙状结肠癌的根治切除术：要根据乙状结肠的长短和癌肿所在的部位，分别采用切除整个乙状结肠和全部降结肠，或切除整个乙状结肠、部分降结肠和部分直肠，作结肠直肠吻合术。

2. 结肠癌并发急性肠梗阻的手术

应当在进行胃肠减压、纠正水和电解质紊乱以及酸碱失衡等适当的准备后，早期施行手术。右侧结肠癌作右半结肠切除一期回肠结肠吻合术。如患者情况不许可先做盲肠造口解除梗阻，二期手术行根治性切除。如癌肿不能切除，可切断末端回肠，行近切端回肠横结肠端侧吻合，远切端回肠断端造口。左侧结肠癌并发急性肠梗阻时，一般应在梗阻部位的近侧作横结肠造口，在肠道充分准备的条件下，再二期手术行根治性切除。对肿瘤不能切除者，则行姑息性结肠造口。在结肠癌手术切除的具体操作中，首先要将肿瘤所在的肠管远近端用纱布条扎紧，以防止癌细胞在肠腔内扩散、种植。随即结扎相应的血管，以防止癌细胞血行转移。可在扎闭的肠腔内给予稀释的抗癌化学药物如 5FU，然后再行肠袢切除。结肠癌手术的术前准备十分重要。常用的一类是口服肠道抗菌药物、泻剂及多次灌肠办法：①全肠道灌洗法，于术前 12 ～ 14h 开始口服 37℃左右等渗平衡电解质液（用氯化钠、碳酸氢钠、氯化钾配制），引起容量性腹泻，以达到彻底清洗肠道的目的，一般灌洗全过程约需 3 ～ 4h，灌洗液量不少于 6000mL。灌洗液中也可加入抗菌药物。但此法对有的患者不能耐受，对年老体弱，心、肾等重要器官功能障碍和肠梗阻者不宜选用；②于术前 2d 进流质饮食，口服肠道抗菌药物（如甲硝唑等）和泻剂（如篦麻油 10 ～ 30mL 或硫酸镁 15 ～ 20g，每日 1 次），术前晚清洁灌肠；③口服 5%～ 10%甘露醇法，较前法简便。但因甘露醇在肠道内被细菌酵解，可产生因术中使用电刀而易引发爆炸的气体，应予注意，对年迈体弱、心功能差者，也应慎用。上述这些术前肠道准备措施可使结肠排空，并尽量减少肠腔内细菌数量，减少手术后感染。

3. 化学药物治疗

化学药物治疗不论辅助化疗或肿瘤化疗均以 5FU 为基础用药。辅助化疗适用于根治术后，DukesB 及 C 期患者。常用方案：① 5Fu 每日 450mg/m^2，共 5 日，静脉注射，间歇 4 周后，450mg/m^2 每周 1 次，连用 48 周，与此同时应用左旋咪唑 50mg，3 次 / 日，每 2 周服 3 天，连用 1 年；② CF/FU 方案：OF(亚叶酸钙) 每日 20 或 200mg/m^2，共 5 日，5FU 每日 450 或 70mg/m^2，共 5 日，静脉滴注，每 4 周重复，术后共应用 6 疗程；③口服 FT207100 ～ 150mg/m^2，共 5 日，3 次 / 日，总量达 20 ～ 40g；氟铁龙：400mg，3 次 / 日，共 21d，停 7d 重复 3 ～ 6 次。结肠癌的预后较好，经根治手术治疗后，对 DukesA、B 及 C 期的 5 年生存率约分别可达 80%、65%及 30%。

4. 化学预防

大肠癌由于存在息肉 - 腺瘤 - 腺癌的演进序列，历时长，因而为预防提供了可能。目前常用的阻断演进的物质有非甾体消炎药，可拮抗环氧化酶活性，抑制核因子 kap-paB，如阿司匹林已有临床试验研究报告，舒林酸具可逆性还原、不可逆性氧化抑制前列腺素产物导致息肉退缩，此外维生素 E、维生素 C、维生素 A 可抑制直肠腺瘤上皮增生。钙剂、大豆、蔬菜等均为有益饮食、健康食品，有防护作用。

第五章 肺部感染性疾病

第一节 支气管扩张的外科治疗

一、概述

1919年，Laennec首次描述了支气管扩张这一种疾病，并叙述了其特征为支气管永久性的损害，形态学表现为管壁结构的破坏及管腔的扩张。1929年，Brunn提出可以手术切除支气管扩张的病变部位，从此手术治疗逐渐成为支气管扩张的重要的治疗方法。1937年后，Churchill、Belsey发展了肺的手术技术，采用肺叶切除及肺段切除的方法治疗支气管扩张。随着对疾病认识的进展及手术技术的逐渐成熟，外科手术成为治疗支气管扩张的重要方式。

支气管扩张通常被定义为含有软骨的支气管分支结构的不可逆的永久性扩张，病变可以是局限或是广泛的。近年来，临床表现常为持续的咳嗽，每日大量排痰，反复肺内及胸腔内感染，症状长期存在，迁延不愈。感染反复发作，每日均有气道分泌物排出，气流的梗阻使呼吸做功增加，呼吸不畅，从而降低了生活质量。另一显著临床表现为不同程度的咯血，严重者可危及生命。病变可在任何年龄发生，年轻的患者存在支气管扩张，可能会合并先天性的疾病或免疫缺陷。在成人，相当多的患者具有支气管扩张的病理改变，但无自主症状。有症状的支气管扩张如果不进行处理，可引起持续性的气道损害，肺功能的不断丧失。对于支气管扩张的处理均以针对病因，减轻症状，延缓病变进展为目的，外科治疗以消除引起症状的不可逆支气管扩张病变为主。肺囊性纤维化所致支气管扩张病变广泛，以内科治疗为主，不在本篇讨论之列。

二、流行病学

支气管扩张总的发病率较难统计，多数数据来自各级医疗中心、保健中心或保险公司。许多患者CT显示有支气管扩张，但无明显自觉症状，多数的统计结果未包括这部分人群的数据。在一项HRCT用于人口普查并作为诊断证据的研究当中，支气管扩张而无症状的患者占支气管扩张患者总数的比例可高达46%。估计实际的发病率要高于从医疗保健机构得到的统计数字。疾病疫苗对于呼吸道疾病防治具有较大作用。随着疾病疫苗的不断开发，越来越多的呼吸道疾病可以得到及早预防，百日咳等对于呼吸道产生破坏的疾病发病率逐渐降低，这一点尤其对于儿童有显著帮助，根据统计，儿童的支气管扩张在逐年下降。在发达国家，支气管扩张的发病率及患病率是比较低的。在新西兰，发病率达到 3.7 人每 10 万人 / 年。在美国，在成人当中，发病者可达 10 000 人每 10 万人 / 年。在 18 ～ 34 岁的年龄段，发病率为 4.2 人每 10 万人 / 年，在 75 岁或以上的人群中，达 272 人每 10 万人 / 年。对比欧美国家，亚洲国家的患病率是比较高的，根据 1990 年我国香港政府的统计，住院率为 16.4 人每 10 万人 / 年。我国并无确切的统计数字，但从临床经验来看，近十年来，后天性支气管扩张患者数量在逐渐减少，这与人民生活水平提高，医疗卫生条件改善密不可分。

三、病因与发病机制

除少部分发病早的患者是先天性或遗传缺陷导致，绝大部分支气管扩张为获得性病变。无论自身机体有何种易患因素，大多数支气管扩张的形成都需经历肺部感染的阶段。这一点亦为文献上论及最多的病因，即大多数支气管扩张的形成是微生物与机体互相作用的结果。Angrill 等研究证实 60% ～ 80% 的稳定期患者气道内有潜在致病微生物定植，其中最常见的是流感嗜血杆菌、铜绿假单胞菌。有文献报道，一个急性的感染期即可使肺内支气管结构受到严重破坏，从而产生支气管扩张。目前多数学者认为，支气管扩张为多个因素互相作用的结果。支气管扩张存在的遗传性易感因素包括：先天性的纤毛运动障碍使气道清除能力下降；缺少 IgG、IgM、IgA 使支气管管腔内杀菌能力降低；α1 抗胰蛋白酶缺乏、营养不良等。有学者总结支气管扩张病变形成的直接原因主要由于 3 个因素的互相影响，即支气管壁的损伤、支气管管腔的阻塞、周围的纤维瘢痕形成的牵拉作用。另有假说综合了遗传因素与环境因素的影响，提出由于基因易感性，引起宿主的纤毛运动障碍，支气管清除分泌物及脓液的功能减弱，残存的细菌及坏死物无法被清除，细菌更易定植在管壁上，气道炎症反应加重，形成支气管壁的薄弱，由于慢性炎症的迁延不愈，管腔反复被阻塞，形成恶性循环。阻塞的管腔远端分泌物潴留，管壁即存在一定的张力，如遇到薄弱的支气管壁，即可形成扩张。儿童时期正在发育过程当中的支气管壁更易受到破坏，支气管扩张发病早，肺支气管破损可能越严重。在感染的慢性期纤维瘢痕的收缩在支气管扩张的发生中占有重要的作用。随着症状的发展，慢性咳嗽使支气管内气体压力增加，亦可占一定因素。

患者具有某些基础疾病时，支气管扩张是基础疾病发展过程中肺部病变的一个表现。在这种情况下，更要注意潜在疾病的处理。这类疾病包括免疫缺陷、肺囊性纤维化、真菌病、结核、淋巴结肿大、异物、肿瘤等。其致病机制多与支气管部分阻塞相关。但单纯支气管阻塞不会引起支气管扩张，如伴发感染，引流不畅，则为形成支气管扩张制造条件。右肺中叶支气管有其独特的解剖学特点，管径较小，相对走行较长、分叉晚，与中间段支气管及下叶支气管夹角相对较垂直，周边环绕淋巴结，而较易管腔阻塞，引流不畅。当中叶感染，支气管周淋巴结肿大，支气管腔狭窄时，易形成远端的支气管扩张。右肺中叶支气管扩张可为“中叶综合征”的一种表现。上肺叶的支气管扩张通常继发于结核。结核愈合过程中纤维瘢痕收缩，可牵拉已破坏的支气管壁。支气管扩张与以前是否患过肺结核病显著相关，在结核病流行的泰国，结核病是支气管扩张发病最重要的因素。

四、病理及病理生理

支气管扩张病变主要位于中等大小的支气管。病变支气管腔内常无纤毛及柱状上皮等细胞特征，可有鳞状上皮化生，正在受侵及的支气管壁可见溃疡形成，管腔扩大，管腔可充满黏液或脓液，管壁增厚，纤维组织增生，仅残留少量平滑肌及软骨组织，从而失去弹性，远端细小支气管可见堵塞或消失。中性粒细胞等炎症细胞侵犯支气管壁是支气管扩张较为常见的一种表现。病变区域可见炎症反应表现，支气管管腔内中性粒细胞聚集及肺组织内中性粒细胞、单核细胞、CD/T 淋巴细胞浸润。支气管扩张部位病肺常有肺感染、肺不张及支气管周纤维化可见肺实变、萎缩，部分出血的支气管扩张患者肺部可散在出血斑。在反复感染时期，肺泡毛细血管受破坏，支气管动脉扩张，动脉壁增厚。支气管动脉直径＞ 2mm 即可被认为异常，支气管动脉增粗、迂曲扩张，支气管动脉瘤样扩张动脉瘤形成或支气管动脉与肺动脉形成吻合血管网，动脉内血流丰富，一旦支气管动脉壁受感染侵蚀，易出现呼吸道出血。局限性的痰中带血主要来源于气管黏膜供血小血管的损伤，而大咯血主要来源于较大血管分支的侵蚀。随着病变进展，支气管动脉及肺动脉间的吻合支增多，形成广泛的侧支循环，体－肺分流严重，肺动脉阻力增加，从而加重心脏负担，导致右心衰竭及左心衰竭。

从解剖学角度来看，左主支气管较长，与气管角度较大，排痰相对困难，特别是左肺下叶基底段易存在引流不畅，左肺上叶舌段与下叶开口相距较近，易受感染。右肺下叶基底段支气管病变亦较多。但双下叶背段病变常较少，可能与体位相关，患者站立时即有助于引流双下叶背段支气管。结核性病变常发生于上叶，故结核相关支气管扩张常在上叶。

有三种不同的支气管扩张形态，即柱状、囊状、曲张状。柱状的支气管扩张标志为单独扩大的气道，囊状的支气管扩张为持续扩大的气道形成像串珠样的结构，曲张状支气管扩张为扩大的气道当中存在缩窄的结构。柱状病变重要位于肺段、肺亚段及其分支，囊状病变多侵犯小支气管，包括终末细支气管及呼吸性细支气管。支气管扩张很少侵及叶支气管。较大的支气管扩张，更可能由于周围纤维瘢痕牵拉所致，而细小的支气管扩张，引流不畅的因素具有重要作用。

有学者根据病变肺组织的血流灌注情况将支气管扩张分为非灌注型支气管扩张及灌注型支气管扩张。前者的主要特点为受累病肺的肺动脉缺少血流灌注，肺动脉通过体循环逆行充盈，支气管多呈囊状扩张。因此病肺毛细血管床遭到破坏，肺毛细血管的阻力增加，迫使体肺循环之间形成旁路，血液经肺动脉流向肺门。在肺血管造影时，患侧肺动脉表现为假性排空的征象。非灌注型的肺组织无呼吸功能和气体交换功能，并由于肺体循环旁路，有可能引起肺源性心脏病。支气管动脉充盈扩张，压力增高，变薄的支气管血管可发生破裂，患者出现咯血症状。灌注型肺为柱状支气管扩张，仍有呼吸功能和气体交换功能。肺动脉造影时，病肺的肺动脉可见有充足的血流灌注。此型相对病情较轻，多见肺部感染症状。此种分型对支气管扩张病变的供血特点进行了阐述，有助于病情的评估及手术方式的决定。

五、临床表现

支气管扩张患者男性比例高，各年龄段均有发病病例。病程常较长，可迁延数年或数十年。患者可存在幼年呼吸道疾病史或反复肺部感染病史。症状根据病情轻重，肺部感染加重及减轻，支气管管腔分泌物的多少，有无治疗而不同。呼吸系统的所有症状都可作为支气管扩张的临床表现，而部分患者可仅仅存在影像学表现而无症状。

慢性咳嗽、咳痰为一常见的症状。患者可有刺激性咳嗽，为长期慢性炎症刺激的后果，亦与气道的高反应性有关。仅咳嗽而无痰，称为“干性支气管扩张”。咳痰在晨起时最多，为夜间呼吸道潴留痰液。其次以晚间较多。痰量多者每日可达400mL。如痰液较多，咳痰无力，排痰困难，阻塞小支气管，则感胸闷气急。典型患者多为黄绿色脓样痰，如痰液有臭味则考虑存在厌氧菌感染。集大量痰液于玻璃瓶中，数小时后可分为3层：上层为泡沫，中层为黄绿色黏液，下层为脓块状物。咳痰的多少与感染程度、范围、机体抵抗力、病变支气管是否通畅、药物治疗是否有效等有密切关系。目前由于各类高效抗生素的普遍应用，大量脓痰的情况相对少见，但耐药病菌的存在相对增加。支气管扩张患者如抗生素有效，痰液引流通畅，症状可得到缓解，仅存在咳嗽或存在少量痰液，但因支气管结构发生改变，容易反复感染，症状可重复出现。

咯血为另一常见的症状，可从痰中带血至短时间内咯血数百毫升，程度不等，症状可反复发生。咯血量与病情轻重及病变范围不一定相关。有些患者的首发症状可能仅为咯血。对咯血程度的判定目前尚不统一。一般认为，24小时内咯血量在200mL以下者为少量咯血，200～600mL称为中量咯血，超过600mL则称为大咯血。也有人认为大咯血是指一次咯血300～500mL，大咯血往往来势凶猛，死亡率极高，可达60%～80%，故常引起医务人员的重视。De Gregorio等提供的一组在ClinicoUniversitarioLozanoBlesadeZaragoza医院微创中心进行的统计，以咯血为主要症状的患者中，患支气管扩张的人数占首位，可以从侧面反映在发达国家的疾病现状。影响大咯血患者死亡率的最主要因素为出血阻塞气管及支气管，影响正常肺组织的通气而导致窒息，部分患者可见血氧饱和度进行性下降，常低于90%，病情急重。结核性支气管扩张病变逐渐发展可发生咯血，病变多在上叶支气管。

因病肺组织长期慢性感染，常出现全身毒血症状，患者可有发热、乏力、食欲减退、消瘦、贫血等。症状重，病程长的患者常有营养不良，儿童患支气管扩张可影响生长发育。Kartagener综合征患者可具有支气管扩张的症状，同时具有内脏逆位及鼻窦炎。如感染侵及胸膜腔，患者常常发生胸痛、胸闷等胸膜炎、脓胸的表现。当出现代偿性或阻塞性肺气肿时，患者可有呼吸困难、发绀，活动耐力下降等表现。随病情进展，可出现肺源性心脏病的症状。

支气管扩张体征无特征性。早期支气管扩张患者仅有影像学改变，并无阳性体征。一般患者可发现肺部任何部位的持续性湿啰音，局部痰液排出后湿啰音可发生变化。湿啰音的范围随病变范围而不同。也可发现管状呼吸音或哮鸣音部分患者可有杵状指(趾),但目前,支气管扩张患者具有杵状指(趾)的比例明显变低。并发肺气肿、肺源性心脏病、全身营养不良时,可具有相应的体征。

六、支气管扩张的诊断

(一)症状及体征

如果患者具有下列症状,可怀疑其有支气管扩张。

(1) 反复肺部感染,迁延不愈,发作次数频繁,存在少量或大量脓痰,痰液可分层,病程可持续数年;可具有胸痛或呼吸困难。

(2) 非老年患者,反复咯血病史,可伴有或无支气管反复感染,有时咯血量偏大。

(3) 结核病史产生较大量的咯血。

(4) 局限的肺湿啰音,可有缓解期及持久存在,可伴管状呼吸音或哮鸣音。

支气管扩张的症状及体征相对具有非特异性,仅为临床进一步诊疗参考依据。怀疑具有支气管扩张的患者可进一步行其他检查。

(二)胸部影像学检查

胸部平片为肺部疾病初步筛选的影像学方法,但对于支气管扩张诊断价值有限。X 线片表现不典型,大部分见到的是肺纹理增多、紊乱,不能确定病变的程度和范围,病变轻微则表现无特殊。在过去,支气管造影是确诊支气管扩张较好的方法,但其为创伤性的检查,操作复杂,有一定的并发症发生率,目前已基本被大部分医疗单位淘汰。普通螺旋 CT 对于支气管扩张的诊断具有一定作用,但敏感性仍不高。在普通螺旋 CT 扫描检查中,可表现为局部支气管血管束增粗、肺纹理紊乱、条索状影和局限性肺气肿等,经 HRCT 证实这些部位的异常影像为支气管扩张的不同表现。因支气管扩张的患者往往在急性期出现肺内炎症、咯血引起肺泡内积血等,螺旋 CT 仅表现为肺组织急性渗出性病变,容易掩盖支气管扩张形态学影像表现而不能确诊,HRCT(高分辨 CT)具有准确、便捷、无创的特点,逐渐成为支气管扩张诊断的金标准。一般认为,HRCT 诊断支气管扩张的假阳性及假阴性为 2% 及 1%。主要的诊断依据包括:支气管的内径比相邻的动脉粗,支气管的走行没有逐渐变细,在肺外侧带靠近胸膜的 1 ~ 2cm 内,可见到支气管。在几项研究当中,HRCT 上肺及支气管的形态学改变与肺功能的变化及肺动脉收缩压的改变是相近的。有条件的单位可做 CT 三维重建,从不同的角度证实支气管扩张,更具有形象性。

柱状扩张的支气管如平行于扫描方向,可显示支气管壁及管腔含气影,呈分支状"轨道征";在横断面 CT 扫描上,扩张的支气管壁即支气管内气体。与伴行的肺动脉的横断面组合形似印戒,称为"印戒征";扩张的支气管走行和扫描平面垂直或斜行时则呈壁较厚的圆形或卵圆形透亮影。囊状扩张表现为大小不等的囊状,多聚集成簇,囊内可见气液平面。混合型扩张兼有柱状扩张和囊状扩张的部分特点,形态蜿蜒多变,可呈静脉曲张样改变。

随着CT的广泛应用，我们可以随访支气管扩张的不可逆现象。Eastham等人提出了一种新的支气管扩张的分级方式，共分三个级别。

1. 支气管扩张前期

由于长期反复感染，HRCT可以显示出非特异性的支气管管壁增厚的表现，但无管腔扩张。

2. HRCT支气管扩张期

HRCT可显示支气管扩张，但无囊状或柱状的典型改变。在这一期间进行随访。如果2年后仍然显示支气管扩张，则病变视为不可逆。

3. 成熟支气管扩张

如HRCT影像在长时间没有缓解，则为成熟的支气管扩张。这时影像学显示典型的支气管扩张的改变。此分级关注了支气管扩张在发病初期的表现，具有一定价值。

随着应用增加，MRI也获得了与CT相近的结果。但限于对比性不如CT，MRI在支气管扩张诊断中的应用较少。

(三)纤维支气管镜检查

纤维支气管镜为比较重要的一项检查，在支气管管腔阻塞的成因及病变定位方面具有较大的作用。具体包括下面几点：

(1) 支气管镜可了解支气管管壁的损害程度，为手术方案提供参考依据。如支气管管壁明显受累，溃疡，瘢痕形成，则应选择较为正常的支气管作为手术切除及缝合的部位。

(2) 如患者咳痰较多，引流欠佳，支气管镜可了解具体咳痰部位，确定合适的引流部位，并吸除痰液或痰痂，使肺通气好转。同时可留取痰液及分泌物标本，由于从深处采集样本，避免了口腔菌群污染，得到的细菌培养结果更加准确。

(3) 可明确支气管阻塞原因。支气管镜可明确支气管内有无肿瘤、息肉、异物、肉芽肿形成、外压性狭窄。部分异物在CT上难以显影，可通过支气管镜直接发现。CT显示部分支气管狭窄改变，应进一步进行纤维支气管镜检查。

(4) 部分支气管腔内病变可通过支气管镜治疗。肉芽肿形成可通过支气管镜烧灼使管腔通畅，异物可通过支气管镜取出。可通过支气管镜注入药物，使药物在局部发挥更大作用。

(5) 部分咯血的患者可明确出血部位，为支气管动脉栓塞术或肺部手术提供依据，便于栓塞出血血管或切除病变肺组织。支气管镜检可见管腔开口血迹部分可见活动性出血。大咯血的患者可在咯血间歇期进行检查。栓塞术后或手术后行支气管镜可检验治疗的效果。

(四)其他检查

支气管扩张的肺功能通常表现为阻塞性通气功能障碍，并可能有气道高反应性的证据。在术前，行肺功能可了解是否耐受手术，为手术方案提供依据。术后行肺功能可评估治疗的效果。部分咯血患者行肺功能时会使症状加重，不能或不敢尽力听从指令，致使检查不能进行或数据不真实。这部分患者可进一步应用血气分析辅助评估肺功能情况。

在咳痰较多的患者中，痰培养为应用抗生素提供了重要的依据。在脓性的痰中可能难以找到细菌。流感嗜血杆菌及铜绿假单胞菌是最常培养出的细菌。细菌的菌种变化可能与疾病的严重程度相关。在病情轻的患者，痰培养经常无细菌。在病情较重的患者痰液培养出流感嗜血杆菌，在病情最严重者则为铜绿假单胞菌。其他常见的菌属包括肺炎链球菌、副流感嗜血杆菌、金黄色葡萄球菌等。值得注意的是有时会培养出结核菌，非结核属分枝杆菌，以及真菌。针对病原菌应用有效的抗生素显得尤为重要。

肺通气 / 灌注检查有助于了解病肺血流灌注情况，对奇术切除的范围评估有帮助，无血流灌注的病变肺组织切除有助于改善肺功能。

七、治疗

支气管扩张患者病因、症状各不相同，病情有轻有重，病变部位多变，部分患者亦可合并其他疾病。故支气管扩张患者的治疗需因人而异，充分考虑患者个体病情的前提下，制订合理的治疗计划。

（一）一般治疗

支气管扩张的患者因咳嗽咳痰症状较多，可影响饮食及睡眠，通常营养条件较差，积极改善营养可为内科及外科治疗创造自身条件。有吸烟习惯的患者必须戒烟。适量运动，呼吸功能锻炼对于支气管扩张患者延缓肺功能损失也具有一定的作用。居住及工作环境空气清新能够减少呼吸道刺激，可能会减轻症状避免感染发生或加重。

（二）内科治疗

多数情况下内科治疗为支气管扩张患者首先进行的治疗方式。在支气管扩张的内科治疗中，总的目标是阻断感染 – 炎症反应的循环，阻止气道的进行性损伤，改善症状，阻止恶化，从而提高生活质量。除此之外，寻求并去除支气管扩张的病因也是非常重要的。部分病因如免疫缺陷、遗传病所致支气管扩张只能够保守治疗。

有效清除气道的分泌物是支气管扩张治疗的关键环节之一，可避免痰液滞留于气道，使黏液栓形成，从而引起细菌定植，反复感染和炎症。多年来发明了许多使分泌物排出的物理疗法，包括体位引流，震荡的正压呼气装置，高频率的胸廓敲击，在一定程度上对于气道分泌物清除有效。呼吸肌的锻炼能够改善患者运动耐量及排痰能力，从而改善生活质量。有研究证明利用生理盐水进行雾化对于稀化痰液、清除气道分泌物是有效的，虽然比较药物来说，作用相对较小。

许多患者具有气道阻塞、气道高反应性，并对支气管扩张剂具有较好的反应，临床上支气管扩张剂如 β 受体激动药，短时效的抗胆碱药经常用于支气管扩张的处理当中。大部分能够达到预期的效果，进一步需要相应的随机对照的临床试验支持。目前尚没有明确的证据证明应用类固醇激素抗炎对于支气管扩张有显著的疗效。最近的小样本的临床试验证明，在支气管扩张的患者中应用抗胆碱酯酶药，可有效改善咳嗽、脓痰及呼吸急促的症状。

抗生素不仅用于感染加重的时期，而且也用于抗感染后维持的治疗，我们应该了解不同的患者具有不同的细菌定植谱，同一患者在不同时期可感染不同的细菌，有的患者还具有多重感染，故根据情况需要应用不同类型的抗生素。痰培养及细菌药敏试验，对于抗生素的应用具有指导意义。应当指出让患者咳出深部的痰，并且重复培养结果，对于治疗的指导意义更大。在经验性治疗当中，应用针对铜绿假单胞菌、流感嗜血杆菌、金黄色葡萄球菌敏感的药物通常对于患者具有较好的疗效。研究证明一个14天疗程的静脉抗生素治疗改善了患者的症状，咳痰量，炎性指标，虽然没有改善一秒率及用力肺活量，对生活质量改善帮助较大。有学者研究了应用雾化吸入抗生素的作用，证明在抗感染方面有一定的疗效，但是支气管痉挛也有一定的发生率。一般情况下，如痰为脓性且较黏稠，可应用针对致病菌的广谱抗生素联合稀释痰液的药物，最少1～2周，至痰液性状发生改变。痰呈黄绿色的考虑可能存在铜绿假单胞菌感染，抗生素需选择覆盖假单胞菌的药物。支气管扩张如未去除病变部位为终身疾病，易反复感染，一般主张治疗至痰液转清，症状基本消失，病变稳定即可，不必长期用药。

（三）外科治疗

循证医学方面的研究显示关于支气管扩张的外科治疗尚无随机对照临床研究证据。随着对疾病认识的不断加深及支气管扩张治疗内科的规范化，支气管扩张的内科疗效不断提高。从西方国家的统计数据可看出这种趋势。来自 Ruhrland klinik 医院的统计，需要手术治疗的支气管扩张占总数的18.3%，只占支气管扩张的一小部分；在 Mayo Clinic 医院，需手术治疗的比例为3.9%。但从数十年的外科实践经验来看，手术能够明确消除病变部位，从而改善症状，控制病变进展，解除由于支气管扩张病变引起的生命威胁。因此，手术是支气管扩张的重要治疗方法。支气管扩张的病因不同，病变严重程度及部位各异，手术方式也不尽相同。以病变为导向，支气管扩张的手术治疗涵盖了肺外科手术的多种手术方式，包括各种肺段切除，肺叶切除乃至联合肺段切除，肺叶切除及肺移植。根据症状、病变部位、影像学表现而采取的外科治疗手段不尽相同。

1. 手术适应证及禁忌证

外科手术的目的为消除病变，改善患者的生活质量，防治支气管病变可能导致的并发症。文献统计的手术适应证包括反复而局限的支气管扩张合并呼吸道感染，持续脓痰排出，长期慢性咳嗽，上述症状对于内科保守治疗无效，故通过外科途径消除病变。我们认为根据支气管扩张手术的目的分为以下三类手术：

(1) 为了消除症状进行的手术：支气管扩张常常合并呼吸系统的症状，如长期反复干性咳嗽，反复呼吸道感染，持续脓痰排出，对于内科治疗效果不佳或不愿长期服用药物的患者来说，如病变部位局限，外科手术是一个比较好的选择。手术可切除病变部位，达到根治的目的。

(2) 为了处理合并病变进行的手术：如存在明确的由支气管扩张引起的并发症，可判断合并疾病是否能通过手术解决。可见于下列情况：如支气管扩张合并局限性肺脓肿；支气管扩张产生反复肺部感染，可合并有脓胸；长期慢性感染者肺组织破坏明显，局部存在肺不张、肺纤维化、肺通气减少，肺内分流增加，通气血流比改变，甚至形成毁损肺；支气管异物阻塞及肿瘤阻塞支气管可造成支气管扩张，支气管扩张患者肺内存在结核球、曲霉球。上述情况手术可通过消除病变达到治疗支气管扩张及合并病变的目的。

(3) 为了解除生命威胁进行的手术：支气管扩张重要的症状包括咯血。咯血量的多少与影像学或其他症状的病情并不平行。少量咯血后，血块阻塞较大的气道或出血弥散分布于各支气管，严重影响肺换气，有生命危险。一次性咯血量达 1500 ～ 2000mL 可发生失血性休克。支气管的咯血常反复发生，常常引起患者的重视。手术可通过切除出血部位，解除生命威胁。有时咯血症状较重，其他治疗无效，需急诊切除病变部位。

手术禁忌证主要包括一般状况差，肺、肝、肾功能不全，合并疾病多，不能耐受手术；病变比较广泛，切除病肺后严重影响呼吸功能；合并肺气肿、严重哮喘、肺源性心脏病者。手术后病变仍有残留，考虑症状缓解不明显者，需慎重考虑是否行手术切除。

2. 手术切除部位的设计

支气管扩张的外科治疗目的为尽量切除不可逆的支气管扩张病变，而尽量减少肺功能的损失。术前病变区域可见肺实变、损毁，对肺功能有影响，而健侧肺叶存在代偿作用，故切除病变肺组织，肺功能损失不大，并不影响患者术后日常活动。手术方式比较灵活，可根据病变决定手术部位，尽量切净病变。可按下列情况选择不同手术方式：

(1) 有明显症状，肺部反复感染，肺组织不可逆损害，病变局限于一叶可行肺叶切除，局限于肺段者可行肺段切除。

(2) 病变若位于一侧多叶或全肺，对侧的肺功能可满足机体需要，病肺呈明显萎缩、纤维化，肺功能丧失者，可做多叶甚至一侧全肺切除术。

(3) 双侧病变者，在不损伤基本肺功能的前提下可切除所有或主要病灶。双侧多段病变者，两侧受累总肺容量不超过 50%，余肺无明显病变，一般情况好，考虑能够耐受手术，则可根据心肺功能一期或分期切除。先行病变较重的一侧，待症状缓解及全身情况改善后行二期手术。分期手术者中间间隔时间应不少于半年，为肺组织功能代偿提供时间。一般认为术后 10 个肺段应当被保留。亦有文献报道支气管扩张分期手术后双侧肺仅剩余 8 个肺段也能维持生活。非局限者手术后可能症状缓解不明显，双侧手术指征宜从严掌握。

(4) 大咯血患者如咯血部位明确，为挽救生命，即使其他部位仍有病变，可行咯血部位的切除。术前应尽量明确手术的范围。因急诊手术的并发症及死亡率较高，有条件尽量在咯血间歇期做手术或止血后行择期手术。

(5) 双侧病变广泛，肺功能恶化较快，内科治疗无效，估计存活时间不超过 1 ～ 2 年，年龄在 55 岁以下者，可以考虑行双侧肺移植手术。

3. 手术时机

因支气管扩张是一种渐进性疾病，只要诊断确立，考虑肺组织病变已不可逆，患者未出现严重症状时即可进行手术，而不要等到出现大咯血、肺部毁损时再进行手术治疗。早期的手术治疗收效明显，并发症也相对较少。近年来对疾病认识加深，针对病原菌的抗生素逐渐增加，痰液引流充分，支气管扩张患者病变进展较慢，症状不重，对日常生活影响小，患者手术需求减少。因此根据患者自身情况，对症状的耐受性，影像学所示病变部位进行评估，确定手术时机。

4. 术前准备

(1) 术前常规检查包括血常规、生化、凝血功能等，行肺功能检查，血气分析。对于咳痰的支气管扩张患者，行痰培养及药敏试验。有选择性地行支气管镜检查明确病因、病变范围、支气管病变程度。

(2) 进行呼吸训练及物理治疗，以增强活动耐力，改善肺功能。根据病变位置进行体位引流，应用物理震荡方法促进痰排出。

(3) 营养支持对于促进术后恢复有重要意义。病程长，反复感染或咯血的贫血患者应给予输血及止血治疗。行支持疗法可增强机体对于手术的耐受性，促进术后恢复。

(4) 在手术进行之前，应该有充分的内科药物治疗。术前有脓性分泌物者，选用适当抗生素控制感染，尽可能使痰转为稀薄黏液性。雾化吸入支气管扩张药物及口服化痰药物对于痰液排出具有一定效果。指导患者体位引流，使痰量控制在每天 50mL 之内。考虑有结核存在，术前需规律抗结核治疗。患者病情平稳，可考虑手术。

5. 麻醉及手术的注意事项

麻醉时应尽量采用双腔气管插管，以隔离对侧肺组织，使其免受病侧肺脓性分泌物的污染或防止术中病肺出血引起健侧肺支气管堵塞窒息。双腔气管插管也可帮助咯血者定位。有条件者可行术中支气管镜，明确出血部位。部分患者右支气管已变形，如何双腔管插到位是一个考验。对于术中分泌物较多的患者，挤压病肺会在气管中涌出大量脓痰。术中可准备 2 套吸引器，一套用于手术台上，另一套用于麻醉师随时吸净气道分泌物。麻醉师与手术者配合，必要时停止手术步骤，先清理气道。手术可尽量先暴露钳夹或缝闭支气管，以免血或脓液内灌，然后处理各支血管。病变支气管钳夹后，气管中分泌物及出血大幅度减少，如持续分泌物或血排出，需注意其他部位病变。有时痰液比较黏稠不易吸除，术中气道堵塞，血氧饱和度下降幅度较大，手术风险加大。

由于存在肺部感染，病变常常累及胸膜，粘连紧密，存在体－肺血管交通支，分离粘连后胸壁上可见搏动性小血管出血，应注意止血彻底。术后可能渗血较多，应密切观察引流量。注意肺血管的解剖部位常发生异常，术中支气管动脉周淋巴结钙化，血管及支气管不易暴露。支气管扩张患者的支气管动脉一般都变得粗大甚至发生扭曲，直径可达 5 ～ 6mm，所以应将其分离出来单独处理或支气管旁的软组织全部缝扎。支气管扩张常有增生血管和异常血管，注意辨认。在剥离肺与胸腔粘连时，应尽量靠胸腔侧分离，以避免肺损伤，造成肺内脓性分泌物污染胸腔。导致胸腔感染和脓胸少见的是肝顶棘球蚴囊肿破入支气管，引起胆道支气管瘘，而导致的支气管扩张，因胸腔广泛粘连，肺组织炎症反应重，手术难度大、出血多，可选择肝顶棘球蚴残腔引流术。

6. 支气管扩张合并大咯血的手术处理

支气管扩张合并大咯血的出血来源动脉主要为支气管动脉。病变的血供比较复杂。解剖学研究表明右支气管动脉主要起源于右肋间动脉 (48.85%) 及降主动脉 (47.48%)，左支气管动脉主要起源于降主动脉 (97.84%)。左右支气管动脉可共干起源于降主动脉，以前壁最多 (74.03%)。支气管动脉起源亦存在较大变异，异位起源包括锁骨下动脉、膈下动脉、甲状颈干、胸廓内动脉等。其中异常起源的胸廓内动脉，可发出迷走支气管动脉及交通支向支气管供血。

异常支气管动脉归纳为：

(1) 主干型。支气管动脉主干及分支均扩张增粗，周围分支稀少。可见造影剂注入后呈云雾状外溢，出血量大，支气管壁可附着造影剂而显影。

(2) 网状型。支气管动脉主干及分支均扩张增粗，有双支或多支支气管动脉向同一病灶供血，构成血管网，造影剂经不同的血管注入均有外渗现象。

(3) 多种动脉交通吻合型。肺外体循环参与病变区供血，并与肺内支气管动脉沟通。多见于病变时间长，胸膜粘连明显者。

支气管动脉来源于体循环，血流压力高，出血后不容易止血。大咯血的准确定位主要依靠术前的HRCT及支气管镜，HRCT可见出血病肺广泛渗出，支气管镜可见出血痕迹，有时可直接看到血液自支气管某分支引出。如患者出血量大，各级支气管可能被血液掩盖，无法判断出血部位，虽在术中可见病肺存在出血斑、病肺淤血等情况，定位仍然欠准确。Baue 等认为：单侧肺支气管扩张病变超过 1 个肺叶时如术中切除病变明显的 1 个或 2 个肺叶后，开放支气管残端检查该肺余肺支气管仍有出血来源，术前检查及术中探查不能判断出血来源于哪一具体肺叶时，可以做一侧全肺切除以挽救生命。有条件者尝试行术中支气管镜或可找出出血的部位。

大咯血时手术死亡率及并发症明显提高，故越来越多的学者达成一致即手术应该在大咯血的间歇期进行，在咯血停止或病情稳定时手术。但若大咯血危及生命时应急诊手术。双腔气管插管能够隔离病变肺，保护正常肺组织，为下一步处理争取时间。但因隔离气囊压力偏低，出血量大时仍可进入对侧支气管，气道分泌物及出血潴留，对侧肺的通气仍受影响。有研究证据表明咯血时行支气管动脉栓塞为有效的治疗方法，施行快，并发症低。但在非活动性出血的时期出血血管被血凝块堵塞，有时造影无法明确具体的出血血管影响栓塞的成功率。血管内栓塞术术者的操作水平、介入诊疗设备的好坏、栓塞材料的选择、血管栓塞的程度、病变的病理生理特点及栓塞术后的治疗对手术效果均存在不同程度的影响。结合我国国情，有条件且有经验开展支气管动脉栓塞的单位有限，主要集中在大中型城市的三甲医院，介入治疗的经验及水平不等，所以在咯血期间行手术治疗成为可选择的一种方案。

根据作者经验，当支气管扩张患者出现危及生命的大咯血，非手术治疗手段无法应用或无效时，可考虑急诊手术。行双腔气管插管，轮替行单肺通气，分别经开放侧气道吸除出血，仔细观察，如一侧刚吸净积血后仍然持续有血自气道涌出或可持续吸引出血液，而对侧吸净残血后不再有血吸出，则可确定该侧为出血侧，选择该侧进行开胸手术探查。进入胸腔后分别依次阻断各叶支气管，该侧气道持续吸引，如不再出血，可确定出血来自阻断支气管所在肺叶，由此可控制出血并进行肺叶切除。总之，支气管扩张合并大咯血病情凶猛，需要判断准确，迅速决策，如决定手术，需手术医师及麻醉师密切配合，才能提高抢救的成功率。

7. 支气管剔除术治疗支气管扩张

20 世纪 90 年代中期，有学者开始进行支气管剔除术治疗支气管扩张，并取得了良好的效果。有研究表明，组织解剖学上，相邻肺泡隔上有 1 ～ 6 个肺泡孔 (Cohn 孔)，当年龄增大或支气管阻塞时，肺泡孔数目增多，借此肺泡孔建立旁路通气，此外，细支气管肺泡间 Lam-bert 通道和细支气管间的侧支通道也参与旁路通气的建立。所以。单纯剔除肺段支气管支而保留所属肺组织，只要有旁路通气来源，就可以部分地保存这部分肺组织的气体交换功能。支气管剔除术有以下优点：切除了病变不可逆的病理支气管，消除了产生症状的根源，保存了病变支气管区域的健康肺组织，通气功能损失少，最大限度地保存了肺功能。肺组织膨胀后基本无残腔，减少术后健肺代偿性肺气肿。术中首要的问题是准确定位病变支气管。首先探查肺表面着色情况，着色差异不明显时应将肺充气膨胀后摆至正常解剖位置，可用手轻触摸，了解支气管走行，在拟定切除的肺段支气管的肺表面沿支气管走行方向切开肺胸膜，然后固定该支气管，钝性分离该支气管表面的肺组织，暴露该支气管。支气管暴露后，应予以探查以进一步证实，如果为柱状扩张，该支气管呈不均匀纤维化，触摸时支气管壁增厚，硬度增加，弹性下降，且不均匀呈节段性；如果为囊性扩张，则可见多个串状分布的支气管囊壁柔软呈葡萄状，囊腔内可见脓痰溢出，囊腔可与肺组织紧密粘连。对于囊性支气管扩张，注意术中吸引，保持术野清晰。可选择从肺段支气管中间部分开始，更利于定位的操作。遇较大的血管和神经跨越支气管时，可在中点处切断肺段支气管，将支气管由血管或神经后方穿出后继续钝性剥离。剥离至远端时，支气管自然离断，断缘不必处理。必要时可嘱麻醉师加压通气，见余肺段膨胀良好，切断病变肺段支气管，残端全层间断缝合。远端肺段支气管管腔内可置入细导尿管接吸引器吸净腔内分泌物，行管腔内消毒，然后用组织钳夹住并提起远侧支气管断端。沿支气管外壁钝性加锐性剥离，将支气管从肺组织内逐步剔除，当剥离到其分支无软骨成分的小支气管处时，钳夹切断小支气管。更远的细小支气管结扎后留于肺组织内。注意剔除支气管时应剥离至近端见正常支气管为止。整个剔除过程中注意保护好肺段肺动脉、肺静脉。手术完成后请麻醉师加压使肺复张，可见已剔除支气管的肺段膨胀。如部分肺段无法膨胀，应寻找原因，必要时进一步处理。最后缝合支气管残端，闭合切开的肺创缘。从理论上考虑，缺少支气管的肺组织仍可能引流不畅，根据实践经验，保留下来的肺组织仍有扩张和回缩的能力，无感染、化脓，具有肺的通气换气不受影响的优点。我们认为柱状支气管扩张较为适用于支气管剔除术，但这种手术在保证支气管附近的肺组织无病变的情况下，如肺组织纤维增生，损毁明显，不宜行支气管剔除术。

8. 胸腔镜支气管扩张的治疗

电视辅助胸腔镜手术应用广泛、进展迅速，已有部分研究证明胸腔镜应用于支气管扩张会带来益处，其创伤小、恢复快、疼痛轻、并发症少及心肺肝肾功能影响小等明显优点得到一致的认可。目前，胸腔镜肺叶 / 肺段切除作为治疗支气管扩张的方法之一是安全的，由于粘连严重或肺门结构不清，解剖困难，部分患者不得已中转开胸进行手术治疗。如考虑感染不重，胸腔内粘连局限或无肺门淋巴结的粘连钙化，胸腔镜手术可作为一个选择。

如非广泛、致密的粘连，可耐心应用胸腔镜辅助，电凝或超声刀松解胸膜粘连。胸腔镜有放大作用，可以更细致地显示手术部位的解剖细节，通过吸引器的配合，较易发现在松解粘连后的胸壁出血或肺表面持续出血，从而及时处理；另外，胸腔镜的镜头在胸腔内可自由变动角度，视野覆盖全胸膜腔，对于胸膜顶或肋膈角等开胸手术不易分离的粘连松解有较大的帮助。如探查发现胸膜腔广泛粘连，肺与胸壁间血供交通支形成，或肺表面覆有明显的纤维板，各切口之间均无良好的空间供器械操作，或可能分离后出现肺的广泛漏气及出血，此时选择常规开胸手术较为合适。

慢性炎症反应导致肺门部淋巴结肿大，支气管动脉扩张增粗肺门结构周围间隙不清，这些都会增加全胸腔镜手术的难度。此时要求术者了解支气管以及动静脉所在方位，正确进行解剖。对增粗的支气管动脉或变异增生的血管要及时处理，避免不必要的出血和视野由于出血而模糊。处理时可使用钛夹或超声刀，对于细小的血管可直接电凝。对于操作路径上的淋巴结，尤其是血管、支气管闭合部位的淋巴结必须去除，否则影响下一步操作，这些淋巴结或由于急性炎症反应，质地脆，易破并导致出血。或由于慢性反应机化，与血管、支气管粘连致密。可在肺根部从近心端游离淋巴结，并将淋巴结推向要切除的病肺。对周围有间隙的淋巴结采用电钩游离。对粘连致密的淋巴结从主操作孔伸入普通剥离剪进行锐性解剖。如遇到腔镜不易解决的困难应及时中转开胸，暴露充分，在直视下处理。

9. 肺移植治疗支气管扩张

对于严重的支气管扩张，肺移植是一个可以考虑的选择。这种方法更适合肺囊状纤维化的患者，在非肺囊状纤维化的患者中，相关的研究资料较少。在一个描述性的研究当中，患有肺囊状纤维化及非囊状纤维化的患者的生存率及肺功能是相似的。对于咳痰较少的患者，病变不对称的非囊状纤维化的患者当中，行单肺移植可预期结果较佳。

八、预后

支气管扩张病情波动大，部分患者症状重，围术期的死亡率是比较高的。根据大组研究的统计，围术期的死亡率波动于1%～9%。在有低氧血症、高碳酸血症、范围较广病变的老年患者当中，对于手术的耐受性较差，死亡率也相应增高。

在无抗生素的时代，支气管扩张的自然死亡率大于25%。在目前有了较好的抗生素治疗后，支气管扩张的预后有了明显改善。只有小部分患者的病情迅速进展。结核引起的支气管扩张预后稍好，而遗传的囊性纤维化，死亡率最高。儿童时期所患支气管扩张，在目前的治疗条件下，能够存活很长时间。手术的效果各家报道不一，在无手术并发症的前提下，大部分患者能够从手术中获益。在一个病例对照研究当中，在随访的间期中，71%的人无症状。术后1年肺功能与术前相比，FVC、FEV无显著差异，尽管切除部分正常肺，因切除部分对肺功能影响很小，术后余肺易代偿，从而保证生活质量。在另一项回顾性的分析中，85.2%的患者接受了病变的完全切除，67%的患者症状完全缓解，25.7%的患者症状有改善。即92.7%的患者从手术中获益。作者得出结论，外科治疗支气管扩张具有较好疗效。

外科治疗对于有选择的患者，通过充分的术前准备，详细地制定手术方案，可得到较好的收益。进一步改善预后需要对发病机制的深入了解，以及早期预防疾病的发生。

第二节　肺结核的外科治疗

结核分枝杆菌(MTB)是引起人类结核病的主要病原体，它在人体中引起的疾病是多种多样的，但是肺脏是受感染最频繁的器官。结核分枝杆菌的传播是通过肺结核患者排出的痰液这种特有的途径来实现的。实际上，感染了结核分枝杆菌的人中只有相当少的比例(大约10%)发展成临床上的结核病。外科治疗肺结核已有近百年的历史，其中肺萎陷疗法曾经被广泛应用。自从1882年Koch确定结核分枝杆菌为肺结核的病原菌使有效的药物治疗成为可能，经过了一个半多世纪，到20世纪后半叶，多种抗结核药物的发展，药物的相互结合以及新的治疗策略使结核病得到了有效的治疗，外科手术逐渐退居次要地位。当前，耐多药肺结核的出现以及艾滋病患者的增多使得肺结核的治疗再次成为全球性的难题，外科手术这一传统而有效的手段又逐步为人们所重视。每年全世界大约有900万新增病例并且有200万病例死于肺结核，非洲撒哈拉以南地区22个高发病率国家、前东欧国家、拉丁美洲和亚洲占每年新发病例的80%。非洲撒哈拉以南地区大约1/3的肺结核患者合并HIV，使该地区因肺结核导致的死亡率居高不下。2005年世界卫生组织报道了全世界范围880万新肺结核病例，其中740万在亚洲和非洲撒哈拉以南地区。目前，手术治疗有增加的趋势，肺结核外科治疗最常用的手术方法仍然是肺切除术，它是消灭慢性传染病源，预防复发和治疗各种严重并发症的有效手段。萎陷疗法目前已极少采用。

一、病因

肺结核是由结核分枝杆菌侵入人体后引起的一种具有强烈传染性的慢性消耗性疾病，人体许多器官、系统均可罹患结核病，其中以肺结核最为常见。肺结核的传播90%是通过呼吸道传染的。结核分枝杆菌侵入人体后是否发病，不仅取决于细菌的量，更取决于人体的免疫力，在机体抵抗力低下的情况下，入侵的结核分枝杆菌不能被机体防御系统消灭而不断繁殖，引起结核病。

二、临床表现

肺结核早期可以没有症状及特异性体征，即使有症状也比较轻微，比如乏力、咳嗽等。在疾病的中晚期症状比较明显，常有乏力、疲倦、午后低热、食欲减退、咳嗽咳痰、咯血、胸痛、盗汗、失眠等症状。

(一)乏力

常感全身无力，经休息后也不能缓解，常伴食欲减低、失眠等症状。

(二)发热

体温常在37.5℃以上，午后低热是结核病最显著的特点，一般从中午开始发热，次日早晨以前退热。

发热可分为三型：

1. 低热

体温在37.5～38℃，多见于轻型结核病患者。

2. 高热

体温高达39℃以上，多见于急性、重症结核病患者。

3. 长期发热

体温常在38～39℃，常见于慢性排菌患者。

(三)盗汗

常发生于体质虚弱的患者，系由自主神经系统功能紊乱所致，也是结核病的中毒症状之一。

表现为入睡后出汗，醒后自止。轻度者入睡后仅头、颈、腋部出汗；重者胸背、手足心等处出汗；严重者全身出汗，甚至衣被均被湿透。

(四)咳嗽、咳痰

痰多呈白色黏痰，混合感染时出现脓痰。

(五)咯血

为肺结核常见症状，一般为痰中带血，也可出现中等或大量咯血。咯血量大时，可引起失血性休克或窒息。

（六）胸痛

一般为持续性钝痛，位置较固定。

（七）呼吸困难

体力活动后可出现气短、呼吸困难等症状。

（八）结核超敏综合征

包括结核风湿性关节炎、疱疹性结膜角膜炎及结节性红斑等，常见于青年女性患者。

（九）血液系统改变

白细胞可正常或轻度增多、淋巴细胞比例增高，少数患者可有类白血病反应，或白细胞减少甚至全血细胞减少。

三、诊断

（一）症状及体征

具有典型的乏力、发热、盗汗、咳嗽咳痰、咯血等症状。早期病灶小或位于肺组织深部，多无异常体征。若病变范围较大，患侧肺部呼吸运动减弱，叩诊呈浊音，听诊呼吸音减低，或为支气管肺泡呼吸音。因肺结核好发于肺上叶尖后段及下叶背段，故锁骨上下、肩胛骨区叩诊略浊，咳嗽后偶可闻及湿啰音，对诊断有参考意义。肺部病变发生广泛纤维化或胸膜粘连增厚时，患侧胸廓常呈下陷、肋间隙变窄、气管移位与叩浊，对侧可有代偿性肺气肿征。

（二）胸部X线表现

渗出性病灶是结核分枝杆菌侵袭肺组织后引起的急性渗出性炎症，往往表现为密度较淡或中等密度的大小不等的斑片状影，境界模糊；增殖性病灶为渗出性病灶吸收后好转，病灶缩小，病理上主要为结核性肉芽肿形成，X线胸片表现为密度稍高、境界清楚的结节状影；干酪样病灶是发生在渗出病灶或增殖性病灶基础上的坏死，形似干酪，病灶边缘可清楚或模糊；空洞病变为病灶坏死液化通过引流支气管排出后形成；纤维化和钙化是结核病变愈合后的表现，纤维化在胸片上表现为索条状影，钙化表现为与肋骨密度近似的高密度影等。

1. 原发性肺结核

原发性肺结核可为原发综合征及支气管淋巴结结核，两者是同一疾病过程中的两种表现。肺内原发病灶在X线表现为边界模糊的片絮状影，境界模糊，病灶可大可小，当机体发生明显变态反应时，原发病灶周围反应明显，病变可呈大片状阴影甚至占据一个肺叶；原发病灶与肺门间的淋巴管炎可表现为数条索条状影；肺门及纵隔淋巴结肿大在肺门形成肿块影。胸内淋巴结结核胸片肺内未见明显病灶或仅残余索条及硬结灶，肺门及纵隔淋巴结肿大，肺门肿块影，纵隔增宽，纵隔局限突出向肺内的肿块，与肺交界面境界清楚。气管隆嵴下淋巴结肿大可见左右主支气管分叉角度变大，当肺门及纵隔淋巴结结核侵及支气管壁可形成支气管淋巴瘘，并在肺内形成播散病灶，表现为肺实质内呈肺叶或肺段分布的点片状影，境界一般较模糊；当肿大淋巴结明显压迫气管或支气管时在对比度良好的胸片上可见突出于气管或支气管的结节状影，并致管腔狭窄，严重时引起肺不张。

2. 血行播散性肺结核

包括急性、亚急性及慢性血行播散性肺结核。急性粟粒性肺结核 X 线胸片表现为肺内弥漫分布的“三均匀”粟粒灶，即粟粒灶分布均匀、密度均匀、大小均匀。粟粒灶直径约 1 ～ 3mm，境界可清楚或模糊。一般在发病初期胸片上往往难以显示粟粒病灶，2 周后可在胸片上显示，先表现为肺实质透光度降低或呈广泛毛玻璃改变，缺乏明确粟粒结节，随着病变进展逐渐在胸片上表现出明确粟粒样病灶。亚急性及慢性粟粒性肺结核 X 线胸片病灶以上中肺野分布为著，新旧病灶共存，粟粒灶可分布不均，既有境界清楚的粟粒结节，也有境界模糊的粟粒灶，结节可大小不等，也有部分粟粒灶可融合成小斑片影。

3. 继发性肺结核

主要包括浸润性肺结核、干酪性肺炎和纤维空洞型肺结核。

(1) 浸润性肺结核：好发于上叶尖后段，下叶背段，尤以锁骨下区多见。大概有以下几种表现形式：

1) 斑片状和絮状阴影：胸片显示为大小不等的斑片状阴影，境界模糊，中心密度高于周围，病灶中心可有溶解空洞。

2) 增殖性阴影：病变多见于上肺，特别是肺尖和锁骨下区，胸片上多为直径 3 ～ 5mm 的梅花瓣形小结节病灶，密度较高，分界清楚，无融合趋势，常合并有钙化及索条状阴影存在。

3) 结核性空洞：多呈圆形，空洞壁薄，内壁一般规则，有时可呈厚壁不规则空洞。

4) 结核球：直径＞ 2cm，可呈圆形、椭圆形及分叶状。结核球内可出现边缘环状钙化或斑点状钙化影。周围可见小斑片、结节或索条影，常称卫星灶。结核球内的干酪样坏死物质液化并经引流支气管排出后可形成空洞，以向肺门侧的偏心性空洞多见，常为新月形，少部分结核球可在实质内形成裂隙状含气空洞。

5) 硬结钙化及索条影：病灶密度较高、边缘锐利，实质部分或完全钙化，钙化形态可大小不等，圆形或不规则，呈骨样密度。

(2) 干酪性肺炎：胸片表现为整个大叶或肺段呈致密实变影，严重时可累及一侧肺叶，其中有大小不等的密度减低的半透光区，为无壁空洞，多发且形态不规则。

(3) 慢性纤维空洞型肺结核：X 线表现为单侧或双肺上中部多发慢性纤维空洞，空洞壁有较厚的纤维组织包裹。肺叶内有广泛纤维变性及支气管播散病灶，同时见数量不等、大小不一的渗出干酪性病灶。

4. 结核性胸膜炎

可分为干性胸膜炎及渗出性胸膜炎，临床以渗出性多见，常为单侧胸腔渗液，偶尔两侧胸腔渗液，一般为浆液性，偶为血性。

(1) 干性胸膜炎：X 线多无异常发现，有时可见患侧膈肌运动幅度减少。

(2) 渗出性胸膜炎：最主要的表现为胸腔积液，根据胸腔积液量的多少、有无包裹形成及积液的部位不同，X 线表现为游离积液及局限性积液。游离积液量超过 200mL 时在正位胸片上表现为肋膈角变钝；当液体覆盖整个膈面以上并达到第 4 肋间隙时，为中等量胸腔积液。当胸腔积液上缘达到第 2 前肋间隙或更高时，称为大量胸腔积液。

局限性胸腔积液分为：

1) 包裹性积液：胸片上表现为局限略高密度阴影，没有确切的境界，透过该阴影尚可看到肺纹理。

2) 肺底积液：从前胸壁延伸至后背贯穿全部胸腔，形成致密而均匀的阴影。

3) 纵隔胸膜腔积液：上纵隔胸膜腔积液在正位胸片上表现为纵隔向一侧增宽，当后下纵隔积液时，正位片可见纵隔旁呈尖端向上、基底向下的三角形致密影，位于心影之内，形似下叶肺不张。前下纵隔积液，可见似心缘增大表现或心包积液。

5. 气管、支气管结核

当支气管结核局限于气管或主支气管黏膜或黏膜下层时，胸片可无异常发现。当病变突破黏膜层引起支气管管腔狭窄、管壁不规则时可以在气管和支气管对比度较好的胸片上或断层摄影片上显示出来，严重时可产生管腔阻塞而导致肺不张。

（三）计算机体层摄影 (CT)

1. 原发性肺结核

(1) 原发综合征：胸部 CT 能清楚地显示原发病灶和肿大淋巴结。

(2) 气管、支气管淋巴结结核：胸部 CT 表现为纵隔淋巴结结核，可为一组或几组淋巴结受累，最常见的部位是右侧气管旁区，其次是右侧支气管区、隆突下区。受累的淋巴结可为孤立性、部分融合性或完全融合成单一的软组织块，肿大的淋巴结内可有钙化。

2. 血行播散性肺结核

急性血行播散性肺结核在 CT 及胸片上表现为“三均匀”，即阴影大小均匀、分布均匀、密度均匀，与支气管走行无关。

3. 继发性肺结核

(1) 胸部 CT 肺窗示云雾状、片状、斑片状、斑点状阴影，并能清楚地显示胸片不能发现的空洞；纵隔窗部分或大部分病灶消隐，仅留下少部分密度较高的病灶。

(2) 慢性纤维空洞型肺结核

CT 表现有：

1) 肺部同时可有渗出、干酪、纤维、空洞、胸膜增厚钙化等不同的病变。

2) 患侧肋间隙变窄，纵隔、气管阴影向患侧移位。

3) 患侧肺门上提，肺纹理呈垂柳状，膈肌上升。

4) 对侧肺呈代偿性肺气肿，心影变小呈滴状心，膈肌下降。

5) 有支气管播散病灶、胸膜增厚粘连，膈肌可呈幕状。

6) 可见到明显的支气管扩张、肺纤维化、肺不张等表现。

(3) 干酪性肺炎：在 CT 片上呈密度较高且均匀的大片阴影，CT 值 50 ～ 60HU，其中可见多个溶解区或有钙化点，并可见典型的支气管充气征，还可清楚地显示空洞壁的厚薄、空洞周围情况、空洞内容物以及与引流支气管的关系。

(4) 结核球

CT 表现有以下特点：

1) 好发于上叶尖、后段及下叶背段，右肺多于左肺。

2) 直径 2 ～ 4cm 者多见，大于 5cm 者不多于 5%。

3) 以圆形及椭圆形为多见，亦有长圆形、多边形及分叶形等。

4) 多为中等密度，大多密度不均，可有钙化，钙化灶呈点状、块状、星状、分层状或同心层状排列，多量钙化对结核球的诊断有重要价值。

5) 多为单个，也有多个的，多发者通常为 2 ～ 4 个，偶尔可达 10 个。

6) 部分结核球可液化后形成空洞，其形状可呈半月状或镰刀状、圆形、长圆形，多为偏心性向心性即靠近引流支气管侧，中央性及离心性的较少见。

7) 其周围可有散在的结节状、片状或条状卫星灶，对结核球的诊断有一定价值。

8) 结核球外围轮廓一般整齐，边缘光滑，仅少数可有分叶，但分叶不深、不明显，也可见毛刺，但毛刺多粗长，与肺癌的细短毛刺不同。

9) 周围胸膜可有粘连增厚，呈条状、线状或幕状阴影，但无胸膜凹陷征。

10) 结核球在 CT 增强后不强化或仅有轻度强化，是与肺癌的重要鉴别之一。

(四) 磁共振成像 (MRI)

肺结核基本病变包括渗出性、增殖性和变质性病变。结核病灶中三种病变并存，但往往以其中一种病变为主。

在胸部 MRI 的表现特点如下：

1. 渗出性病变

与肺炎渗出的 MRI 相似，呈中等 T1 和较长 T2 信号。

2. 增殖性病变

包括结节状增生病灶及不规则纤维条索状增生。结节状增生在 MRI 上表现为圆形和类圆形病灶，边缘较清楚，表现为中等信号小结节影。病灶好转结节病灶逐渐变小，形态可变为不规则，边缘凹凸不平，周围可见条索状影。增殖结节直径在 1.0cm 左右，如病灶较大，一般称为结核球，其内常存在干酪样坏死和钙化，周围大量纤维组织增生，边缘清晰、规则，MRI 上常见病灶质地不均匀。纤维条索增生病灶常为结节状增生病灶吸收好转后遗留改变，MRI 上多呈低信号，走行不规则，且粗细不均匀，病变纹理呈牵拉状，常伴小结节或星状病灶。

3. 干酪性病灶

为结核特有，表现各异，可呈斑片状或大片状，呈肺小叶、肺段、肺叶分布。斑片状的干酪样坏死灶多存在于结核球或浸润性肺结核空洞形成前。干酪样坏死灶 T2WI 一般呈高信号，周围纤维组织多为低信号带。

4. 空洞性病灶

结核空洞多种多样，急性空洞为大片干酪样坏死后出现的多发小空洞，慢性空洞最多见，可为厚壁空洞、薄壁空洞、无壁空洞、张力性空洞和慢性纤维性空洞。其中以薄壁空洞最多见，空洞内常无液气平面。

5. 纤维性病变

结核性类上皮细胞萎缩，代之以纤维母细胞，产生胶原纤维，形成纤维病灶，是结核趋向愈合的征象。随着治疗的进展，纤维化的比例增高，完全纤维化呈很低信号。

6. 钙化性病变

钙化性病变是结核愈合过程中钙盐沉积形成。分布于增殖灶、干酪灶和纤维性病灶中。完全钙化病灶 MRI 呈很低信号。

（五）细菌学诊断

细菌学检验是结核病诊断的金标准。结核病细菌学检验主要包括涂片染色镜检、分枝杆菌分离培养、分枝杆菌药物敏感试验、分枝杆菌菌种鉴定。

（六）免疫学诊断

结核病体液免疫学诊断包括三个方面：结核抗体测定、结核抗原测定、循环免疫复合物测定。

（七）分子生物学诊断

主要包括 DNA 测序、DNA 探针技术、DNA 指纹图谱分析和聚合酶链反应 (PCR) 等。

（八）活组织诊断

经气管镜活检病理、刷检涂片找抗酸杆菌、支气管冲洗物涂片、培养以及术后痰涂片培养可显著提高肺结核的诊断阳性率。而支气管镜肺活检 (TBLB)、经支气管针吸活检术 (TBNA)、支气管肺泡灌洗术 (BLA) 等也助于肺结核及纵隔淋巴结结核的诊断。胸腔镜是一种有创的诊断方法，应用于各种无创伤和创伤较少的诊断方法应用后未能得到确诊的病例。可用于原因不明的胸腔积液及胸膜肿块的病因诊断，还可用于弥漫性肺部病变或边缘性肺部病变的病因诊断。纵隔镜检查是一种比较安全、可靠的检查手段，可用于纵隔淋巴结结核的活检以及与肺癌、肺结节病患者的鉴别诊断，近年来，经气管镜超声引导纵隔淋巴结穿刺 (EBUS) 的应用大有取代纵隔镜检查的趋势。经皮针刺胸膜活检术是指使用特制的胸膜活检细针经皮穿刺进入胸膜，针吸或切割小块的胸膜组织送检，为胸膜病变的性质提供病理学诊断依据，也可行细菌学培养及分子生物学诊断。

四、肺结核的手术治疗

肺结核的手术治疗是采用手术方法切除抗结核药物不能治愈的病肺，以达到彻底消灭病灶的目的。肺结核总的外科指征主要内容包括：①已局限、持久的空洞型肺结核；②已毁损的肺叶或一侧全肺；③支气管狭窄、支气管结核；④大咯血；⑤合并恶性肿瘤。因为结核病是一种全身性的疾病，手术治疗是综合治疗的重要组成部分，术前正规的抗结核治疗是手术成功和降低术后并发症的基本要求。由于大多数耐多药肺结核患者对包括利福平和异烟肼的 3 类以上抗结核药物产生耐药，故依据每位患者不同的药物敏感试验结果和既往用药史选择至少 3 种以上敏感或未曾使用过的抗结核药物联合使用，作为术前抗结核治疗方案连续应用 2 ～ 3 个月，术后的抗结核治疗应继续术前的有效抗结核治疗方案，至少 18 个月，避免因频繁更换治疗方案而产生新的耐药现象。选择 MDR-PTB 患者的手术时机至关重要，但很难把握，上海市肺科医院的经验是在应用有效抗结核治疗方案后约 3 个月，使痰结核菌数降至最低且病灶进一步局限化，此时手术治疗效果最佳。下面对肺结核手术的适应证、禁忌证、手术方式、并发症以及预后等方面进行详细阐述。

（一）肺结核手术适应证

(1) 开放性空洞，痰菌阳性，经 3 ～ 6 个月药物治疗无效，应建议手术；已局限、持久的空洞型肺结核洞壁厚度＞ 3mm，经抗结核药物规则治疗 18 个月，空洞无明显变化或增大者，特别是耐药病例；空洞病变伴发感染、反复咯血，治疗无效者；不排除癌性空洞；非典型抗酸杆菌空洞。此类病灶往往是肺结核播散和咯血的根源，近半数患者痰菌阳性 (46.5%)，抗结核药很难到达空腔内并对其中的结核分枝杆菌产生作用，空腔内含有很高数量的病原微生物，每个空腔可检出 107 ～ 109 个病原微生物，故切除已形成空腔的空洞型肺结核病灶和毁损肺是抗结核综合治疗中的重要手段，并已成为外科治疗肺结核的首要适应证。手术方法以肺叶切除术或全肺切除术为主，对于局限在一个肺段内的病灶，可考虑肺段切除术。

(2) 结核球与干酪灶，结核球是一圆形或椭圆形的干酪样坏死组织或结核肉芽组织，周围绕以纤维组织，一般与支气管不相通，治疗意见尚不一致。小的结核球经长期抗结核治疗后，一般可逐渐吸收，纤维化或钙化，终至愈合。故对小的结核球，只要痰菌持续阴性，不一定急于手术。较大的结核球（直径 2cm 以上）有时会溶解液化，形成空洞。将切下的病灶做病理检查，即使术前某阶段痰菌阴性，89% 的也含有抗酸杆菌。此外，考虑到较大结核球坏死组织内无血管分布，周围又被以纤维包膜，药物难以渗入，经抗结核治疗 18 个月，痰菌阳性，有咯血者；病灶直径＞ 3cm 者；不排除肺癌者，则需手术治疗。尽管有研究表明此型肺结核患者术前痰标本的菌阳性率只有 20%，但肺切除标本有近半数查见抗酸杆菌。因此，规则抗结核后若无吸收倾向，应尽早手术。

(3) 气管、支气管结核，如伴有以下指征：气管、支气管的治疗近年来应用经支气管镜介入治疗结节性、瘢痕性疾病取得了较好的效果，但仍然不能代替手术治疗。

1) 支气管瘢痕样狭窄超过管腔周径 2/3，合并远端肺组织反复感染或呈现毁损肺、支气管扩张等不可逆改变者。

2) 支气管结核性狭窄合并远端肺结核，有顽固性呼吸道症状，经抗结核治疗无效者。

3) 支气管结核性狭窄合并顽固性咳嗽、咳痰、痰血、咯血等症状，经正规抗结核治疗无效者；合并严重呼吸困难，有窒息先兆者。肺结核合并支气管结核为良性病变，好发于壮年人，若治疗不正规多发展为支气管狭窄，远端合并肺不张或毁损肺。

(4) 结核性支气管扩张反复排菌及大咯血者。

(5) 肺结核合并支气管淋巴瘘持续排菌者。

(6) 肺结核合并急性大咯血者，大咯血对患者是一重大威胁，引起窒息、低血压甚至死亡。在垂体后叶素、纤支镜下止血等治疗无效，出血部位明确时，应急诊作肺切除手术，以挽救生命。

(7) 毁损肺经规则治疗仍排菌，或反复咯血及继发感染者由于耐多药结核患者的数量逐年增多，毁损肺患者也相应增多，而这是结核病防治的最失败之处，作为难治性肺结核，肺叶切除术甚或全肺切除术有时是唯一选择。

(8) 部分选择性的结核性脓胸，经内科治疗无效，应考虑施行手术。

1) 结核性脓胸伴肺内空洞者可行脓胸剥脱术合并肺叶切除术。

2) 结核性脓胸伴肺内多个空洞或毁损肺可行胸膜外全肺切除。

(9) 细菌学培养证实对多种抗结核药耐药者。

(10) 肺结核合并肺癌。肺癌和结核的关系目前还未有明确结论，但是多数学者认为两者不仅仅是简单的伴随关系。推测有以下两种关联，一种是结核诱发恶性肿瘤，局部因素可能是干酪灶的反复刺激，全身性的因素可能为结核患者全身免疫力下降；另一种则是瘢痕癌，有国内外的少量报道发现部分结核病情稳定的患者，在短期内肺内纤维灶突然增大或者空洞内壁出现新生物，手术治疗证实在原有陈旧性结核病灶基础上合并恶性肿瘤，推测可能是由于瘢痕内部的致癌物质得不到有效的清除以及在瘢痕形成的过程中细胞的过度生长造成的。因此在结核患者的长期随访过程中如果发现结核患者病灶发生形态学的变化则需要警惕恶变的可能。手术治疗同肺癌的手术治疗。

(11) 累及全肺的结核病变，如慢性纤维空洞型肺结核；毁损肺或合并支气管结核而导致广泛性支气管狭窄或弥漫性支气管扩张，对侧肺健康或仅有少许播散性病灶，但病变稳定在 3 个月以上，呼吸功能代偿良好者。应行全肺切除术。

(12) 一侧结核性脓胸或合并支气管胸膜瘘，肺内也存在着较重的结核病灶，对侧肺正常可行患侧胸膜肺全切除术。

(13) 肺结核合并大咯血，肺部病变广泛但局限于一侧，引起呼吸道梗阻窒息者，应行全肺切除术。

（二）肺结核手术禁忌证

(1) 结核病活动期，对侧肺或同侧其他肺叶有浸润性病变，痰菌阳性。体温、脉搏及血沉异常，均应先行药物治疗，以免术后发生血行播散。

(2) 心功能不全，有严重的心脏病、冠心病、近期有心肌梗死病史者。

(3) 有严重呼吸系统慢性疾病，哮喘及重度肺气肿，肺功能不全，不能耐受手术者。一般而言，肺活量、时间肺活量（第 1 秒）、最大通气量等占预计值的 80% 以上，应能耐受肺叶切除甚至全肺切除；占预计值的 60%，可以耐受肺叶切除，全肺切除应慎重考虑，特别是右全肺切除；占预计值 40% 以下的，一般肺部手术均不能耐受。

(4) 全身一般情况差，严重营养不良，伴有其他肝、肾功能异常，经内科治疗不能改善者。

(5) 未成年儿童的肺结核病，药物治疗大多能治愈。老年患者，心肺功能较差者，手术应全面衡量，十分慎重，尽量避免作肺切除术。

(6) 有明显出血倾向或凝血功能障碍者。

对于预计要实施全肺切除术的患者需认真评估，明确手术禁忌证，主要包括以下几个方面：

1) 结核病的自身情况结核病正在扩展或特别活跃的、无化疗的、对侧或手术部位以外有结核病灶未稳定的、有全身中毒症状的禁忌手术。

2) 全身重要器官的功能情况术前全身重要器官检查有不适合行全肺切除的，禁忌手术（同一般全肺切除术）。

3) 合并其他特殊疾病如：糖尿病、甲亢、高血压、贫血、白细胞减少、凝血机制不良等。需在疾病控制、稳定或减轻后再考虑手术。

4) 其他情况如肿瘤、脑血管意外、严重的低蛋白血症、切断处支气管黏膜有急性病变、妊娠期等，禁忌手术。

（三）肺结核的手术方式

肺结核的手术方式包括肺的楔形切除、肺段切除、肺叶切除、全肺切除以及胸廓成形术、带血管蒂大网膜胸内移植术、带血管蒂肌瓣填充术等。

1. 肺结核肺段切除与楔形切除术

(1) 肺段切除术：是一种高选择性的解剖学肺切除术，即在靶肺段支气管起始处离断段支气管以及相应的动脉、静脉，完整切除所属的淋巴引流系统及肺实质。与肺叶切除术相比，肺段切除术的技术难度大，但可最大限度保留有功能的肺实质。钉合器的应用使肺段切除术较以往更加安全有效而较楔形切除术更具优势。首先，解剖学肺段切除可将结核病灶及其引流支气管、区域淋巴结完全切除，而楔形切除术有残留可能；其次，解剖学肺段切除深达肺门，段支气管在肺段起始处切断，而楔形切除术有可能留下较长的支气管残端，而靶段支气管常常表现为支气管扩张，所有这些特点为支气管胸膜瘘和脓胸埋下隐患。因此，在需要兼顾保留肺功能和完全切除病灶时，肺段切除术往往成为外科治疗肺结核及其并发症的最佳之选，目前，应用胸腔镜技术使肺段切除术变得更加安全可靠。

1) 术前准备：①检查胸部 CT，确定病灶是否完全局限于肺段切除术的靶区之内。右肺适合解剖学切除的肺段有上叶尖段、后段、前段和下叶背段、内基底段，右肺中叶因太小而很少考虑肺段切除术。左肺适合解剖学切除的肺段有上叶尖后段、前段、舌段和下叶背段、前内基底段。基底段也可作为一个整体切除，保留相应下肺的背段。②术前支气管镜术与影像学检查，明确有无解剖变异、靶肺段口有无肺段切除术禁忌证。如果段支气管有严重变异或显著外压等异常，应慎重考虑肺段切除术方案。如果支气管镜术在靶肺段口发现新生物或黏膜异常，应予活检、刷检、灌洗等，明确有无肿瘤、感染。

2) 手术要点：常规开胸手术：首先探查病灶、评估肺段切除术可行性，然后解剖肺门结构、打开靶肺段邻近的叶裂，处理肺段动脉和支气管。在右侧胸腔，肺门结构的最后部分是支气管、最上部分是右上肺动脉。如果切除右上叶尖段或前段，首先解剖肺门上部；如果切除右上叶后段、下叶背段或基底段，则解剖水平裂与斜裂的交汇处。清楚辨认靶肺段的支气管与动脉，分别结扎、切断。先断支气管可减少靶肺段内感染性分泌物污染正常肺的概率，但处理次序也要考虑到解剖学特点。切除右上叶尖、前段时，先处理动脉，然后拉起远端的动脉残端，可清楚暴露段支气管；如果切除右上叶后段，则先断支气管相对容易，尤其当后段动脉在叶裂处位置较深，从前面不易游离时。在左侧胸腔，肺动脉由后向前跨越左主支气管上方，占据肺门结构的最后和最上部。左上叶尖后段、前段动脉支位于肺门前上部，一支单独的后段支通常见于肺门后部、恰在肺裂处或稍上方一点。舌段和下叶的动脉分支在解剖叶裂后可清楚显露。处理靶肺段的动脉支之后，位于肺门结构中部的段支气管就容易暴露了。处理肺段静脉时，先从肺门解剖、深入到肺实质，尽可能显露肺静脉较细的属支。大多数肺段静脉容易辨认，标准方式结扎、切断处理。下叶内基底段、前内基底段静脉较难辨认，可用钳子将远端支气管残端拉起，仔细辨认来自靶肺段肺实质的静脉属支。根据气管切断前通气状况，特别是肺段间界面上肺静脉走向，分割肺实质。传统方法是撕裂法，用钳子牵拉靶肺段的远端支气管，同时用手指沿肺段间界面钝性分离，个别小血管或细支气管可结扎切断或烧灼处理。如果解剖平面恰当，肺粗面仅些许肺泡瘘，肺膨胀后干纱布按压 5～10 分钟则出血自止。这种方法可获得最大限度的解剖学切除效果，但操作麻烦且技术要求高。如果解剖结构辨识不佳，撕裂后可发生较严重的肺粗面出血和漏气，术后长时间漏气也颇为常见。任何小支气管瘘都必须妥善处理，必要时覆盖胸膜片或将邻近肺段组织缝在一起，但过多的缝扎修补则会加重术后持久残腔问题。目前，多数外科医生更喜欢用钉合器分割肺实质，简便易操作，术后漏气问题也不严重。缺点是靶肺段组织不易准确切分、肺段间界面常被扭曲，切除范围过大则邻近正常肺段受损，易致术后残腔问题；范围过小则切割线可能穿越感染区域，易致感染性并发症。此外，与撕裂法分割后剩余肺段自然舒展状态不同，钉合后剩余肺段组织的皱缩不仅损失部分肺功能，也易致术后胸膜残腔问题。

如果钉合器选择不当，还会有机械故障引起的并发症，如成钉高度小于拟切割组织的厚度则恢复通气后钉合处易绷裂而漏气不止，反之则钉合处血管可能因组织挤压力度不够而出血不止。

(2) 肺楔形切除术：将适当大小的病灶连同周围少量肺组织直接从肺实质中切除下来的手术方法称为肺楔形切除术。它不是解剖性的肺切除，对于肺内怀疑肺结核的孤立结节，或者已明确为结核病灶，一般单一病灶邻近胸膜，周围无卫星病灶，直径在 3.0cm 以下可施行肺楔形切除术。

手术方法和要点：

1) 常规开胸行肺楔形切除术

①切口：麻醉采用常规插双腔管、单肺通气并置于健侧卧位。肺楔形切除术没有标准切口，选择哪种切口取决于病灶的部位、大小、数目和手术目的。以剖胸活检为目的，可能中转为肺叶切除术的病灶一般取后外侧标准切口；体积较大，位于上叶后段和外基底段的病灶，也以后外侧切口为宜。位于上叶前段、舌段、右肺中叶和前内基底段的病灶可采用前外侧切口。直径＜2.0cm、单发性的小病灶也可运用局部肋间小切口完成手术。

②手术方式：进胸后先对全肺进行探查，通过触诊确定病灶部位和深度，用手指将病灶固定并将肺表面轻轻提起，将正常肺组织向四周对抗推离，使病灶向肺表面微微隆起，切割缘距病灶有 1 ～ 1.5cm 的间距。传统切割方法使用血管钳直接钳夹肺实质，于钳子一侧切下病灶。V 形切除往往不能保证病灶最大横径处有足够切缘，健肺组织可能损失较多，以 U 形切除更为合理。较大的病灶需要多次钳夹，肺断面采用褥式交锁缝合，针距 1.0cm 左右，针距过大肺皱缩过度不利于余肺扩张且止血不可靠。楔形切除还可采用专用的肺裂切割器，直接将病灶楔形切下，不仅操作快捷，止血止漏效果亦更加可靠。

③肺楔形切除术的主要并发症：a. 出血：出血主要来源于两种可能，一是术中分离粘连所造成的创面，另一则是楔形切除术后肺创面，两种可能在保守治疗无效且胸腔内已经出现血肿的情况下，应在补充血容量的基础上积极剖胸止血，清除血块，防止并发结核性脓胸和血块机化严重影响肺功能。b. 肺瘘和脓胸：由于肺楔形切除术不是解剖性手术，因此肺的创面较大，如切缘残留结核病灶可影响愈合造成肺漏气不止，而长时间的肺瘘不愈可能会造成结核分枝杆菌播散入胸腔进而引起结核性脓胸，后者是较为严重的并发症。一般肺瘘可以术中创面予以胸膜包盖或者加固缝合等减少其概率，晚期肺瘘一般可能为创面结核病灶残留引起，一般需要充分引流，必要时行胸腔灌洗，留置胸管。在积极抗结核治疗的同时加强支持治疗。如肺瘘进展成结核性脓胸，则需积极按照结核性脓胸处理。

2) 胸腔镜下肺楔形切除术：决定采用电视辅助胸腔镜手术 (VATS) 行肺结节切除前，应仔细分析患者的 CT 片，以评价是否适合应用胸腔镜手术。通常直径大于 1cm 且位于肺外周 1/3 的结节多易于识别定位。即使距离胸膜较远，直径 1cm 以上的结节已足够达到胸腔镜探及的能力。不足 1cm 的结节如距离胸膜较近，仍易于探及。另一些似乎深在于肺内的结节，经高分辨率CT辨别后发现邻近于肺裂，这些结节仍易于探及。而一些直径小于1cm、深度大于1cm的结节，用以上传统方法往往定位困难，需要使用术前胸CT引导下经皮肺穿刺病灶置入带钩导丝定位等方法。

①术前导丝定位：定位使用的带钩导丝及其置入器，该导丝头端带有一10mm长的倒钩，末端附一根50cm金属线，术前将患者送至CT室，置于适于穿刺的体位。在CT引导及局麻下将定位导针，经皮穿刺接近结节。经CT证实位置满意后用推进器推出导丝。此时带钩导丝已脱离置入器，缓慢退出置入器。然后再用CT证实导丝位置满意。留置于体外的金属线松弛盘曲并用无菌纱布覆盖。为避免标本的破坏，通常情况下不将导丝插入结节，只需将导丝插入紧邻结节的位置就能达到寻找结节的目的，术后立即将患者送至手术室。因为穿刺可能导致气胸，所以应尽量缩短穿刺与手术的间隔时间。也有报道放置导丝4～12小时后再进行手术，安全性也较满意。如发生气胸，多不需放置胸腔引流管，除非出现张力性气胸或患者耐受力很差的情况。在术中肺萎陷插入胸腔镜探查时，就可在胸内发现定位导丝。直接牵拉导丝可能会导致导丝脱落，因此可用器械抓持靠近导丝外的肺组织。上述方法可对95%以上的结节给予满意的定位，并可对多发结节分别定位。但该方法不适用于肺尖及膈面的结节。

一般情况下，导丝定位是一种较为安全的手术。其可能出现的并发症有：气胸、肺内出血、空气栓塞及定位失败等。Shuichi报道导丝定位的并发症发生率：无症状性气胸为32.1%，肺内出血为14.9%，胸腔出血为0.6%，术中术后无明显疼痛及其他严重并发症。导丝脱落多由于穿刺过浅所致。

②切口：应根据患者的具体病灶部位，个体化地灵活决定切口位置。一般采用腋中线第6或第7肋间、腋前及腋后线第5或第6肋间的标准切口安排，这种安排能够满足大多数部位楔形切除术的要求。也有人认为应将切口尽量安排在靠前的位置，以利用前部较宽的肋间隙方便操作，并减少术后慢性疼痛的发生。应避免在肩胛骨后方安排切口。切口的安排虽然要根据结节的部位个体化地决定，但仍应采用相对固定的模式为基础，即摄像头与闭合器以相同的方向近乎平行地指向病灶，方便手术操作。

③术中定位及手术方式：在切口完成以后，即放置套管，可直接通过胸腔镜观察肺表面寻找胸膜改变。累及脏层胸膜的结节可很容易被发现。有一些开始未能发现的结节，在肺充分萎陷后方才显现。这是由于吸收性肺不张后，肺结节周围的肺组织萎陷，使位于胸膜下的肺结节得以突现。如视诊未能发现结节，可改用器械触诊。使用卵圆钳等钝性器械在肺表面滑动，通过触觉及视觉寻找细微的改变。通过反复体会，就能发现结节与其周围肺组织之间质地的差异，从而找到该结节。术前仔细研究其CT片能够将目标锁定在一个较小的范围内，从而减小寻找的难度。手指触诊也是较实用的探查方法之一，用食指通过与结节最近的套管切口进行触摸，可定位结节。同样地，术前对结节位置的仔细判断对手指定位的成功也起着重要的作用。可将第二个套管口直接选在估计结节所在的位置，手指可通过该切口触摸其附近的肺组织寻找结节。由于前胸壁肋前隙较宽且

胸肌较薄，故应用此法对于靠前、靠下的结节较易探及。对于难以触及的部位，有两种方法可供选择，以使肺移近手指：一是使用卵圆钳由另一套管进入将肺移近手指，此法适用于活动度较大的舌叶及前基底段；二是请麻醉师适当膨肺，虽暂时影响视线，但可达到探及目标区域的目的。此法对于肺中部以及肺裂内的深在区域较难探及。定位完成后，在卵圆钳的协助下，放置切割缝合器，激发完成第一次切割缝合。应保证结节距切缘至少有 1cm 的距离。之后可根据情况交换器械的插入位置，从不同的套管插入器械。当切割缝合难以从相对方向进行时，也可以从相同方向连续进行。器械的设计允许缝钉交叉。标本切除后应使用标本袋取出标本。注水膨肺，在证实无漏气后，关胸。术后如无漏气，查胸片示肺完全膨胀后可立即拔除胸腔引流管。如仍有漏气，可继续放置胸管直至漏气停止，漏气通常在 24 ～ 48 小时之内自行停止。深部结节的楔形切除，对于开胸手术也具有相当的难度，胸腔镜手术的难度也相应进一步增大。一般建议采用开胸手术仔细探查。

④并发症及处理：VATS 某些并发症可能由于手术技术原因导致，也可能是由于患者自身的原因如其他基础疾病或心肺功能较差所致。闭合器并发症是一类常见的并发症，尤其是病灶部位较深时，更易导致闭合失败。闭合器放置不当、闭合钉装载不当均可导致切割缝合线的残缺。闭合器的设计均有其适宜的闭合组织厚度，因此如待闭合组织较厚，可在闭合前用直血管钳适当压榨，使闭合组织达适当厚度。也可以适当力度用直血管钳夹住待闭合组织，以估计其厚度。如发生闭合缘裂开，可立即导致较多的出血，此时应立即夹闭肺切缘，并于原闭合线近侧进行重新闭合。高度水肿的肺组织质地脆弱，钉合线容易撕裂，此时开胸控制漏气及出血效果更佳。其他并发症与开胸手术相似，而一般来讲，当出现复杂情况或者微创技术难以达到手术要求时，及时地中转开胸能够有效避免严重并发症的发生。应在术前向所有患者交代中转开胸的可能，并且应把中转开胸当作微创手术中的正常现象，而不是当作并发症对待。

2. 肺叶切除术

手术方法与要点：肺切除范围要根据病变的性质、部位和累及肺组织的多寡而定，遵循“病变切除要彻底；尽可能保留肺组织”的原则。

(1) 单纯肺叶切除术：病变限于 1 个肺叶内，余肺良好或有轻微稳定性病灶，估计术后不能留有残腔者。该术式是一种传统的经典术式，具有病变切除彻底，疗效确切等优点，但应用本术式的患者功能损失相对较多，有发生支气管残端瘘和胸腔感染的危险。一次性手术治愈率达 95.38%。孤立的感染病灶以右肺上叶多见；空洞型肺结核的病灶多局限于肺叶内，肺叶切除是应用最多的术式。肺叶切除中如遇到伴有肺门淋巴结结核病变纤维硬化后使肺叶动脉与支气管粘连紧密，分离或缝扎时易导致肺血管破裂出血，可采用一侧肺动脉阻断术，游离一侧肺动脉总干、结扎病肺肺叶静脉，然后阻断肺动脉总干，将病肺从肺叶根部离开肺动脉干处切断，移出病肺后沿支气管壁钝性将肺叶动脉各支残端修剪出结扎，或用无损伤线连续缝合后再开放肺动脉血流，可有效地避免肺叶动脉破裂出血。

(2) 袖状肺叶切除术：气管、支气管结核是发生于气管、支气管黏膜或黏膜下层的结核病变，好发于叶支气管或主支气管，长期不愈可形成结核性肉芽肿和瘢痕，造成支气管狭窄，纤维支气管镜检查可确诊。对于大多数支气管结核性狭窄的病例，袖状肺叶切除术是其首选的手术方式，对于局限、小的病灶可行支气管节段性切除。

(3) 肺叶切除术追加胸廓改形术：病灶主要存在于一个肺叶内，余肺有散在较稳定的播散病灶，并且有相当多的肺功能存在，估计肺叶切除术后余肺膨胀不良，术侧留有残腔者首先考虑此种术式。对于肺叶切除术后胸腔受到污染、术后可能或已经出现脓胸者以及发生支气管残端瘘的患者，也需要作胸廓改形术。

因此，我们总结对于肺叶切除术中是否行同期改良胸廓成形术，有以下指征者：

1) 术中痰菌阳性。

2) 术前有支气管胸膜瘘。

3) 术中多处污染的胸腔。

4) 预计术后存在残腔问题。应同期行改良胸廓成形术。

但对于下叶切除及肺段切除者，多无需加用此方法。此种术式不但能将主病灶彻底切除，解决长期排菌、咯血及反复感染这一难题，还能最大限度地保留余肺功能，增加手术的安全系数。

(4) 大咯血而实施急诊外科手术：咯血引起窒息先兆、窒息或低血压，以及造成失血性贫血而急诊手术，术前正确判定出血部位是此类手术成功与否的关键，出血早期肺部听诊湿啰音有助于出血部位的判定，确定出血部位有困难时应术前作支气管镜检查，如有条件可使用硬质支气管镜，以避免血块堵塞纤维支气管镜而影响检查效果。检查应尽量在咯血间歇期进行，如果频繁咯血则应严格控制支气管镜检查。手术方法以肺叶切除为宜。

(5) 注意事项

1) 术前肺功能测定是评价肺切除术风险性的重要依据。多数学者认为，中重度肺功能异常的患者行剖胸手术的风险远大于肺功能正常者，术前作出手术适应证和安全性的正确估价十分重要。过量的肺组织切除和手术创伤的影响可使患者术后肺功能显著降低，往往导致严重并发症甚至死亡，或因肺功能减退而生活能力低下；而对手术过于保守则可能使部分患者失去治愈机会。

2) 术后呼吸衰竭的发生与否依次与肺功能障碍程度、手术切除范围、术前并发症的多少、营养状况、术前开胸手术史、术前是否应用抗生素等密切相关。肺切除术对肺功能可以产生不同影响。对于所切除肺叶呈肺不张、毁损肺、广泛大疱性肺气肿或者肺叶严重感染、机化的患者，切除无功能的肺组织，可以改善肺泡通气、血流比率，消除炎症或肿瘤病灶对机体的影响，或通过松解粘连、解除压迫而提高余肺顺应性，术后肺功能可获得改善或保持稳定，术后心肺功能并发症风险相应减低。对低肺功能肺结核患者，术前应多方面综合评价手术的风险性，除常规测定肺通气功能外，还进行弥散功能测定、右心功能测定和运动耐受测试。根据影像学、纤维支气管镜检查资料以及心、肝、肾等重要器官功能情况，正确判断肺部病变所占肺功能的比例，掌握好手术指征，选择适当的手术方式，术后给予积极妥善处理，以减少术后急性呼吸衰竭的发生及围术期死亡。

3) 术后因麻醉药物的后遗效应、伤口疼痛、胸带包扎、胸廓顺应性降低、肺泡通气不足、支气管分泌物增多、咳嗽无力、气道不畅等因素，术后肺功能可有不同程度的下降，若这种恶性循环不能中断，必然导致急性呼吸衰竭，这是低肺功能患者胸部手术死亡的主要原因。所以围术期内呼吸功能的维护极为重要。对呼吸功能不全患者术后呼吸功能维护应防患于未然，采取积极、主动、安全、有效的措施。可根据患者的自主呼吸、血气分析或无创末梢血氧饱和度的检测等指标，考虑是否保留气管导管，人工呼吸机辅助呼吸。机械通气能够改善患者的通气和换气功能，缓解呼吸肌疲劳。正压终末通气 (PEEP) 可以避免小气道和肺泡塌陷，促进肺泡渗出吸收，从而减少呼吸阻力并促进气体在肺内的均匀分布。但对于术后肺残面或肺泡漏气的患者，应控制较低的气道压，以免漏气、长期不愈甚至形成支气管胸膜瘘。

4) 肺切除手术中应避免病灶污染术野。

5) 术前有效抗结核药物的选择，可参照患者不同的药敏试验结果以及既往相关用药史，选出至少 3 种以上敏感或未曾使用过的抗结核药物，联合使用 2 ～ 3 个月。可供选择的药物有氧氟沙星、左氧氟沙星、丙硫异烟胺、对氨基水杨酸钠、对氨基水杨酸或异烟肼、阿米卡星、卷曲霉素、环丙沙星、利福布汀、莫西沙星、阿莫西林或克拉维酸钾等。

6) 术后相关治疗：①保留胸腔闭式引流管 1 周以上，可直接观察术后漏气和支气管残端愈合情况；②抗结核治疗应继续术前的有效抗结核治疗方案，至少 18 个月，避免因频繁更换治疗方案而产生新的耐药现象。术前和术后有效的抗结核治疗，对 MDR-PTB 患者的治愈起决定作用。③控制并发症，特别合并有糖尿病的患者，应及时控制。

7) 近年来，有关肺结核合并肺癌的报道随着世界各地病例的增多，日益受到人们的重视。据文献报道，肺结核尤其是近 20 年曾患肺结核是肺癌的一个危险因素。肺结核发病年龄高峰在老年，而肺癌好发年龄在 40 岁以上。这样，随着肺结核发病年龄的提前，与肺癌高发年龄趋于接近；又因两者均属常见病、多发病，所以二者并存概率有增加的趋势。通常认为在下列情况下应高度警惕两病并存的可能：①老年男性患者，有长期吸烟史；②有刺激性干咳，反复痰中带血，不规则发热，消瘦明显，症状与 X 线胸片不符，且进行性加重；③稳定的结核病灶在短期内扩大或出现新阴影，或肺某一部位浸润病灶吸收而其他部位出现新病灶，尤其是当肺内病灶扩大而反复查痰菌阴性者，这是因为有些已静止的结核病变可因并存肺癌而重新活动；活动期排菌患者也可因肿瘤阻塞支气管而使痰菌转阴；④病灶阴影轮廓不清，呈分叶状，边缘不规则呈毛刺状，或空洞型肺结核抗结核治疗过程中空洞内出现岛屿样阴影或洞壁明显增厚呈块状，原有空洞为偏心型；⑤肺结核患者在肺结核好发部位如肺上叶前段、舌段或下叶基底段出现浸润病灶影，周围无卫星灶或钙化灶者；⑥颈部出现无痛性淋巴结肿大或肺门、纵隔出现肿大的淋巴结，肺不张或胸腔积液迅速增长及呈血性变化者；⑦肺结核患者经正规抗结核治疗3个月以上，结核病灶未见好转甚至出现进展者（除短程化疗中暂时恶化现象）。肺结核合并肺癌患者的免疫功能低下，使患者的生存期缩短。治疗上应首先力争手术切除肿瘤，术后辅助放、化疗及抗结核治疗。

(6) 肺叶切除术常见并发症的预防及处理：肺结核术后并发症与营养状况、病灶的程度范围和稳定程度、手术方式及操作技术有关，术后胸内残腔处理不当是主要原因。残腔的发生率一般为20%～30%。常见并发症及预防处理如下：

1) 术后胸内出血：分离粘连应根据先易后难的原则，术中务必仔细操作，手法要轻柔，不要人为造成过多失血，止血要严密，不可图快。这类患者一旦出现胸内大量出血，再次剖胸探查时，应按顺序检查胸壁、纵隔、血管结扎残端、心包切开处等。如发生胸壁广泛、弥漫性渗血，可采用温盐水混合肾上腺素压迫止血，效果好。另外，输入新鲜血液，补充纤维蛋白原和钙离子。胸内出血是可以预防的，术前应对病情病变预分析，特别是对于即将行全肺切除的患者非常重要，这类肺结核患者由于病程长，发展缓慢，继发感染等原因，在病灶部的肺与壁层胸膜之间，可形成许多侧支循环，在胸壁上可听到连续性的血管杂音，称为胸壁粘连杂音，术前应注意这种杂音，可估计术中的出血程度。如术前合并有糖尿病等并发症，则术中更应仔细操作：分离胸壁粘连时要避免损伤肋间动静脉；分离胸顶部粘连时，要注意勿损伤锁骨下动静脉；分离纵隔面粘连时，右侧要以上、下腔静脉为标志，左侧要以主动脉弓和胸主动脉为标志，毁损肺往往与这些大血管粘连；分离膈面应注意勿损伤膈肌。全肺切除术后附加改良胸廓成形术，有利于止血。

2) 支气管胸膜瘘：是肺切除术后严重并发症之一，其发生率已较20世纪50年代明显降低。目前结核性毁损肺、抗药性结核病肺叶切除术后的支气管胸膜瘘发生率可达5%～10%。以支气管病变最高(16.2%)，结核球与干酪灶较少。长期临床实践表明，支气管胸膜瘘的发生主要与残端闭合技术、支气管残端病变残留及残端血供等影响残端愈合的诸因素有关，尤为重要的是残端闭合技术，而支气管残端病变残留和残端血供也是影响支气管残端愈合的不可忽视的重要因素。支气管残端病变残留患者肺切除术后支气管胸膜瘘的发生率明显升高，因此对残端病变残留而肺功能不能耐受扩大切除的患者，选择适宜的残端闭合技术对预防支气管胸膜瘘的发生非常重要。选用的原则是操作方便、缝合严密、不易污染和不影响血运。水平褥式缝合加间断缝合法操作简单，残端处理牢固，抗压性强，术后鼓励患者咳嗽排痰无残端漏气之虞，不影响残端血运，是一种较理想的预防残端病变残留发生瘘的方法。同时，应从影响残端愈合的诸因素综合考虑，积极预防。如术前及时纠正贫血和低蛋白血症，控制感染，结核患者正规抗结核治疗6个月以后再手术；术中支气管残端消毒，电凝烧灼残端内膜以杀死癌细胞、结核分枝杆菌等；胸腔冲洗以减少污染；残端闭合后应用胸膜瓣、心包等组织包埋；术后及时有效地处理胸腔积液，预防肺部和胸腔感染，协助患者咳嗽排痰，早期下床活动，体质弱者适当给予营养支持治疗等措施均有利于残端瘢痕性愈合。

3) 心力衰竭和呼吸衰竭：是肺结核术后早期死亡的主要原因，术前一定要对此类患者的心血管系统和呼吸系统准确评估。部分患者可由于各种原因常需要机械通气进行辅助呼吸提供呼吸支持，以保证基本的气体交换度过危险期。结核性毁损肺行全肺切除手术治疗的患者中，大多都因长期慢性疾病的消耗，营养差及体质瘦弱，术前肺功能减退，加之麻醉及手术打击等因素，术后易出现呼吸功能不全，应及时予机械通气辅助呼吸，部分患者术后虽已苏醒但由于麻醉药物后效应等因素，自主呼吸乏力，咳嗽及吞咽反射弱，排痰能力差，即使没有出现呼吸衰竭的迹象，也可预防性应用机械通气。

4) 结核播散和余肺结核恶化：这是一种严重并发症，可进一步加重患者的呼吸功能不全，严重者可引起呼吸衰竭。多是在结核病未完全控制下贸然手术所致，余肺内存在的不稳定病灶术后活动；术中过度挤压使含菌分泌物倒灌入健康肺内未及时清除；术后并发支气管胸膜瘘等。一旦发生，应积极抗结核治疗，选择未曾用过的药物，加强营养。预防主要还是严格把握手术指征，对痰菌阳患者，术中先闭合支气管，术后正规抗结核治疗，及时排痰。

5) 术后脓胸：常见的原因有：①术中胸腔受污染；②术后胸管引流不畅，胸内积液积血，继发感染；③术后余肺膨胀不全，留有较大残腔。一旦脓胸发生，应及时引流，处理支气管胸膜瘘，加强抗结核治疗，根据细菌培养及药敏结果，选择敏感强力的药物，以及综合的支持疗法。

(7) 肺结核治疗中的全肺切除术：手术难度大，术后并发症高，对患者术后生活质量影响较大，应做重点说明。全肺切除术多适用于中央型肺癌、主支气管内膜结核或毁损肺患者。应尽量采取支气管袖状切除和肺动脉袖状切除，尽量避免全肺切除。全肺切除因为对心肺功能的影响较大，术前应行仔细的心肺功能检查。对于肺通气功能的要求，一般认为第 1 秒用力呼气容积 (FEV1) 在 2.0L 以上可行全肺切除术。术前合并肺部感染的应给予抗感染治疗；术前应行纤支镜检查以明确病变的部位和性质，确定手术方式。全肺切除术后应加强抗感染和营养支持；控制静脉补液的总量和速度，避免肺水肿的发生。全肺切除后应避免早期下床，减少纵隔摆动的发生。

1) 右全肺切除术：①右胸后外侧切口，第 5 或第 6 肋床进胸，先分离肺与胸膜和膈肌的粘连。确定病变所在部位和性质，以确定作右全肺切除术。②将右下叶肺向上牵拉，显露并切断肺下 10 带至肺下静脉处。环绕肺根部剪开纵隔胸膜，并向肺侧钝性分离，即可显露出肺门血管。③将右肺上叶向后牵拉，显露肺动脉上干，提起并剪开血管鞘膜，并沿血管纵轴方向近心端游离，显露右肺动脉总干。钝性游离并剪开右肺动脉总干周围的鞘膜，直角钳探过肺动脉的后方，绕以双 4 号线在近心端结扎，在远心端用两把无损伤血管钳钳夹并在中间剪断，分别予双 4 号线贯穿缝扎。右肺动脉的结扎线和缝扎线必须牢固，并留有较长的残端，避免滑脱。④将右肺上叶向后牵拉，打开前肺门，即可显露肺上静脉，沿血管前壁剪开鞘膜并游离肺上静脉，直角钳探过上叶静脉后方，双 4 号线结扎其近心端，远端血管钳钳夹并在中间剪断，近端予以双 4 号线缝扎，远端予双 4

号线连续缝合。同样游离并处理肺下静脉。⑤将右上叶肺向后牵拉，将奇静脉弓向上推开，显露右主支气管。游离并切断周围结缔组织，游离并结扎支气管动、静脉。在距隆突 1.5cm 处，用气管直角钳夹闭合主支气管，在远端切下右全肺组织。然后在直角钳下方边剪开边缝扎支气管残端或用闭合器闭合，用支气管周围纵隔胸膜缝盖残端。⑥当患者呼吸道分泌物较多，双腔管定位不满意时可考虑先处理右主支气管，然后处理肺动脉和肺静脉。⑦操作注意点：当肺动脉或静脉在心包外的长度较短而不易处理时，打开心包后控制血管是必要的，可以增加可处理血管的长度；如果血管仍然较短而不易处理，可以用无损伤血管钳或心房钳钳夹血管近心端，切断后连续缝合。

2) 左全肺切除术：①左胸后外侧切口，第 5 肋间或第 6 肋床进胸，先分离肺与胸膜和膈肌的粘连。确定病变所在部位和性质，以确定作左全肺切除术。②将左下叶肺向上牵托，显露并切断肺下韧带至肺下静脉处，环绕肺根部剪开纵隔胸膜，并向肺侧钝性分离，显露肺门血管。显露肺门上部，于主动脉弓下剪开肺门胸膜，即可暴露左肺动脉，提起并剪开血管鞘膜，游离左肺动脉总干，直角钳探过肺动脉的后方，绕以双 4 号线在近心端结扎，在远心端用两把无损伤血管钳钳夹并在中间剪断，分别予双 4 号线贯穿缝扎。③将左肺上叶向后牵拉，显露肺上静脉，沿血管前壁剪开鞘膜并游离肺上静脉，直角钳探过上叶静脉后方，4 号线结扎其近心端，远端血管钳钳夹并在中间剪断，近端予以双 4 号线缝扎，远端予双 4 号线连续缝合。同样游离并处理肺下静脉。④将左上叶肺向后牵拉，显露左主支气管。游离并切断周围结缔组织，游离并结扎支气管动、静脉，气管直角钳钳夹闭合主支气管，在远端切下右全肺组织。在直角钳下方边剪开边缝扎支气管残端或闭合器闭合，用支气管周围纵隔胸膜缝盖残端。张肺检查支气管残端，确保残端无漏气。⑤操作注意点：当肺动脉或肺静脉较短时，可打开心包以增加可处理血管的长度。由于左主支气管较长，在处理主支气管时应尽量分离至其根部，避免支气管残端过长。

3) 心包内处理肺血管：全肺切除术少数肺结核患者，肺内病变广泛而严重，如慢性纤维空洞型肺结核，肺根部严重粘连，解剖关系不清或变异较大，如盲目强行分离，可能导致致命性大出血。遇此情况，可经心包内处理肺血管，优势如下：一是游离肺血管比较容易，可延长肺血管的游离长度，增加安全系数；二是可提高切除率。具体方法是：在膈神经前方一处纵行切开心包，于心包内游离，结扎加缝扎有关血管，如肺动脉干或肺上、下静脉，同时将大血管根部附近的心包组织连同病肺一并切除，然后疏松缝合心包。如果缺损较大，亦可不予缝合。总之，需要强调的是，缝合不可过紧，以免引起心脏受压。

4) 胸膜肺切除术：肺结核合并慢性脓胸或并存支气管胸膜瘘，胸膜多被肺部病变所累，纤维结缔组织增生，形成较厚的纤维板，与胸廓及肺粘连紧密，严重地限制及束缚了肺组织的膨胀和胸廓的运动。手术难度较大，可采用胸膜外剥离而使患肺游离。剥离、切除壁层及脏层纤维板时，往往渗血严重，需用 1 ∶ 1000 肾上腺素热盐水纱布垫压迫止血或将出血点逐一电灼，必要时可采用缝扎止血。术中应注意及时补足失血量，防止低血容量性休克。当壁层纤维板剥脱后，将脏层纤维板连同病肺一并切除。术后遗留感染的胸内残腔，可先行引流，然后再择期进行局部胸廓成形术。胸膜肺切除可增加渗血及感染机会，除应严格控制手术指征外，在强化抗结核药物治疗的同时，宜加用有效的广谱抗生素并补充凝血剂。如全身情况欠佳或心肺功能低下，多难耐受此种手术，应格外慎重。

5) 注意事项：①结核病全肺切除术，尤其是胸膜全肺切除术创伤大，渗血多；应严格掌握手术适应证，不宜轻率应用；②术前必须认真进行全面检查，对侧肺要有足够的代偿能力，其他重要器官如心肺、肝、肾等无明显器质性病变；③右全肺切除术较左侧更应严格掌握手术适应证；④术中对肺门解剖必须清楚，对大血管，如术侧肺动脉干及上、下肺静脉的处理，应倍加小心，结合缝扎务必牢靠，以免发生致命性大出血；⑤主支气管残端必须妥善缝合，并用带蒂胸膜片严密包盖，以防发生支气管残端瘘；⑥全肺切除术后巨大残腔的处理至关重要。恰当地应用胸腔引流可以调节纵隔的位置。术后密切注意胸腔积液情况，必要时胸穿胸腔积液检查；⑦常规应用有效广谱抗生素，以防胸腔内感染；⑧加强抗结核治疗，静脉使用抗结核治疗药物强化治疗。

6) 常见并发症及预防处理：①胸腔内出血：其发生率约为2%，及时发现诊断与处理能取得良好的效果。术前注意出凝血时间，及时发现出血倾向；备血要多，新鲜血液更佳；术中粘连尽量结扎或使用超声刀和结扎术；关胸前严密止血，并在创面使用凝血药品；术时尽可能输新鲜血液；术后加强止血药的应用。②支气管残端瘘：结核病手术的支气管残端瘘发生率要比一般肺切除手术高，发生率在2%～6%，处理更加困难，一般发生在术后1～2周内。术前强化抗结核治疗，术中仔细操作，提高支气管残端缝合和包埋技术，术后积极加强支持治疗，纠正低蛋白血症，注意胸腔积液的变化，及时处理，可有效减少其发生率。一旦发生，及时胸腔置管引流，手术后早期，如患者情况允许可行手术修补。③胸腔感染及脓胸：有报道示全肺切除术后其发生率为2%～10%，脓胸死亡率为16.6%。因此需高度重视。一般发生在全肺术后3～7天内，常见发热、胸痛、白细胞升高等。一旦确诊需马上行低位胸腔闭式引流，尽量引流脓液，以免引起支气管胸膜瘘，严重的可行开窗引流术。加强抗感染治疗，局部胸腔内冲洗。经久不愈的可考虑行胸廓成形术或肌瓣移植、填充术。④其他：全肺切除术后并发症的发生率明显高于肺叶切除手术，所以一定要慎重。其他并发症如呼吸功能不全、心血管系统并发症、消化系统并发症在全肺切除患者中时有发生，术前的严格检查，术中的仔细操作，术后密切观察及时发现，尤为重要，处理同一般肺切除手术。

(8) 胸廓成形术：该术式是治疗肺结核术后支气管胸膜瘘以及结核性脓胸的一种较好的方法。临床上较为常用的为改良的Heller胸廓改形术，手术要点：术中根据脓腔的范围，充分切除脓腔的肋骨，所切除的肋端一定超过脓腔边缘2cm以上，以使胸壁彻底塌陷，达到消灭脓腔的目的。同时彻底清除脓腔中的脓液、干酪样坏死组织，保留肋间肌和壁层增厚的纤维板，充分填塞脓腔。在胸廓改形术同期修补瘘十分关键。对肺表面糜烂性漏气，用附近健康的、血运好的肋间肌组织覆盖，而明显的细小支气管瘘口应在局部清除松解，缝合，关闭瘘口后用肋间肌或带蒂胸壁游离肌瓣填塞。叶支气管或主支气管残端瘘口的处理是较为困难的，由于手术及术后炎症，肺门局部支气管、血管的界限已完全不清，且组织充血、变脆。因此寻找及游离残端瘘口，技术要求极高，术前纤支镜检查了解瘘口部位，术中在纤支镜辅助下，经气管插管置入细尼龙管或亚甲蓝着色均为寻找瘘口提供方便。胸廓改形术是一期还是分期完成，主要依据患者的全身状况、脓腔大小、引流量及术中出血而定。但由于胸廓改形术的破坏性大，创伤重，出血多，永久性的胸廓畸形造成永久性肺功能减低，所以应慎重选择，除肺切除后或（和）支气管胸膜瘘和其他手术失败者，尽量不用。近年来采用带蒂网膜充填及覆盖均是较成功及简便补瘘的方法。

(9) 带血管蒂大网膜胸内移植术：大网膜血运丰富，再生能力强，又有很强的抗感染及吸收炎性渗出物的能力。

1) 适应证：①不能行胸膜剥脱的各部位和各类型的慢性脓胸患者；②胸廓改形术、胸膜剥脱术失败者；③年老体弱、心肺功能差，不能耐受胸廓改形术或肺切除术者；④肌瓣填充脓腔不足，用网膜移植加强消灭残腔的补充材料之用；⑤无腹腔疾病史（包括结核性腹膜炎），无上腹部手术史者。

2) 注意事项：术中应特别注意将脓腔隔离，更换手术器械和手套，在行腹部操作时，要防止腹腔污染。如有多处肺泡瘘或支气管残端瘘，则可以大网膜覆盖，并缝合几针固定。由于大网膜受体表面积、性别、营养状况等因素影响，大约只能充填 75 ～ 95mL 脓腔，若其不能达到脓腔容量 1/3 ～ 1/2 时，则应附加小型胸廓改形术。

(10) 带血管蒂肌瓣填充术：早在 1910 年由 Ahrasharoff 首先采用，但应用于感染创口有顾虑。目前，抗菌药物不断更新，可有效控制感染，才使该术式得以广泛引用。该术式的优点为一期完成手术，填充材料为自身组织，无异物反应。可作填充的肌瓣主要有背阔肌、前锯肌、胸大肌及胸小肌、腹直肌，并具有良好的血液供应及神经支配，从而改善残腔壁的营养，促进其闭合。根据手术和尸检材料测量各肌瓣的大小，背阔肌充分游离后可充填单侧胸腔的 30% ～ 40%，前锯肌 10% ～ 15%，胸大肌 20% ～ 30%，腹直肌 5% ～ 15%。

1) 适应证：①原发性局限性脓胸或胸廓改形术后失败的局限性脓腔；②胸膜下胸廓改形术的基础上合并应用肌瓣填充术，可以减少肋骨的切除范围。

2) 注意事项：手术应根据脓腔的大小和位置，切取带血管蒂肌瓣植入脓腔，并固定几针，若合并支气管胸膜瘘者，可选择血运良好的肌瓣封闭瘘口并缝合固定。一般小的局限性脓腔，仅用肌瓣即可消灭。如果脓腔较大，应根据具体情况，切除部分肋骨，以达到消灭脓腔的目的。肌瓣移植后一期缝合，再用胸管负压吸引 7 ～ 10 天。手术前后均应给予敏感抗菌药物。术后 3 ～ 4 种化疗药物联合应用，连续用药 9 ～ 12 个月并定期复查。对于脓液结核分枝杆菌培养阴性、肺内无明显活动性病灶的患者，术后给予抗结核药物治疗的必要性值得商榷；而对于培养阳性或痰菌阳性的患者，术后对于初治患者应常规给予异烟肼、利福平、吡嗪酰胺、乙胺丁醇方案抗结核治疗半年以上。对于复治患者加用硫酸链霉素，治疗半年以上。治疗耐多药结核病主要根据结核分枝杆菌敏感试验结果来确定化疗方案，应选择 3 种以上敏感药物联合化疗，疗程至少一年半以上。

五、肺结核外科治疗的疗效评价

由于抗结核药物的不断发展，手术前后有效抗结核药物的应用、麻醉及术后监护技术的进步、手术经验不断积累、以肺切除术为主的手术操作日臻完善，以及更趋合理地选择手术适应证等因素，使肺结核外科手术的治疗效果逐年有所提高。总的来说目前肺结核手术治疗的安全性增加，手术死亡率明显降低。关于肺结核手术疗效优劣的评价，通常以近期疗效(指一年以内)和远期疗效(指一年以上)来衡量。疗效一般应注重从治愈率(病灶完全消失，痰菌阴转)、好转率(原有病灶吸收缩小或稳定，痰菌阴转)、并发症(脓胸、支气管残端瘘、原有病灶恶化、播散、痰菌阳性等)以及死亡率等多项指标的高低综合判定。

另外，影响手术治疗效果的诸多因素中，主要是：

(1) 病变性质以结核球及干酪灶疗效最佳，毁损肺疗效最差。上海市 1376 例肺切除术报道中，结核球与毁损肺的死亡率分别为 0%(0/241)、12.7%(8/63)。

(2) 耐药性痰菌阳性者术后并发症明显升高，耐药者更为突出。Sweetman 报道 1061 例肺结核肺切除术，耐药者 44 例，其并发症为全组平均值的 4 倍。

(3) 手术技巧术中任何环节的不慎都会导致并发症甚至死亡，尤其支气管断端的闭合，可能导致支气管胸膜瘘。

(4) 切除范围，肺叶切除术近期疗效最佳，术后并发症为 4.11% ～ 13.46%，死亡率为 0.71% ～ 1.92%，一次性手术治愈率达 95.38%。全肺切除术最差，并发症为 6.52% ～ 20.0%，死亡率为 1.25% ～ 20.0%，一次性治愈率达 88.45%。

(5) 手术时机过早则病变不稳定，过晚又会增加耐药性。抗结核情况关系到病灶的稳定与否，短于 3 个月或长于 12 个月，对疗效都有一定影响，术后抗结核治疗一般 9 ～ 12 个月，严重者可延长到 18 ～ 36 个月。耐多药肺结核痰菌阴转率及治愈率为 84% 和 62%，与菌阴肺结核的治愈率 97.44% 相比差异无统计学意义。

(6) 术前准备和术后处理，术前准备和术后处理在胸部结核外科治疗中占有重要地位。术前准备工作草率，不注意提高患者整体素质及改善心、肺功能，将会给手术带来风险和麻烦。术前应用抗结核药物时间过短，由于麻醉及手术创伤，极易导致原先稳定的复合结核灶重新活动或出现播散。术后严密观察病情变化并及时正确处理也十分重要，假如一侧全肺切除特别是右全肺切除术的患者，倘若短时间内输液过快、过多，则极易导致急性肺水肿和左心衰竭而危及生命；术后胸腔积血积液未能及时引流，不但易引起胸腔感染，而且浸泡、腐蚀支气管残端，容易导致支气管残端瘘。上述所列种种都直接影响到手术疗效和患者的预后，需要认真对待。

(7) 难治性术后支气管胸膜瘘的治疗，胸廓成形术、大网膜移植、胸壁局部肌肉填充有一定的复发率和局限性，而自体肌皮瓣移植治疗对传统治疗是一个很好的补充。其缺点是治疗周期长，术前在院外进行 3～6 个月的换药、定期的随访、查视伤口。同时，这类手术的量比较少，还需要随着手术的增多，使其不断完善。1992 年 Hallok 首次报道了这一术式；上海市肺科医院于 2007 年在国内首次报道，均取得良好效果。

总之，结核性毁损肺、巨大或多发空洞、多耐药结核等结核病变使肺组织不可逆病变，导致通气血流比例失调甚至肺功能障碍乃至衰竭。反复感染、咯血、痰菌反复阳性，所有这些都需要借助外科手术切除病肺，并且联合术前、术后规范的抗结核治疗，达到消灭病灶，缩短疗程，减少肺结核的并发症，最终治愈的效果。外科治疗是肺结核综合治疗的一种不可或缺的重要手段。

第三节　肺脓肿的外科治疗

一、概述

肺脓肿是肺组织因化脓菌感染引起组织炎症坏死，化脓性物质在坏死的空腔内积聚。这一定义需除外肺大疱或肺囊肿继发感染，但肺大疱或肺囊肿继发感染在诊断和处理上与真正的肺脓肿有共性。虽然，肺脓肿多数为单一的，但也可以见到在原发细菌感染和继发免疫缺陷的患者发生多发性脓肿。肺脓肿可以在任何年龄段发病，多发生于青壮年，男性多于女性。婴幼儿时期的肺脓肿大都继发于化脓性肺炎之后，特别是在耐药性金黄色葡萄球菌肺炎病程中最易发生，成为该病的特征之一。近年来，由于广谱抗生素的广泛应用，急性期肺脓肿逐渐减少，需要外科治疗的病例，也在逐年减少。但起病隐匿、临床症状不典型的肺脓肿发病者仍不少见。

临床上将 1.5 个月以内的肺脓肿划归为急性期肺脓肿，病程超过 1.5 个月而短于 3 个月为亚急性期肺脓肿，病程在 3 个月以上的为慢性肺脓肿。

1942 年 Brock 及其同事详细描述了肺脓肿的临床特征，并假设其病原是由于吸入咽喉部感染性分泌物所致，他们观察到大多数肺脓肿发生在右肺上叶后段、右肺下叶背段和左下肺叶。1936 年 Neuhoff 等就报道了采用外科引流方法治疗肺脓肿的临床经验，认为绝大多数肺脓肿需要外科手术处理。随着 1938 年磺胺和 1941 年青霉素的问世，彻底改变了临床医生治疗肺脓肿的思路。由于抗生素的应用，许多肺炎得到有效控制，肺部感染很少会发展到肺脓肿阶段，需要外科手术治疗的肺脓肿很少。近年来，癌症化疗、器官移植后应用免疫抑制剂、自身免疫病、HIV 感染等使非寻常的条件致病菌引起的肺脓肿的发生有所增加。

二、病因及发病机制

急性期肺脓肿的病因常来自上呼吸道、口腔细菌或分泌物的感染。致病菌以厌氧菌为主，占 85% ～ 94%，而单纯厌氧菌感染者约 58%，同时合并需氧及兼性厌氧菌者约 42%，需氧菌中又以革兰氏阴性杆菌最多见。

根据感染途径肺脓肿分以下四种类型：

（一）吸入性肺脓肿

吸入性肺脓肿是最常见的类型，约占 60%，病原体经口腔、上呼吸道吸入致病，误吸是常见病因。正常情况下，约 50% 健康成年人在睡眠时可将口咽部的分泌物吸入下呼吸道，但借咳嗽反射和其他呼吸道防御机制如支气管黏膜纤毛运动、肺泡巨噬细胞对细菌的吞噬作用而不致引起肺部感染。但在意识障碍、咽部神经功能障碍和吞咽障碍的患者，正常机械性屏障受破坏（气管切开或鼻饲者）易发生误吸。通常是由于扁桃体炎、鼻窦炎、齿槽脓溢或龋齿等脓性分泌物；口腔、鼻、咽部手术后的血块；齿垢或呕吐物等，在神志不清、全身麻醉等情况下，经气管被吸入肺内，造成细支气管阻塞，致病细菌繁殖形成化脓性炎症，小血管炎性栓塞，中心部位缺血，炎性坏死，液化后排出，脓腔形成。此外，有一些患者未能发现明显诱因，国内和国外报道的病例分别为 29.3% 和 23%。可能由于受寒、极度疲劳等诱因的影响，全身免疫状态与呼吸道防御功能减低，在深睡时吸入口腔的污染分泌物而发病。

本型常为单发型。其发生与解剖结构及体位有关。由于右总支气管走行较陡直，且管径较粗，吸入性分泌物易吸入右肺，故右肺发病多于左肺。在仰卧时，好发于上叶后段或下叶背段；在坐位时，好发于下叶后基底段。右侧位时，好发于右上叶前段和后段。

（二）继发性肺脓肿

(1) 细菌性肺炎、支气管扩张症、支气管囊肿、支气管肺癌、肺结核空洞等，常见细菌为克雷伯杆菌属、星形诺卡菌、结核分枝杆菌等。

(2) 邻近部位化脓性病变穿破至肺，如膈下脓肿、肾周围脓肿、脊柱脓肿或食管病变穿破至肺，常见细菌为大肠埃希菌、粪链球菌等。

(3) 支气管异物气道阻塞，是引起肺脓肿特别是小儿肺脓肿的重要因素。

（三）血源性肺脓肿

肺外部位感染病灶的细菌或脓毒性栓子经血行途径播散至肺部，导致小血管栓塞，肺组织化脓性炎症坏死而形成肺脓肿。病原菌以金黄色葡萄球菌多见，其肺外病灶多为皮肤创伤感染、疖肿、化脓性骨髓炎等。泌尿系、腹腔或盆腔感染产生败血症所致肺脓肿的病原菌常为革兰氏阴性杆菌或少数为厌氧菌。病变常为多发性，无一定分布，常发生于两肺的外周边缘部。

（四）阿米巴肺脓肿

多继发于阿米巴肝脓肿。由于肝脓肿好发于肝右叶的顶部，易穿破膈肌至右肺下叶，形成阿米巴肺脓肿。

三、病理改变

早期细支气管阻塞，肺组织发炎，小血管栓塞，肺组织化脓、坏死，终至形成脓肿。急性期肺脓肿镜检示有大量中性粒细胞浸润，伴有不同程度的大单核细胞。病变可向周围扩展，甚至超越叶间裂侵犯邻接的肺段。菌栓使局部组织缺血，助长厌氧菌感染，加重组织坏死。液化的脓液，积聚在脓腔内引起张力增高，最后破溃到支气管内，咳出大量脓痰。若空气进入脓腔，脓肿内出现液平面。有时炎症向周围肺组织扩展，可形成一个至数个脓腔。若脓肿靠近胸膜，可发生局限性纤维蛋白性胸膜炎，引起胸膜粘连。位于肺脏边缘部的张力性脓肿，若破溃到胸膜腔，则可形成脓气胸。若支气管引流不畅，坏死组织残留在脓腔内，炎症持续存在，则转为慢性肺脓肿。脓腔周围纤维组织增生，脓腔壁增厚，周围的细支气管受累，致变形或扩张。

四、临床表现

（一）急性期肺脓肿

急性期肺脓肿占70%～90%，临床表现为高热、寒战、咳嗽、胸痛、气短、心跳加快、出汗、食欲减退。在脓肿破入支气管后，则有大量脓痰，每天可达数百毫升，咯出脓痰静置后分层，有时为血性痰，如为厌氧菌感染，则痰有臭味。

此时如支气管引流通畅，脓液顺利排除，加上药物治疗，病变可逐渐愈合，留下少量纤维组织。如细菌毒力强，治疗不适当，支气管引流不畅，则病变扩大，病变可侵及邻近肺段或肺叶，甚至侵及全肺。支气管内如有活瓣性堵塞，则可形成张力性空洞，且易破入胸膜腔。

体征：体征与病变大小有关，病变小，部位深，多无异常体征；病变较大，可有叩诊浊音、呼吸音减弱或湿啰音，如空洞较大、接近胸壁，则可闻及支气管呼吸音。因胸膜表面多有纤维渗出，常可听到胸膜摩擦音。如出现突发的气急、胸痛，提示脓肿破溃至胸腔，可查到液气胸体征。

（二）慢性肺脓肿

急性期肺脓肿未能及时控制，病程在6～12周后，则成为慢性肺脓肿。反复发热、咳嗽、咳脓血痰，常有中、大量咯血，甚至是致命性咯血；可伴贫血、消瘦、营养不良与水肿。有时发热、感染中毒性症状加重，排痰量却明显减少，提示引流支气管阻塞。

体检可见胸膜肥厚体征，杵状指（趾）较急性期者常见。一些患者可在患侧胸壁闻及血管杂音。

（三）血源性肺脓肿

多有原发病灶引起的畏寒、高热等全身脓毒血症症状明显，呼吸道症状相对较轻，极少咯血，肺一般无异常体征。多能查到皮肤创伤感染、疖痈等原发灶。

五、实验室和其他检查

（一）血象

急性期肺脓肿白细胞总数达 $(20 \sim 30) \times 10^9/L$，中性粒细胞达 90% 以上。核左移明显，常见中毒颗粒；慢性者血白细胞数可稍升高或正常，红细胞和血红蛋白减少。

（二）X 线及 CT 检查

肺脓肿的 X 线及 CT 表现因病变类型疾病的不同时期而不同。

吸入性肺脓肿早期、急性期肺脓肿早期 X 线及 CT 表现为大片状实变，中心密度较浓，边缘模糊。坏死组织从支气管排出后，则在致密实变中出现含有液气平面的厚壁空洞，是急性期肺脓肿较为特征性的 X 线表现。病情严重者可侵犯胸膜导致脓胸或脓气胸。

慢性肺脓肿在急性期肺脓肿的基础上，为周围炎性浸润吸收、纤维组织增生所致 X 线表现为不规则厚壁空洞，伴有索条或片索状阴影，脓腔壁增厚内壁不整齐，常有周围纤维组织广泛增生和程度不同的支气管扩张，可有局部胸膜增厚和纵隔向患侧移位；病变范围较广泛者可形成多个脓腔，邻近健康肺易有代偿性肺气肿。

血源性肺脓肿，早期多表现为两侧肺周围散在多发性周边模糊的炎症性云团样阴影或边缘较清楚的球形阴影，进而可见小脓腔及液平面，其特点为易形成张力性薄壁气囊肿，短期内阴影变化大，发展快和多变、易变。炎症吸收后可见局灶性纤维化或小气囊形成阴影。

继发性肺脓肿可见原发疾病的表现，如支气管扩张、支气管肺癌等阴影的基础上伴发肺脓肿的阴影。并发脓胸时，患侧胸部呈大片状密度增高的阴影，其上缘呈倒抛物线状的胸腔积液征象。

（三）细菌检查

有助于合理选择有效的抗生素。行痰培养时，为避免痰受口腔常存菌污染，应采合格痰标本送检，且可做痰细菌定量培养或经环甲膜穿刺，经纤支镜双塞保护法采痰进行检查。并发脓胸时，抽胸液培养，血源性肺脓肿则采血培养意义较大。

（四）纤支镜检查

有助于病因、病原学诊断和治疗。如为异物，可取出异物；疑为肿瘤阻塞，可作病理活检诊断；并可吸引脓液、解除阻塞、局部注药，提高疗效缩短疗程。

六、诊断与鉴别诊断

（一）诊断

1. 急性期肺脓肿

在鼻咽、口腔手术，醉酒、昏迷、呕吐后，突发畏寒、高热、咳嗽、咳大量脓臭痰，白细胞总数和中性粒细胞数显著增高者即应考虑，X 线检查示炎性阴影中见伴有液平的空洞，即可确定。

2. 血源性肺脓肿

有皮肤创口感染，疖、痈等化脓性病灶者，出现持续发热、咳嗽、咳痰，X 线见两肺有多发片影及空洞，即可诊断。

（二）鉴别诊断

1. 细菌性肺炎

早期肺脓肿与细菌性肺炎在症状和 X 线胸片上表现很相似，但常见肺炎球菌肺炎多伴有口唇疱疹、咳铁锈色痰、唇周疱疹，而无大量脓痰，大剂量抗生素治疗迅速出现良好反应，无空洞形成。X 线胸片上显示肺叶或段性病变，呈薄片状密度增高影，边缘不清，当应用抗生素治疗高热不退、咳嗽、咳痰加剧，并咳出大量脓痰时，应考虑为肺脓肿。

2. 空洞型肺结核继发感染

当空洞型肺结核合并急性肺部感染时出现咳脓痰，痰中不易查见结核菌时极似肺脓肿。但空洞型肺结核通常伴有午后低热、乏力、盗汗等结核中毒症状，大部分患者有结核病史，X 线胸片可见在空洞周围有纤维化、硬结病变，或播散病灶；如一时难以分辨，则按肺脓肿积极抗感染治疗，待感染控制后，不但痰结核菌阳转，且 X 线重现结核原有特点，不难鉴别。

3. 支气管肺癌

两种情况需要鉴别：一是肺癌阻塞引起远端肺化脓性感染，亦有脓痰与空洞形成；但若发病年龄在 40 岁以上，起病缓慢、渐进，脓痰量较少，抗生素规则治疗效果不佳，即应疑诊肺癌致阻塞性肺炎；二是肺鳞癌当病灶较大时，中心部可因缺血坏死液化形成空洞，极似肺脓肿，但若注意病灶特点：空洞偏心，壁厚薄不均、内壁凹凸不平，空洞周围亦少炎性浸润，并伴有经常咯血、缺少脓痰与明显发热等症状，应疑肺癌，注意肺门淋巴结肿大情况，痰细胞学检查与 CT 检查，进而纤支镜检查可确诊。

4. 肺囊肿继发感染

两者 X 线均见伴有液平面的空腔病变，但肺囊肿的囊壁较薄，并伴有液平面，囊肿周围无炎性病变或较轻，如与既往胸片对比更容易分辨；如经抗生素抗感染治疗后，复现光洁整齐的囊肿壁，即可明确诊断。临床表现上肺囊肿一般症状轻，中毒症状不明显。

七、治疗

（一）内科保守治疗

1. 抗感染治疗

当高度怀疑肺脓肿时，早期选用广谱抗生素，待有痰培养结果时，可以根据培养结果选用敏感抗生素。停药指征：体温正常、脓痰消失、X 线和 CT 显示空洞和炎症消失或仅留少许纤维条索影。

2. 纤维支气管镜局部冲洗治疗

由于血支气管屏障、组织包裹、脓液的理化性质及局部解剖结构的改变，黏膜水肿及脓性分泌物增加，脓腔外纤维组织形成，抗生素不易进入脓腔。同时由于炎症刺激肺脓肿所在支气管开口均有不同程度狭窄，脓栓阻塞支气管，使大量脓性分泌物引流不畅，即使体位引流，排脓效果仍差，再者由于耐药菌株的增加造成肺脓肿的治疗效果不满意，所以肺脓肿的局部治疗受到临床医生的重视，在纤维支气管镜直视下吸痰，可以起到非常有效而彻底的排痰，促进支气管内脓液分泌物排出，同时应用有效抗生素冲洗局部支气管内病灶，直接起到杀菌作用，取得了满意的疗效。

3. 支持治疗

支持治疗包括营养支持、胸部物理治疗等。

（二）外科治疗

1. 脓腔引流

外科施行的脓腔引流包括经皮穿刺置管引流和胸腔造口脓腔引流。其指征是：患者持续发热超过 10 天至 2 周，经内科保守治疗 6 ～ 8 周胸片上无改善的征象或在治疗中出现某些并发症，如咯血、脓胸或支气管胸膜瘘，则需要外科引流处理。

经皮穿刺引流是一种微创的外科治疗方法，包括 CT 和超声引导下的穿刺引流，引流管为专用的胸腔引流管，前端呈弧状，不易发生堵塞，置管后可以彻底冲洗脓腔，还可向脓腔内注入敏感的抗生素。冲洗过程中注意注入量小于抽出量，注入生理盐水或抗生素时压力不宜过大，否则容易造成脓腔破裂引起感染扩散。临床经验显示：经皮穿刺引流一般不会造成脓胸，即便是在正压通气的情况下，经皮穿刺引流也可获得成功，而无并发症。

在 7 岁以下儿童患者对保守治疗反应很差，经皮穿刺引流应及早进行。巨大肺脓肿亦应进行早期引流。

外科胸壁造口直接进行肺脓肿引流，是治疗急性期肺脓肿的有效方法。在操作过程中要注意定位准确，可以采用正侧位 X 线胸片、胸部 CT 和 B 超定位脓肿，找到胸壁距脓肿最近的部位；另外，需要确定脓肿近胸壁的肺组织与胸壁产生粘连，以免在造口引流过程中，造成脓液的胸膜腔播散。胸壁造口肺脓肿引流一般需在全麻下进行，双腔气管插管，在胸壁造口前，应先在预切开部位再次注射针穿刺抽出脓液，确定肺脓肿的位置和深度，并经脓液送检细菌培养和药物敏感试验，去除局部约 4 ～ 5cm 肋骨，经粘连的肺组织切入脓腔，用吸引器将脓液吸净，并置入粗口径引流管。引流后患者的感染中毒症状会迅速好转，胸管可能漏气，随着引流后脓腔的逐渐缩小，一般在数天至 2 周内漏气会停止，很少出现支气管胸膜瘘。出血、脓气胸和脑脓肿是胸壁造口肺脓肿引流的并发症。近年来，由于介入穿刺技术的提高，经胸壁造口直接肺脓肿引流已经很少采用。

2. 手术治疗

(1) 手术适应证

1) 慢性肺脓肿，经内科积极治疗，症状及X线表现未见明显改善者，则需手术治疗。需要注意的是有部分患者经内科治疗，症状改善或消失，X线平片表现为一些纤维条状影，但CT检查仍可发现脓腔存在，须严密观察，如严格保守治疗2～5周后，脓腔继续存在、直径大于2cm、壁厚，或间断出现症状，则仍需手术治疗。

2) 慢性脓肿空洞形成不能除外癌性空洞者。

3) 有大咯血史，为防止再次咯血窒息。

4) 并发脓胸、支气管胸膜瘘或食管瘘反复出现气胸或脓气胸。

(2) 术前准备：肺脓肿术前只有经过充分的术前准备才能保证手术的成功，降低术后并发症的发生。

1) 术前应根据痰培养结果选用有效的抗生素控制肺部炎症。

2) 手术前应积极体位排痰，使每天排痰量在50mL左右，但不能过分强求，以免失去手术时机。

3) 纠正贫血、低蛋白血症，最理想的术前状态应为中毒症状消失，体温基本恢复正常。

4) 心、肺、肝、肾功能检查，全面了解患者重要脏器的状况，对凝血机制不正常者应予以治疗纠正。

5) 对于张力较大的肺脓肿，可以在CT引导下穿刺置管，张力减小后再行手术治疗，可以降低手术中脓肿破裂污染胸腔的机会。

(3) 术中注意事项：

1) 肺脓肿患者一般病程长，术中多见肺、胸膜粘连严重，肺裂界限不清，一般均需行肺叶或全肺切除；外科肺叶切除一般来说有一定难度，由于反复炎症使血管和肺门淋巴结周围反应较重，控制肺门不易。手术中，对于水肿较重、肺门结构不清者，不要盲目游离肺门，从相对容易入手的部位游离，如叶间裂。

2) 肺门粘连严重，支气管动脉增多、增粗，解剖结构常有改变，出血较多。手术中应先处理较容易游离的肺动脉分支，然后游离肺叶支气管予以切断缝合，再沿肺裂游离其余肺动脉分支并予以处理，即非规范性肺叶切除；肺门无法分离时，可切开心包，在心包内游离肺动、静脉干，套线，必要时用血管阻断钳控制血管，防止意外出血；这样即便在手术中损伤肺动脉，也可以阻断心包内的血管主干，从容地用5-0 Prolene线修补、缝合损伤的肺动脉；也可行“逆行切除”，相对于肺动脉来说，肺静脉的游离可能会容易一些，故可先处理肺静脉，然后处理支气管，最后将粘连较重、结构不清的肺动脉把控在手中，进行处理，从而提高手术的安全系数。

3) 术中最重要的是要考虑保护对侧肺，麻醉应用双腔气管插管、支气管堵塞器或将气管插管插入对侧主支气管，减少术中脓液进入健侧肺。特别是在大咯血的患者，需要快速、紧急控制气道。对无法行双腔气管内插管者，术中要注意吸痰，术中防止过度挤压肺组织，如有可能先夹闭支气管，术毕仰卧位，进一步充分吸尽气管内分泌物，防止并发症发生。

（三）结果

在前抗生素时代，肺脓肿的死亡率为 30% ～ 50%，在现代，其死亡率降至 5% ～ 20%，其中 75% ～ 88% 单纯应用抗生素治疗就能治愈。外科治疗的成功率为 90% 左右，死亡率为 1%～ 13%。经皮穿刺肺脓肿引流的成功率在 73% ～ 100%，尚无死亡报道。近年来，由于免疫抑制而出现肺脓肿的患者增多，文献报道的这类人群患肺脓肿的死亡率为 28%。

与肺脓肿死亡率相关的因素有：多器官功能衰竭、COPD、肺炎、肿瘤、意识障碍、免疫抑制、全身运动障碍。肺的大脓肿会增加住院时间，也有较高的死亡率。

第六章　结肠疾病

第一节　结肠扭转

一、概述

结肠扭转是结肠袢以其系膜的长轴为中枢发生旋转，扭转发生后肠袢两端均受压，故而形成闭袢型肠梗阻。同时肠系膜血管受压，也易形成绞窄性肠梗阻，扭转肠袢很快发生血运障碍，闭袢之肠腔入高度膨胀，很容易造成肠穿孔和腹膜炎。结肠扭转 90% 发生于乙状结肠，小部分发生在盲肠，横结肠扭转极少见，升、降结肠正常状态固定于侧腹壁，不会发生扭转，由于先天性发育不良 (胚胎期中肠旋转不全) 致升结肠、降结肠管游离，有较大活动度时可使由细长系膜悬吊或与粘连有关的肠管发生扭转，甚至全结肠扭转。肠扭转发生与下列 3 个因素有关：

1. 解剖因素

当一段游离肠袢的两端固定，其间的距离较短，而这一肠袢的长度又过长时则容易发生扭转。乙状结肠有时过长而其系膜根部较短，因此，乙状结肠是肠扭转的好发部位；如有先天性中肠旋转不全，肠系膜未与后腹壁固定，小肠悬挂于系膜上，容易发生小肠扭转；如盲肠、升结肠未与后腹膜固定，形成移动性盲肠，也可以发生盲肠扭转。

2. 物理因素

具备以上的解剖条件，肠袢本身还需具备一定的重量，才使扭转有发生的可能，如饱餐后突然大量的食物涌入肠袢内，肠腔内积存有大量的粪便或蛔虫团，肠管有大的肿瘤、憩室或先天性巨结肠等都可使肠袢重量大大增加。

3. 机械因素

当有了解剖的基础和肠袢具有一定重量以后，还需要有一个推动力量，强烈的肠蠕动或体位的突然改变都可以起到推动肠袢而引起扭转的作用。

二、乙状结肠扭转

（一）病因及发病机理

文献资料结肠扭转在我国约占肠扭转发病率的 20%，而多数发生于乙状结肠，男女发病率约 2 ∶ 1。扭转一般呈顺时针方向，扭转在 180° 以上时即可发生梗阻。轻度扭转可以不到 1 周，重者可达 2 ～ 3 周。发病后一方面可以出现肠腔狭窄和梗阻，另外可因系膜血管受压而发生绞窄。乙状结肠扭转属闭袢性肠梗阻，扭转之肠袢常呈高度扩张膨胀，当肠壁膨胀过度时，亦可发生斑点状张力性坏死或穿孔。

1. 解剖因素

乙状结肠过长，而乙状结肠系膜附着处又短窄，近侧和远侧两侧肠管接近，肠袢活动度大，这是容易发生扭转的解剖学基础。

2. 病理因素

在上述解剖因素的基础上，如盆腔发炎、粘连、瘢痕形成，使乙状结肠系膜根部短缩。肠壁或肠系膜内有肿大的淋巴结、肿瘤、囊肿等，可能是形成扭转的诱因。

3. 结肠动力改变

饱餐、食物内纤维残渣过多、大便秘结、肠内蛔虫团、先天性巨结肠等，可使肠袢的本身重量增加，由于重力关系，体位姿势突然改变，容易发生扭转。滥用泻剂、精神病患者、腹部外伤可使肠蠕动亢进。长期卧床的老年人、低钾血症等又多有肠麻痹。实践证明，肠动力异常变化与肠扭转有密切关系。

（二）病理

乙状结肠扭转可以呈顺时针或逆时针方向。扭转对肠管血循环的影响程度，主要决定于扭转的多少和松紧程度，如扭转 180° 时，肠系膜血循环可无绞窄，仅位于乙状结肠壁后面的直肠受压而出现单纯性肠梗阻；扭转超过 360° 时，必将造成绞窄性闭袢性肠梗阻。肠腔内气、液体积聚加，乙状结肠因扭转而过度膨胀，最初是静脉血流停止，充血、血栓形成再进一步使扭转加重，动脉血流也将停止。扭转肠袢成为一个理想的厌氧环境，数小时内厌氧菌和需氧菌可同时大量繁殖，使肠黏膜屏障功能受到破坏，通透性增加，肠道内细菌和毒性及其某些有毒物质，一方面可漏入腹腔而吸收入血，另一方面可直接侵入门静脉系统，发生菌血症和毒血症。严重者最终死于感染性和低血容量性混合性休克。

慢性扭转多有反复发作病程，可自然回复，无明显血循环影响。

（三）临床表现

乙状结肠扭转的主要特征是中下腹急性腹痛和进行性腹胀。急性扭转可突然发生下腹部或左下腹部间歇性绞痛，持续时间 1min 左右，在痉挛之间的间歇时间，短者数分钟，长者半小时。腹痛程度随扭转程度进展快慢而异。其他肠梗阻症状如恶心、呕吐轻，呕吐的量不多，而腹胀和便秘则明显。

体征：扭转的乙状结肠袢突出于腹壁，造成不对称性腹胀。叩诊左侧腹部鼓音显著。有高调的梗阻性肠鸣音。腹部左侧压痛，可扪及有弹力压痛的肿块。扭转严重时晚期可有腹膜刺激征，叩诊有移动性浊音，肠啰音消失，大量血浆成分丧失，短时间内可出现循环衰竭而休克。慢性乙状结肠扭转，仅有不完全性肠梗阻的症状。腹痛、腹胀、便秘程度轻。腹部左侧轻度压痛，有时可扪及冗长的乙状结肠。每经治疗或自行复位后排出大量气体，症状很快消失。

（四）诊断

临床具有发病急骤，左下腹绞痛、腹胀、呕吐，左下腹可扪到扭转的肠曲等典型症状。根据患者的全身情况，则可采用乙状结肠镜检查，或实验性低压盐水灌肠，如不能灌入 400 ～ 500mL 生理盐水，即可证明扭转梗阻在乙状结肠。

辅助检查：腹部 X 线平片和钡剂灌肠对确定诊断十分重要。腹部平片可见巨大胀气的扭转乙状结肠袢，从盆腔垂直地延伸到上腹。肠皱襞纹理消失，与之相比其余的结肠只是表现轻微的扩张。由于肠腔扩大，所以肠壁变薄，立位时肠袢的两臂中均显示宽大的液平面。如果发现膈下游离气体，应考虑肠扭转有坏死穿孔的可能。钡剂灌肠时，钡剂进到扭转处受阻，呈一种独特的畸形，典型的“鸟嘴形”或螺旋形狭窄。但对急性扭转发展快，考虑有肠坏死可能时，多不主张钡灌肠检查。

（五）治疗

乙状结肠扭转在 1836 年由 Von Rokitansky 首先描述。在这以后 50 多年的时间里，一直把手术解开肠管的扭转作为标准的治疗方法。由于术后死亡率仍高，人们很快就了解到预后更多的是受肠坏死是否存在所影响，治疗方法的选择也注意到了由是否有肠坏死而决定，强调对两种情况的处理对策十分重要。

1. 非手术治疗

适应于全身情况良好，临床症状较轻的早期扭转。对年老体弱患者，估计尚未发展为绞窄性肠梗阻时，可考虑采用非手术疗法。但对乙状结肠扭转在积极治疗过程中应密切观察病情变化，包括临床症状、体征以及实验室检查结果的细心观察，即使有经验的外科医师，术前凭经验诊断无坏死的病例中，仍有 30% 左右手术证实已发生绞窄。因此，对早期肠扭转在非手术治疗时，可能要冒延误治疗绞窄性肠梗阻的风险。在保守治疗 24h 后，当发现症状体征不减轻反而加重时应果断手术探查。

在非手术治疗过程中，除禁食、胃肠减压、补液、维持水、电解质和酸碱平衡以及早期使用抗生素防止感染外，还需针对扭转的乙状结肠进行处理。

(1) 乙状结肠镜解除胀气：患者膝胸卧位，将乙状结肠镜由肛门插至扭转处，此时对黏膜应仔细地检查，如发现黏膜颜色有改变，或见到血染的液体征象，应怀疑肠壁已有坏死，此方法显然不宜采用。观察黏膜正常，将一根滑润的胃管或直肠管小心地通过扭转处进入扩张的乙状结肠闭袢内，会有大量的气体和肠内容物顺利地排出，使膨胀大的肠管排空，而扭转可能自行复位。

(2) 灌肠疗法：对乙状结肠扭转的患者，可试用热的高渗盐水或肥皂水 500mL 缓慢灌入直肠和乙状结肠，通过水压促使乙状结肠复位。为了达到安全地处理急症的目的，灌肠压力不可过高，不可重复使用，以免扭转肠管发生坏死穿孔。

(3) 颠簸疗法：近年来国内有报道在肠扭转的早期采用此方法，能及时使乙状结肠扭转复位。但必须根据患者的周身情况以及术者的经验来决定，有腹膜炎者不宜采用。笔者曾遇到几例已经确定肠梗阻的患者，决定手术治疗，在用推车经电梯送往手术室，抬上手术台时，有的侧卧位打硬膜外麻之后，突然发现患者从肛门排出了大量大便。说明患者是由于在送往途中颠簸与体位改变，而使梗阻解除之故。但这只能说明颠簸具有一定的作用。方法：让患者膝肘卧位，术者需骑跨于患者背上，两手合抱患者下腹，轻轻按摩，然后抬起腹部突然放松，逐渐加强脐下部颠簸，或者将腹部左右摇晃，上下反复颠簸，持续 3 ～ 5min，休息片刻，通常进行 1 ～ 2 次颠簸后，症状即减轻。如果连续 3 ～ 5 次仍无便意和缓解腹痛腹胀，应改用其他治疗。

2. 手术疗法

(1) 手术指征：目前国内外对乙状结肠扭转的治疗原则仍多主张积极采用手术治疗。因为乙状结肠扭转系闭袢性、绞窄性肠梗阻，延误治疗或方法不当，死亡率仍很高。Boulvin 报道 51 例患者做了乙状结肠扭转解除，死亡 14 例 (27%)。笔者主张有以下情况应及时手术。①对复杂的乙状结肠扭转并发有腹膜炎、肠坏死、休克者；②非手术疗法无效，病程超过 48h，有肠坏死趋势者；③手术复位后再次复发，或非手术治疗复位后，由于乙状结肠冗长，为了防止复发，施行根治性乙状结肠切除术。

(2) 手术方法：①乙状结肠扭转复位、固定术：适用于乙状结肠扭转无肠坏死者。取左下腹正中旁切口，开腹后，即可见到胀大扭转的乙状结肠。术者右手伸入盆腔，引导辅助人员自肛门插入肛导管，通过扭转处，直达膨胀的乙状结肠，当即有大量气体和稀粪自肛导管排出，膨胀的肠管立刻得以缓解。即将肠袢按其扭转相反方向回转即可复位。一定要注意不要撕破了肠壁的浆肌层。如肠管扩张明显，胶管不能进入扭转之肠袢，则在膨胀肠袢的对系膜侧，放置荷包缝线，在其中央穿刺吸引减压，完成减压后，结扎荷包缝线，将乙状结肠提出腹外复位。但这种穿刺方法应尽量避免，以防止腹腔污染。复位后，留置肛导管的头端要超过远端梗阻袢之肠腔，并予保留，3d 后取出。这种手术虽然简单有效，但复发的机会多。所以近年多主张复位后，同时将冗长的乙状结肠部分平行折叠，固定于降结肠内侧，这对预防复发有意义；②乙状结肠切除术：对扭转复位后的肠管应仔细观察肠段的活力。切除的适应证是，a. 肠管坏死，失去生机；b. 扭转同时伴有其他器质性病变；c. 复位后防止再复发。绞窄因素解除后，观察肠管失去活力的征象，具有以下特征时可以确定肠坏死，应予切除，a. 肠管颜色黯黑或紫黑色，热敷观察而无好转；b. 肠壁失去张力，肠管呈瘫痪扩大，浆膜失去光泽无弹性；c. 无肠蠕动，且对刺激无收缩反应；d. 肠系膜动脉无搏动，静脉及小分支广泛血栓形成；e. 腹腔液暗红、浑浊，有粪臭味；f. 肠黏膜糜烂、片状坏死且易脱落。

(3) 术式选择：①一期切除、端对端吻合术：一期切除吻合是最理想的手术，因为可以防止复发并在一次手术中达到治愈。然而过去一直认为，左半结肠由于局部血供和肠道细菌的特殊性，做坏死段的一期切除吻合有极大的危险性。为防止裂漏，应做分期手术，先将失活的肠段切除后行双腔造瘘或近端造瘘，远端关闭，后期再做二期关瘘回纳术。另外尚可采用一期切除对端吻合后，将吻合口之肠段埋置于皮下 (防止吻合口瘘于腹腔），术后 15d 左右未发生肠瘘时，可二期将吻合之肠段放入腹腔后，分层关腹。近年来曾有人报道，乙状结肠扭转即使坏死，只要全身情况允许，仍主张争取一期切除吻合。湖南医科大学附属湘雅医院在国内较早开展大量使用生理盐水加抗生素肠内灌洗后一期切除吻合，已取得满意的疗效。笔者多年来对该病大多采用一期切除吻合术，除 1 例发生吻合口瘘之外，其他患者均恢复良好。但一定要注意：a. 一定要保证吻合口血供良好，张力小；b. 进行肠腔内灌洗，吻合口两断端严格消毒；c. 术后要进行扩肛，并置入肛管超过吻合口；d. 术后严密观察，一旦发生吻合口瘘，立即施行结肠造口术；②结肠造瘘术：对肠管坏死严重、病程较晚，或治疗延误、腹腔已有感染、中毒症状较重者，应以抢救生命为原则，进行坏死肠袢切除，双腔造瘘术。如果扭转使乙状结肠直肠受累范围较大，坏死远端的直肠不能达腹壁做双造口时，可选择施行 Hartman 手术，待术后 3 个月左右再将近端与远端做重建吻合。

三、盲肠扭转

正常盲肠附着于后腹壁，不会发生扭转。盲肠扭转仅继发于移动盲肠。随着盲肠扭转的常有部分回肠、升结肠和横结肠扭转。临床盲肠扭转少见。Boulvin 报道 12 例。盲肠扭转属闭袢性肠梗阻，发病后可以很早发生肠管血循环障碍。

1. 病因与病理

由于胚胎时期盲肠和升结肠与腹后壁腹膜未能完全融合形成系膜，当盲肠异常活动时，易造成扭转；另外与其他先天性异常、升结肠肿瘤、肠腔狭窄、肠蠕动亢进、长期便秘和腹胀等因素有关。

扭转常发生在被回肠所环绕的升结肠周围，多以系膜即回结肠动静脉为轴，也有沿肠管纵轴扭转的。大多扭转呈顺时针方向。从右下腹斜向左上腹。扭转肠袢呈闭袢性梗阻而显著膨胀。肠腔内压力增高，严重者可引起浆膜破裂、肠管坏死或穿孔，甚至休克、死亡。

2. 临床表现

盲肠扭转较乙状结肠扭转少见，发病年龄以 20 ～ 40 岁多见。其表现为急性机械性肠梗阻。早期右下腹阵发性绞痛，逐渐扩展至全腹。后期为持续性腹痛、腹胀、恶心、呕吐及便秘。部分患者有腹痛反复发作超过几个月或数年的病史。

体征：腹部膨胀，广泛压痛。在中腹或上腹部可扪到胀气压痛的盲肠。肠鸣音亢进，叩鼓音。病情急剧发展，扭转肠袢缺血，短时间内可发生坏死、穿孔，出现腹膜刺激征，重者可有高热、脱水、休克等症状。

3. 诊断

临床上盲肠扭转所表现的症状，与其他原因引起的肠梗阻不易区别，诊断中容易失误。对肠梗阻发展快，在右中上腹扪及胀大压痛的盲肠时，应首先考虑盲肠扭转存在的可能。最终需要 X 线检查帮助确诊。

辅助检查：X线腹部平片显示单个卵圆形胀大肠袢，有气液面，其部位及形状可提示有可能为胀大盲肠。扭转盲肠内气液平面与胃内气液平面相似，用胃管吸出胃内气液体后再观察，可与胃扩张和胃内的气液体潴留鉴别。钡剂灌肠后，钡剂在升结肠显示梗阻。

4. 治疗

盲肠扭转确立，则应按肠梗阻治疗原则进行胃肠减压、补液和应用抗生素。如有水、电解质、酸碱平衡紊乱或低血容量，应及时纠正、补充。

盲肠扭转原则上应及时剖腹手术。盲肠顺利复位而无坏死，可将过度游离盲肠与旁沟缝合固定，可胃肠外科学以防止复发。对盲肠膨胀显著者，为了便于操作，也可用套针和插管减压后再复位和固定。

对于盲肠坏死或无生存可能的肠袢，应实施右半结肠切除，然后做一期回肠横结肠端端吻合。但要注意，复位前看起来似乎没有生存希望的肠袢，复位后实际上仍可生存。辨认有困难时，可在肠系膜根部注射0.5%利多卡因20mL封闭，再用热盐水纱垫对肠管热敷20min左右，如肠管颜色由紫转红、肠系膜血管搏动良好、有肠蠕动，证明有生存希望，不必切除。至于对失去生机的肠袢切除的范围，只能视坏死的长度和部位而定。如全身情况危重，不允许做肠吻合，可做肠外置或切除坏死肠管后再行肠造瘘术。

四、横结肠扭转

横结肠扭转少见。国内有人统计报道约占结肠扭转的5%。

1. 病因

横结肠和其系膜过长，肠管活动度过大。先天性纤维组织带或腹腔手术后肠粘连，有时结肠远端梗阻也可能是促进扭转因素。当扭转至27°时即可形成闭袢性绞窄性肠梗阻。

2. 临床表现

横结肠扭转发病急骤，表现为急性机械性肠梗阻，除上腹阵发性绞痛外，有明显的腹胀。呕吐比较轻，且发生得晚。可有无排便排气。

体征：腹部检查，可见腹胀不对称，上腹部可触及扩张压痛的肠袢，叩诊呈鼓音，早期肠鸣音亢进，可闻及气过水声。有的发病缓慢，可以呈反复发作病程，症状不甚明显。

辅助检查：腹部X线透视或平片可见结肠内有大量积气，上腹有巨大的气液平面。钡剂灌肠可见横结肠处梗阻，并有鸟嘴状阴影。

3. 诊断

患者有突发性上腹部绞痛、腹胀、恶心、呕吐、上腹绞痛阵发性逐渐加重。同时肛门停止排便排气。X线检查发现上腹部肠腔明显胀气，钡灌肠可确定诊断。

4. 治疗

急性横结肠扭转的治疗包括：注意维持水、电解质平衡，应用抗生素、改善全身情况，急症手术、切除扭转的横结肠、近端造瘘、解除结肠梗阻。由于结肠血液供应不如小肠丰富，且结肠内细菌多，所以一期切除吻合，常不易顺利愈合。如果横结肠坏死广泛，则宜切除坏死肠段并将两断端外置做造口，待术后12周左右二期手术再关闭造口。

近年来，由于抗生素的广泛应用和外科手术技巧的进步，行肠内灌肠后一期横结肠切除，行端端吻合，可避免再次手术，缩短住院时间，而且效果良好。笔者认为必须严格掌握适应证，对结肠极度扩张、有大量粪便和气体储积，或患者一般情况差，宁可切除造瘘，且不可侥幸勉强吻合，以致发生吻合口瘘、腹膜炎，甚至危及患者生命。笔者对2例横结肠扭转的患者均因患者全身情况差，若要一期切除吻合，则需游离广泛的肠管，因此均做肠造口后，二期关闭造口。

对慢性扭转，术前充分做肠道准备，一期切除横结肠，行端端吻合，预后良好。

第二节 克罗恩病

克罗恩病又称为“局限性肠炎”“节段性肠炎”“慢性肠壁全层炎”等。其特点为病因未明，多见于青年人，表现为肉芽肿性炎症病变，合并纤维化与溃疡。可侵及全胃肠道的任何部位，包括口腔、肛门，病变呈节段性或跳跃性分布，并可侵及肠道以外，特别是皮肤。临床表现因病变部位、范围及程度不同而多样化，可表现为腹痛、腹泻、腹块、瘘管形成及肠梗阻，伴有发热、贫血等。病程缓慢，易复发。

一、病因机制

1. 病因

(1) 遗传因素：大量资料表明，Crohn病与遗传因素有关，研究发现单卵发育的孪生子之间患Crohn病的一致性比率明显升高，为67%，而双合子的孪生子，其一致性比率仅为8%，同时发现Crohn病患者与配偶之间表现为不一致性，且与普通人群无差别，以上表明本病有家族聚集性，另有报道，犹太人与非犹太人相比，犹太人家族中此病的发病率高，并发现主要是那些阿斯肯纳兹人种，对散居在世界各地的阿斯肯纳兹人的调查，其Crohn病的发病率高于那些同一地区居住的非阿斯肯纳兹人的居民，可能阿斯肯纳兹犹太人代表着人类中具有遗传易感性的人群，也有报道表明，Crohn病患者多与HLA-DR4型血清抗原有关，遗传因素究竟如何影响本病的发生尚不清楚，有人认为遗传基因决定机体的免疫反应，炎症性肠病患者的遗传因素决定其对一些肠腔内的抗原物质具有过强的免疫应答反应。

(2) 易感性的改变：目前多数学者认为，Crohn病的发生可能与机体对肠道内多种抗原刺激的免疫应答反应异常有关，越来越多的证据表明，Crohn病患者固有膜的T细胞激活增强，包括T细胞激活的表面标志表达增加，T细胞细胞活素生成增加，以及细胞毒T

细胞功能增加，这种 T 细胞激活的增加导致了效应细胞（如中性白细胞）的聚集，并随后合成破坏性物质（如蛋白酶和反应性氧代谢产物），由此造成 Crohn 病肠损伤，T 细胞激活的触发机制尚不清楚，过去曾有人坚信是慢性分枝杆菌感染所致，但无可靠证据，目前认为可能不是单一的，更可能由一些广为存在的触发物质所激活，Crohn 病的根本缺陷导致了 T 细胞永久处于激活状态，这种缺陷是目前探索的课题，它可能是外源的抗原，增加的抗原传递（肠渗透性增加）以及有遗传倾向的黏膜免疫障碍之间复杂的相互作用的结果。

(3) 感染因素：早年因 Crohn 病的病理表现与非钙化的结核病变相似，曾怀疑本病由结核杆菌引起，但用各种方法均未能分离出此病菌，20 世纪 70 年代末、80 年代初有从 Crohn 病切除的肠段和肠系膜淋巴结中培养出 Kansasii 分枝杆菌或与结核杆菌类似的分枝杆菌的报道，研究发现，这些分枝杆菌接种于小鼠腹腔中可在其肝，脾中发生肉芽肿并出现抗酸杆菌，再把这些抗酸杆菌给乳羊口服，数月后羊的回肠末端可发生非干酪性肉芽肿，从而认为分枝杆菌可能是 Crohn 病的病因，但有作者观察到这些分枝杆菌在一些非炎症性肠病或正常人的肠组织中也存在，且曾有报道粪链球菌可引起兔肠壁的局部肉芽肿，所以还不能肯定这些分枝杆菌是本病的确切致病因素。

(4) 环境因素：城区居民较农村人群的发病率高，这种差异在乡村保健水平很高的瑞典也存在，这可能与社会，经济地位有关。一些研究表明，口服避孕药使炎症性肠病的发病危险增加，但另一些研究未能证实。大量研究证明吸烟者患 Crohn 病的危险增加，而且吸烟可以增加 Crohn 病复发的可能性，其机制尚不清楚。一些潜在的环境因素可激发 Crohn 病的发生，食用精制糖增加已被确认是一不利因素，一个普通的产期也可作为一种刺激因素而使一些孕妇于产后发生 Crohn 病。

2. 发病机制

(1) 病变的分布：本病从口至肛门的全胃肠道的任何部位均可受累，病变呈跳跃式或节段性分布，小肠和结肠同时受累最为常见，占 40% ～ 60%；限于小肠，主要是末端回肠发病的占 30% ～ 40%；单独发生在肛门或直肠的病变少见，约占 3%，多与小肠和结肠病变合并存在；结肠单独发病者较少，占 5% ～ 20%，胃或十二指肠、食管、口部病变总共约占 10% 以下。

(2) 大体病理：早期病变呈口疮样小溃疡，大小不等，最小者如针尖，伴有出血；较大者边界清楚浅表，底为白色，手术切除时如遗漏小的病变，可从该处复发，典型溃疡呈纵行或匐行性，不连续，大小不等。鹅卵石样改变约在 1/4 病例中存在。肠壁增厚，肠腔狭窄较多见，手术病例中 95% 左右存在狭窄。有些 Crohn 病可见多发炎症性息肉。

二、诊断

1. 症状

呈多样性，因其发生的部位、发病的缓急、严重程度及有关并发症而多种多样，可发生于任何年龄，以 20 ～ 50 岁常见，以反复发作的右下腹或脐周疼痛、腹泻，可伴腹部肿块、肠瘘和肛门病变，以及发热、贫血、体质下降、发育迟缓等症，并伴有发热、乏力、体重减轻等全身表现。累及结肠的 CD 最易出现肠外表现，以全身关节异常为主，一般定义为持续 6 周以上的稀便，以此与自限性感染性腹泻相区别，CD 结肠炎患者血便、黏液便的发生率较溃疡性结肠炎 (UC) 低，约为 40% ～ 50%，其他包括结节性红斑、坏疽性脓病、口腔溃疡、胆石症等。患者 (尤其是年轻患者) 如出现上述症状，需高度怀疑 CD。

2. 辅助检查

(1) 实验室检查：包括 CRP 以及全血细胞计数。贫血和血小板增多在 CD 中多见。CRP 和 ESR 是反映急性炎症反应的实验室指标。CRP 与 CD 病变的活动性密切相关，且其半衰期较短 (19h)，能反映炎症活动的动态变化。ESR 反映疾病严重程度的精确性稍逊于 CRP，其对结肠病变的灵敏度优于回肠。但上述指标均无特异性，无法鉴别 CD 与 UC 或肠道感染，故有必要行微生物学检查以及粪常规，以排除肠道细菌感染，并可进行相关血清学检查，以鉴别 CD 与 UC。

(2) 内镜检查：①结肠镜：诊断 CD 最重要的手段，结肠镜检查应达末端回肠。典型 CD 内镜下肠道表现为：节段性、非对称性的黏膜炎症，小而深的阿弗他溃疡和纵行溃疡。病程较长时，于回肠末端可见鹅卵石样改变，可有肠腔狭窄和肠壁僵硬等，尚可见结肠黏膜广泛的再生性增生 (息肉样病变)。②胶囊内镜：胶囊内镜与其他检查比较的优点是非侵袭性、无痛舒适，可以直接观察到整个小肠表面的黏膜病变、部位及病变范围，胶囊内镜扩展了传统内镜的视野范围，能发现传统内镜及放射学检查可能遗漏的小肠病变，在发现小肠病变，特别是早期损害及黏膜表面的病变意义重大。胶囊内镜在发现小肠病变上比 MR 或 CT 的敏感性要高，但由于其在超过 10% 的健康患者中亦可发现黏膜中断及糜烂。因此，胶囊内镜并不能作为诊断的独立依据。③小肠镜：目前主要有双气囊小肠镜及单气囊小肠镜，双气囊肠镜 (DBE) 比放射学检查在发现小肠病变上具有更高的敏感性，其最主要的优势是可以取活检以及采取一些进行治疗措施。④超声内镜：有助于确定病变的范围和深度，发现腹腔内肿块或脓肿。⑤如有上消化道症状，应行胃镜检查。

(3) X 线计算机体层摄影 (CT) 及 B 型超声检查：有辅助诊断作用，能显示肠系膜炎症或脓肿形成，CT 优于 B 型超声。

(4) 磁共振成像 (MRI)：能显示组织不同层次的平面图和准确的解剖位置，据报道，可显示上、下肛提肌间隔，能将肛周瘘管轮廓显示清楚，临床使用价值尚待观察。

(5) 病理组织学检查：①黏膜活检内镜下取活检最好包括炎症和非炎症区域，以确定炎症是否节段性分布，病变部位较典型的改变有：非干酪性肉芽肿、阿弗他溃疡、裂隙状溃疡；固有膜慢性炎性细胞浸润、腺窝底部和黏膜下层淋巴细胞聚集、黏膜下层增宽、淋巴管扩张；神经节炎；隐窝结构大多正常，杯状细胞不减少等。非干酪性肉芽肿是诊断 CD 的主要标准之一，但活检标本中该病变发现率仅 15% ～ 36%；②手术切除标本：大体标本中可见肠管局限性病变，节段性损害鹅卵石样外观，肠腔狭窄，肠壁僵硬等特征，病变肠段镜下可见穿壁性炎症，肠壁水肿，纤维化以及系膜脂肪包绕等改变，局部淋巴结亦可有肉芽肿形成，手术切除标本中肉芽肿病变发现率达 40% ～ 60%。

三、病理特点

诊断CD最重要的3个病理特征是慢性局灶性或斑片样炎症、隐窝不规则以及肉芽肿。单个病理学特征通常不足以确诊 CD。多数学者认为，肉芽肿加上 1 个其他特征 (最好是结构异常或局灶性炎症) 即可诊断 CD。但肉芽肿并不是诊断 CD 所必需的。

CD 最早、最明显的损害是在黏膜淋巴结上形成的阿弗他溃疡 (细小而边界清楚的黏膜溃疡)，呈多灶性、阶段性分布，随着溃疡不断地扩展融合，逐渐形成连续的大片溃疡，可见匐形状或裂隙状，肠黏膜呈鹅卵石样外观，溃疡既有浅表的，也可累及肠壁全层，甚至形成瘘管或窦道，浆膜脂肪包绕形成“脂肪外套”，肠壁各层炎症细胞浸润、纤维组织增生、弥散性增厚，使肠壁增厚变硬、管腔狭窄，呈铅管样。CD 一般累及远端小肠和 (或) 近端结肠，以末端回肠和近端结肠最常见，节段性或局灶性分布，溃疡相距数厘米，病变间有正常肠黏膜相隔，直肠常不受累。

CD 主要为结节病样非干酪性肉芽肿、跳跃性裂隙状溃疡和肠壁各层炎症病变。结节病样肉芽肿是 CD 相对特征性的病理改变；约 35% 的 CD 患者可见裂隙状溃疡，有时呈分支状，深达黏膜下层甚至肌层、贯通至浆膜表面，是 CD 发生穿孔和瘘管的病理基础。裂隙状溃疡对 CD 有一定的诊断价值，肠壁各层炎症病变是 CD 的普遍组织学改变。

四、治疗原则

1. 美沙拉秦

以重氮基与磺胺吡啶结合的美沙拉秦 (5- 氨基水杨酸盐) 即柳氮磺胺吡啶 (水杨酸偶氮磺胺吡啶)，作为治疗 Crohn 病与溃疡性结肠炎的主要药物已有 30 余年的历史，此药口服后通过细菌的偶氮基还原酶作用导致活化的 5- 氨基水杨酸盐与携带的磺胺吡啶释放，这一作用通常是完整的柳氮磺胺吡啶被送至含大量细菌的结肠内进行，美沙拉秦 (5- 氨基水杨酸) 作用机制包括对白三烯 B4(一种有效地趋化性组分) 合成的抑制，白介素 -1 产生的抑制以及氧自由基的清除，口服柳氮磺胺吡啶 4g/d 适用于轻度及中度结肠型及回肠型 Crohn 病的治疗，因在小肠中该药释放很少，无疑它对小肠型 Crohn 病的作用是有限的，该药的不良反应限制了它在多数患者中的使用 (约 25%)，常见的不良反应有恶心，呕吐，头痛，皮疹和发烧等，当逐渐加量至 1g，4 次 /d 治疗量维持 1 周疗程后，一些不良反应可缓解，罕见的不良反应是贫血，溶血，表皮松解，胰腺炎，肺纤维变性以及精子活动性紊乱，经历长期柳氮磺胺吡啶治疗的患者，应服用叶酸盐，避免叶酸盐缺乏。

几乎所有的柳氮磺胺吡啶的不良反应都是因磺胺吡啶所致，从而使人们选用并不断地开发出另一些含有 5- 氨基水杨酸的化合物或纯 5- 氨基水杨酸制剂，但当患者直接用 5- 氨基水杨酸的自然结构时，它就可以在消化道的近端被完全吸收，而不会在消化道远端起作用，缓释型5-氨基水杨酸被pH敏感的甲基丙烯酸盐包裹，随着溶液pH值的变化此药在消化道中释放的水平也随之变化，如Rowasa，当pH＞5时释放；Salofalk或ClaveRSal，当pH＞6时释放；Asacol，当pH＞7时释放，另一种制剂Pentasa是将5-氨基水杨酸包裹在乙基纤维素小颗粒内，随时间的推移而持续释放，两种含有5-氨基水杨酸的新化合物是olsalazine和balsalazine，olsalazine是一种5-氨基水杨酸盐二聚物，而balsalazine则是一种将5-氨基水杨酸以重氮基链连接在不起作用的携带物上的化合物，这两种新的5-氨基水杨酸化合物都是重氮基链，所以具有与柳氮磺胺吡啶相似的运转，同样需要经细菌的偶氮基还原酶降解，方可释放出5-氨基水杨酸，目前olsalazine已在美国应用，balsalazine正在美国研制，据报道这些柳氮磺胺吡啶类似物不良反应较小，患者易耐受，罕见的不良反应有胰腺炎、脱发、心包炎、肾毒性。

美沙拉秦(5-氨基水杨酸)也可适用灌肠剂和栓剂，其灌肠剂可用于末端结肠型Crohn病的治疗，栓剂在病变限于直肠及其周围者适用。

2. 皮质类固醇

皮质类固醇是治疗中度至重度Crohn病的主要药物，其作用机制主要是恢复T细胞功能，对趋化性与吞噬性均有修复作用，并可减少胞质分裂，绝大多数中度Crohn病患者，口服40～60mg/d泼尼松，可以使病情相当迅速地缓解，重症患者应静脉注射甲泼尼松龙治疗，剂量为60～100mg/d，病情缓解后逐渐减量，最后给予最低限度的维持剂量，然而由于皮质类固醇潜在的破坏性不良反应，应尽量避免长期使用，这些破坏性不良反应包括(并不仅限于)糖尿病、骨质疏松、高血压、典型的库欣病、精神病、骨骼无菌性坏死、神经病以及肌瘤，Crohn病患者应尽量加大美沙拉秦(5-氨基水杨酸)的治疗量以求减少皮质类固醇的影响，有人提出以下指标为使用激素的指征：①其他药物效果不佳，但又无手术指征时。②病情严重处于危险状态，但尚无手术适应证时。③有全身并发症，如关节炎，结节性红斑，葡萄膜(色素膜)炎等。④多次手术，病情复杂和恶化，已不宜再行手术时。

目前一些国家研制一种局部活性强而全身作用小的皮质类固醇类药物，这些药物在欧洲以灌肠剂应用，正在研制中的口服缓释剂已有望用于临床，有报道，口服新型缓释皮质类固醇在治疗活动性Crohn病时与泼尼松功效相同，但毒性小，复发率低。

3. 免疫抑制药

巯嘌呤(6-巯基嘌呤)和硫唑嘌呤在Crohn病治疗中具有一定作用，对于那些对皮质类固醇依赖或耐受者，可选用这些药物治疗，一般巯嘌呤(6-MP)用量为50mg/d，见效时间平均3个月，有些患者完全有效治疗时间可达6～9个月，对于治疗3个月无效者，可增加剂量至1.5mg/(kg·d)，直到获得满意效果，大约75%服用巯嘌呤(6-MP)的患者可以逐渐减少或显著减少皮质激素的用量，1/3的瘘管经2年以上的治疗可以愈合，由于此类药物的起效缓慢，以及临床用于顽固患者，所以有报道主要用于长期治疗，时间不少于4～5年，否则复发率非常高，然而这类药物有明显的不良反应，包括骨髓抑制，胰腺炎，肝炎和感染，故服药的第 1 个月每周对其全血细胞计数进行监测，随后的两个月中每 2 周监测 1 次，在长期治疗中每月监测 1 次，有报道，3% ～ 5% 的患者中发生胰腺炎，多出现于第 1 个月，5% ～ 10% 的患者可发生感染，但重度感染发生率低于 2%，有报道服用嘌呤类似物有发生癌症的危险，已有服用硫唑嘌呤的肾移植患者发生淋巴瘤的报道，但尚无令人信服的证据表明，炎症性肠病患者服用这类药物后发生恶性肿瘤的危险有明显的增加，孕妇尽量避免使用这类药物。

另一些用于 Crohn 病治疗的免疫抑制药，如环孢素，甲氨蝶呤，应用较少，据报道它们的疗效有限，不良反应比巯嘌呤 (6-MP) 大，所以仅适用于巯嘌呤 (6-MP) 无效和经临床对比这类药物疗效较好者，初步的报道表明，环孢素可用于瘘管的治疗。

4. 抗生素

甲硝唑广泛用于 Crohn 病的抗感染治疗，尤其对结肠型肛周型 Crohn 病有相当疗效，还有一些其他抗菌治疗方案，但均无充足可信的数据。

5. 营养支持

积极主动的营养补充是 Crohn 病的重要辅助治疗手段，有报道要素饮食可起到与泼尼松相同的功效 (尤其是小肠疾病)，重症有排量大的瘘管或梗阻的患者，无法经小肠途径营养时，应进行全肠道外营养。

6. 心理治疗与教育

近年来很多报道强调对患者进行宣教和心理治疗，消除患者紧张，恐惧心理，提高患者健康的信念，这对慢性疾病的恢复是很有利的。

7. 饮食

应进少渣，无刺激性，富于营养的食物、酒茶、咖啡、冷食和调味剂等不宜食用，一些患者限制乳糖可能是有益的，严重者禁食。

8. 对症治疗

有电解质紊乱者要纠正，贫血者适量输血等。

第三节 溃疡性结肠炎

溃疡性结肠炎是慢性非特异性溃疡性结肠炎的简称，为一种原因未明的直肠和结肠慢性炎性疾病。主要临床表现是腹泻、黏液脓血便、腹痛和里急后重。病情轻重不等，多反复发作或长期迁延呈慢性经过。本病可发生于任何年龄，以 20 ～ 50 岁为多见。男女发病率无明显差别。本病在全球范围内均有报道，但现有研究资料表明其流行病学特征受地域、种族、年龄等影响较大。北欧、西欧、北美的发病率高于世界其他地区，我国发病率较欧美低，近年似有增加趋势，病情一般较轻，但重症也常有报道。有报道指出，在过去10年里我国部分地区炎症性肠病的发病率增加了4倍，其中尤以UC的增加更为明显。白人发病率高，黑人、拉丁美洲人及亚洲人发病率低。就种族而言，犹太人发病率是同地区其他民族居民的2～4倍。任何年龄均可发病，多见于20～40岁，约占70%，10岁以下和70岁以上者较少见，50岁以上初发者亦少见，但病情相对较重，男女发病率无明显差别。

UC主要发生在左半结肠，约占70.2%，广泛性发病者约占21.3%，而发生在直肠者约占85%。UC以慢性复发型最为多见（约占44%），然后依次为初发型（约占40.6%）、慢性持续型（约占14.7%）和爆发型（约占0.7%）。

一、病因和发病机制

（一）自身免疫

现多认为本病是一种自身免疫性疾病，因本病多并发结节性红斑、关节炎、眼色素层炎、虹膜炎等自身免疫性肠外表现，肾上腺皮质激素治疗能使病情获得缓解，在部分患者血清中可检测到抗结肠上皮细胞抗体，故认为本病发生和自身免疫反应可能有关。经研究还发现患者血清中存在抗大肠杆菌抗体O_{14}，由于这种抗体和人的结肠上皮细胞抗原起交叉免疫反应，因此，认为这种抗肠菌抗体的耐受性降低时，可引起结肠黏膜损伤。此外，病变的结肠组织中有淋巴细胞浸润，经组织培养显示患者的淋巴细胞对胎儿结肠上皮细胞有细胞毒作用，因此，认为发病也可能和细胞免疫异常有关。

（二）变态反应

有资料说明在溃疡性结肠炎活动期，肠壁的肥大细胞增多，该细胞受到刺激后释放出大量组胺，导致肠壁充血、水肿、平滑肌痉挛，黏膜糜烂与溃疡，此与急性起病或骤然复发有关，属速发型超敏反应，这种肠壁的过敏反应可能是本病的局部表现，并不能确定是基本病因。

（三）感染因素

部分UC患者起病与急性菌痢相似，如脓血便及毒血症，肠道的菌落计数明显超过正常人。但粪便多次培养不出细菌，并且使用抗生素不能使病情缓解。近期有人用电镜观察结肠病变组织，可见一种病毒，内含有核心和外壳，直径约50nm，故推测本病可能于此病毒有关。

（四）过敏反应

个别患者有食物过敏史。有认为患者的结肠黏膜对机械性刺激过敏，肠壁的肥大细胞增多，受刺激后释放组胺，引起充血、水肿、平滑肌痉挛和溃疡形成。

（五）精神因素

焦虑、抑郁、悲痛等情绪变化可诱发或使病情加重。这可能是由于中枢神经系统活动障碍造成了自主神经功能紊乱。导致肠道痉挛，血液循环障碍，最终造成黏膜的糜烂或溃疡。

（六）遗传因素

据报道，有5%～15%的患者家族中患有。此外发病与种族密切相关，本病在白种人中发病率明显多于黑种人。

二、临床表现

起病多数缓慢，少数急性起病，偶见急性暴发起病。病程呈慢性经过，多表现为发作期与缓解期交替，少数症状持续并逐渐加重。部分患者在发作间歇期可因饮食失调、劳累、精神刺激、感染等诱发发作或加重症状。临床表现与病变范围、病型及病期等有关。

（一）消化系统表现

1. 腹泻

炎症刺激使肠蠕动增加及肠内水、钠吸收障碍产生腹泻。轻者每日3～4次或腹泻与便秘交替。重者每日20～30次。粪质呈糊状及稀水状，混有黏液、脓血。因病变常累及直肠，故多伴有里急后重。

2. 腹痛

轻型患者或在病变缓解期可无腹痛或仅有腹部不适。一般诉有轻度至中度腹痛，系左下腹或下腹的阵痛，亦可涉及全腹。有疼痛一便意一便后缓解的规律。若并发中毒性结肠扩张或炎症波及腹膜，有持续性剧烈腹痛。

3. 其他症状

可有腹胀，严重病例有食欲不振、恶心、呕吐。

4. 体征

轻、中型患者仅有左下腹轻压痛。有时可触及痉挛的降结肠或乙状结肠。重型和暴发型患者常有明显压痛和鼓肠。若有腹肌紧张、反跳痛、肠鸣音减弱应注意中毒性结肠扩张、肠穿孔等并发症。

（二）全身症状

一般出现在中、重型患者。中、重型患者活动期常有低度至中度发热，高热多提示并发症或见于急性暴发型。重症或病情持续活动可出现衰弱、消瘦、贫血、低蛋白血症、水与电解质平衡紊乱等表现。

（三）肠外表现

此指肠道以外其他系统病损的表现，属自体免疫反应引起者包括结节性红斑性关节炎、脊柱炎、眼色素层炎、葡萄膜炎、虹膜炎、口腔黏膜溃疡、慢性活动性肝炎、小胆管周围炎、硬化性胆管炎、溶血性贫血等。

体征：左下腹或全腹常有压痛，肠鸣音亢进，常可触及管状的结肠，直肠指检常有触痛。轻型或缓解期时可无体征。

（四）临床分型

按病程可分为初发型、慢性复发型、慢性持续型和急性暴发型。按病情程度可分为轻、中、重3度。按病变范围可分为直肠炎、直肠乙状结肠炎、左半结肠炎、右半结肠炎、区域性结肠炎以及全结肠炎。按病期可分为活动期和缓解期。

三、实验室及其他检查

（一）粪便检查

黏液脓血便，镜检有红细胞、白细胞与巨噬细胞。

（二）血液检查

急性期白细胞计数增多，红细胞沉降率加速，可有贫血，多因慢性失血或营养不良引起。人血白蛋白、钠、钾、氯降低。

（三）结肠镜检查

怀疑该病患者应做结肠镜检，全面检查整个结肠和回肠末段，直接观察肠黏膜表现，取组织进行活检，确定病变范围。本病病变常呈连续性、弥散性分布，绝大部分从肛端直肠开始逆行向上扩展，因而病变以直肠和乙状结肠最易受累。病变初期内镜下可见弥散性炎症改变，黏膜充血、水肿，黏膜下血管不能透见，质脆，触之易出血。随着病情进展可出现小黄色斑点即隐窝脓肿，脓血性分泌物增多，黏膜面因炎症加重而变得粗糙呈颗粒状，随即形成糜烂及溃疡，表面脓血增多，可自发性出血，以直肠及左半结肠为重，病变累及段近侧可出现散在小糜烂，但内镜可见整体病变与正常肠管分界尚明确。慢性患者可见假息肉，溃疡间残存的黏膜可呈岛状，溃疡底部附着脓苔，结肠袋往往变钝或消失。结肠镜下黏膜活检可见弥散性炎症细胞浸润，UC以结肠和直肠黏膜层的炎症浸润为特征，而CD则以肠壁全层浸润为特征。活动期表现为糜烂、溃疡、隐窝炎、隐窝脓肿；慢性期表现为隐窝结构紊乱、杯状细胞减少。缓解后内镜表现可逐步恢复正常。

（四）X线钡剂灌肠

可观察黏膜形态。后期纤维组织增生，肠腔变窄。重型或急性暴发型不宜做此项检查，防止诱发中毒性结肠扩张。

四、诊断

根据1993年太原市全国慢性非感染肠道学术研讨会制订的本病诊断标准可进行诊断。其主要内容如下：

（一）临床表现

有持续发生或反复发作黏液血便、腹痛、不同程度的全身症状。不应忽视少数只有便秘或无血便的患者。既往史及体检中要注意关节、眼、皮肤、口腔和肝脾等肠外表现。

（二）结肠镜所见

(1) 黏膜有多发性浅溃疡，伴充血、水肿，病变大多从直肠开始，且呈弥散性分布。

(2) 黏膜粗糙呈细颗粒状，黏膜血管模糊，脆易出血，或附有脓性分泌物。

(3) 可见假性息肉，结肠袋往往变钝或消失。

（三）黏膜活检

组织学检查为炎性反应，同时常可见糜烂、溃疡、隐窝脓肿、腺体排列异常、细胞减少及上皮变化。

（四）钡剂灌肠所见

①黏膜皱襞粗乱或有细颗粒变化；

②多发性浅龛影或小的充盈缺损；

③肠管缩短，结肠袋消失可呈管状。

根据临床表现、结肠镜所见①②③三项中之一项和（或）黏膜活检，可以诊断本病。根据临床表现、钡剂灌肠所见①②③三项中之一项，可以诊断本病。临床表现不典型而有典型结肠镜或钡剂灌肠所见者，可以诊断本病。临床表现有典型症状或典型既往史，而先前结肠镜或钡剂灌肠所见无典型改变者，应列为"疑诊"。

对炎症性肠病诊断治疗规范的建议采用诊断标准、疗效评价标准以及治疗的建议。

（一）诊断标准

1. 临床表现

有持续或反复发作的腹泻、黏液脓血便伴腹痛、里急后重和不同程度的全身症状。可有关节、皮肤、眼、口及肝、胆等肠外表现。

2. 结肠镜检查

病变多从直肠开始，呈连续性、弥散性分布，表现为：①黏膜血管纹理模糊、紊乱，充血、水肿、易脆、出血及脓性分泌物附着，亦常见黏膜粗糙，呈细颗粒状。②病变明显处可见弥散性多发糜烂或溃疡。③慢性病变者可见结肠袋囊变浅、变钝或消失、假息肉及桥形黏膜等。

3. 钡剂灌肠检查

主要改变为：①黏膜粗乱和（或）颗粒样改变。②肠管边缘呈锯齿状或毛刺样，肠壁有多发性小充盈缺损。③肠管短缩，袋囊消失呈铅管样。

4. 黏膜病理学检查有活动期和缓解期的不同表现。

(1) 活动期：①固有膜内有弥散性、慢性炎性细胞及中性粒细胞、嗜酸粒细胞浸润。②隐窝有急性炎性细胞浸润，尤其是上皮细胞间有中性粒细胞浸润及隐窝炎，甚至形成隐窝脓肿，可有脓肿溃入固有膜。③隐窝上皮增生，杯状细胞减少。④可见黏膜表层糜烂、溃疡形成和肉芽组织增生。

(2) 缓解期：①中性粒细胞消失，慢性炎性细胞减少。②隐窝大小、形态不规则，排列紊乱。③腺上皮与黏膜肌层间隙增大。④潘氏细胞化生。

5. 手术切除

标本病理检查可发现肉眼及组织学上 UC 的上述特点。

五、病理解剖和病理生理

溃疡性结肠炎的病理改变是非特异性的，病变多累及直肠、乙状结肠，然后向近心端发展，甚至波及整个结肠，少数病例还可累及回肠末端。病理变化主要局限于结肠的黏膜层，黏膜下层病变较轻，有少数严重病例可侵及肌层和浆膜层，这一点不同于克罗恩病。

（一）大体观察

病变部位的结肠无光泽，失去伸展性，肠壁肥厚，结肠袋消失。在急性暴发性和中毒性巨结肠患者，肠壁由于扩张变得很薄，在浆膜面可见所谓的小血管充血纡曲。在慢性重病患者，脂肪垂及肠系膜缩短并肥厚。在黏膜早期主要表现为充血、水肿，呈颗粒状，这是由于隐窝开口暴露所致。黏膜脆弱呈点状出血，或自发性渗血。随着病变的进展，黏膜隐窝小脓肿形成，逐渐扩大，这一部分黏膜表面坏死脱落，形成密集、细小、表浅的椭圆形溃疡，在直肠黏膜则常为多个小溃疡相互穿通形成窦道。病变进一步发展后，肠黏膜出现大片坏死，形成大的溃疡。在病变受累严重的肠管，仅有散在残余的正常黏膜，称之为“黏膜岛”。严重的病例几乎无完整的肠黏膜，表浅的溃疡向纵深发展，侵及黏膜下层及肌层、浆膜层，引起结肠周围脓肿、瘘管，亦可与邻近的腹腔脏器粘连。溃疡愈合后形成瘢痕，使肠腔狭窄、肠管缩短。但慢性期患者所表现的结肠缩短，一般认为主要是由于肠壁肌肉痉挛所致。由于深的溃疡的形成，充血水肿的黏膜被纤维组织包围，上皮组织增生，形成息肉，称为“炎性息肉”或“假性息肉”。这种息肉可在起病 8～10d 出现，形体小，大小较一致，蒂细长，呈弥散性分布。若隔着溃疡的两个相邻的假性息肉的上皮增生，可在溃疡上悬空连接，称“上皮架桥”。这种情况反映了病变愈合的过程。

（二）病理组织学检查

显微镜下可见结肠黏膜呈弥散性充血、水肿、肠腺紊乱，基底膜断裂或消失，黏膜下层有淋巴细胞、浆细胞、巨噬细胞及少数嗜酸性粒细胞、嗜中性粒细胞、嗜碱性粒细胞及肥大细胞浸润，肠腺隐窝深处有小脓肿形成，即“隐窝脓肿”。继而发生坏死，形成溃疡。多数学者认为，隐窝炎及隐窝脓肿是原发病变。

1. 急性期

结肠黏膜固有层内弥散性炎细胞浸润明显，出血，小溃疡形成且可以融合。

2. 亚急性期

黏膜炎症较轻，上皮增生活跃，杯状细胞被柱状上皮代替，细胞失去分泌能力，在组织破坏的同时出现组织修复，有纤维瘢痕形成。

3. 慢性期

杯状细胞增多，黏膜下层纤维化，淋巴管扩张，基底膜肥厚，固有层圆形细胞浸润。当此种浸润消失时，大淋巴滤泡明显出现。

4. 电镜下

可见黏膜表面和隐窝的上皮细胞均有微绒毛缩短和数目减少，内质网扩大，线粒体肿胀、变圆，脊突小，溶酶体增多。

5. 组织化学染色

溃疡性结肠炎时黏膜与 TPN 关联的酶移位，密集在隐窝开口处的上皮细胞内。而在正常时，这些酶是比较弥漫地分布于整个隐窝上皮细胞内的。但是这种情况并非溃疡性结肠炎所特有。在乙状结肠以上的病变部位的结肠黏膜，可见 Paneth 细胞增加 200 倍，这可能是再生上皮化生的结果。黏膜固有层有肥大细胞增生，在缓解期消失。它所分泌的组胺可能与早期黏膜病变有关。

结肠黏膜的广泛充血、水肿、渗血，乃是便血与腹泻症状的病理基础。溃疡基底部有时可见急性血管炎，血管壁呈现纤维素样坏死，这种情况提示有免疫性血管病损害。在溃疡边缘的假息肉形成处的黏膜上皮炎性化生及异型增生的现象提示，在此基础上有癌变的可能性。

(三)病理生理

1. 结肠运动

正常的结肠运动比小肠慢，主要是阶段性收缩，伴有稀疏的蠕动群波，把粪便徐徐向前推进。但当发生溃疡性结肠炎时，肠蠕动减弱，袋形消失，粪流下向移动加快，腹泻加剧。当站立时，由于重力缘故，腹泻更较平卧时突出。个别患者则以便秘为主，这是由于病变直肠不能很好排空从上面下来的燥粪所致。

2. 吸收与分泌

溃疡性结肠炎患者常有水盐吸收障碍。若全结肠受累，其吸收 Na^+ 的能力则为正常结肠的 5%，除吸收不良外，病变结肠部位可能由分泌增加而造成 Na^+ 及 K^+ 的丧失。

3. 蛋白质的丢失

慢性溃疡性结肠炎患者低蛋白血症常见，这可能是由于蛋白质从渗出液中丢失之故。

六、鉴别诊断

本病应与下列各病鉴别：

(一)细菌性痢疾

大便培养可找到痢疾杆菌。

(二)阿米巴痢疾

新鲜粪便可发现溶组织阿米巴滋养体或包囊，用抗阿米巴药物治疗有效。

（三）血吸虫病

有与流行区疫水接触史，粪便可找到虫卵或孵化发现血吸虫毛蚴，直肠黏膜活检压片，可发现虫卵。此外还有肝脾肿大等体征。

（四）肠道易激综合征

肠道易激综合征系最常见的肠道功能性疾病。过去曾称为结肠过敏、结肠功能紊乱、痉挛性肠炎、黏液性结肠炎等，实际上结肠并无炎症，仅是结肠动力学及肌电活动易激性异常。发病因素有：①肠平滑肌反应性异常。②精神因素与自主神经功能紊乱。③饮食过分精细，纤维素不足引起肌动力学改变，常伴有其他神经官能症症状。粪便中可有黏液，但无脓血，显微镜检仅见少许白细胞。结肠镜、X 线钡剂灌肠可发现结肠痉挛、袋形加深，但无器质性病变。

（五）结肠癌

结肠癌通过 X 线钡剂灌肠、结肠镜检查及黏膜活检，直肠指检等可以鉴别。

（六）缺血性肠炎

缺血性肠炎多见于老年人，常因动脉硬化或栓子脱落引起，病变以脾曲及乙状结肠为明显。发病急，下腹痛伴呕吐，24 ～ 48h 后出现血性腹泻、发热、白细胞增高。病情轻者为可逆性过程，经 1 ～ 2 周至 1 ～ 6 个月时间可治愈，重者则可因肠坏死穿孔而发生腹膜炎。钡剂造影可见“指压痕征”、假性憩室、假瘤征、肠壁锯齿状改变及肠管纺锤状狭窄。内镜下可见黏膜剥脱出血、水肿、多发性糜烂，伴有纵形溃疡，周围发红伴玉石状改变，并可见黏膜下出血形成的暗紫色隆起。病变组织与正常黏膜分界明确。

（七）黏膜脱垂综合征

好发于直肠前壁，于直肠近端可见表浅圆形或卵圆形溃疡，界限清楚。直肠黏膜水肿、黄白色至淡红色，糜烂大小不等，糜烂之间黏膜正常。肛齿线附近可见发红的黏膜隆起。

（八）肠结核病变

多侵犯右侧结肠，可向上及向下扩展，可有肺部或盆部原发灶，以渗出性、溃疡性或增殖性病变为主，伴右下腹痛、低热、乏力及消化道症状。结肠镜检可见轮状溃疡，轮状和带状萎缩，活检取材应在活动期糜烂及小溃疡处进行，有时可发现干酪样坏死病变有助于诊断。抗结核治疗有效。

七、治疗

（一）一般治疗

1. 休息

在急性发作期或病情严重时，均应卧床休息，其他一般病情的患者也应适当休息，注意劳逸结合。

2. 饮食

富营养、少渣食物，注意多种维生素、叶酸和矿物质的补充，必要时禁食予静脉高营养。忌食牛奶和乳制品。

3. 症状

处理腹泻等用嗜酸乳杆菌（乐托尔）、十六角蒙脱石等治疗，一般不用地芬诺酯（复方苯乙哌啶）等止泻药；腹痛者可用阿托品、匹维溴铵（得舒特），中毒性巨结肠不用阿托品。

4. 纠正水电解质紊乱

对于长期腹泻和严重病例应适当补充水分和电解质。

5. 输血及白蛋白

对有明显的低蛋白血症的患者应补充氨基酸和白蛋白，而明显贫血的患者则应输血。

（二）药物治疗

溃疡性结肠炎的原因未明，因此，目前药物治疗仍主要是调节免疫反应和抗感染。药物治疗的目的在于控制急性炎症的发作，缓解症状，预防疾病的复发，预防并发症，评价内科治疗的效果。

在对溃疡性结肠炎进行治疗之前首先要了解病变的部位、病变程度和是初发还是慢性急性发作。溃疡性结肠炎受累部位分为直肠炎、左半结肠炎和全结肠炎，部位不同给药的途径、药物反应和预后均有差异。对于溃疡性结肠直肠炎和左半结肠炎多采用局部灌肠结合口服的方法进行治疗，而全结肠病变则多采用口服结合静脉用药，并需要皮质激素治疗。同样疾病的程度不同选用的药物和给药途径也不同，轻症的患者一般只需口服氨基水杨酸类药物即可，重症的患者则须静脉使用皮质激素。初发者药物治疗的效果往往较好，而慢性复发者有时甚至需要免疫抑制剂进行治疗。因为溃疡性结肠炎患者使用药物的时间较长，只有合理的选用药物才能避免药物引起的不良反应。如柳氮磺胺吡啶引起的造血系统和肝功能改变，皮质激素引起的水电解质紊乱、容易感染等，免疫抑制药造成的骨髓抑制。一旦出现明显的不良反应要及时停药和换药，以免造成更严重的损害。

1. 氨基水杨酸制剂

(1) 柳氮磺胺吡啶 (SASP)：是 5- 氨基水杨酸 (5-ASA) 的磺胺吡啶 (SP) 以偶氮键相连的化合物，是最早用于治疗 UC 的药物之一。50 年有临床应用肯定了 SASP 的治疗效果。其常用剂量为每日 2 ～ 4g，最大可用至每日 6g，初始剂量为 0.5g，每日 2 次。在 2 ～ 3d 内增至治疗剂量，这样可减少不良反应的发生，维持量一般为每日 2g。研究表明，SASP 适用于 UC 活动期，尤其对轻、中型患者效果较好。

(2) 5- 氨基水杨酸 (5-ASA)：5-ASA 是 SASP 的活性部分，而 SP 与 SASP 的不良反应有关，故用 700mg5-ASA 灌肠有 75％溃疡性结肠炎患者临床和内镜改善，而 SP 则无效，口服制剂的常用剂量为每日 2 ～ 3g。现已有 5-ASA 栓剂，常用量为 200 ～ 1000mg，每日 2 ～ 3 次，使用方便，可有效预防复发，且无明显不良反应。机理是抑制脂氧合酶使白三烯水平降低，同时具有清除氧自由基作用等。

(3) Olsalazine：为 2 分子 5-ASA 偶氮化合物，是近年治疗 UC 的突破进展，其最大特点是对因 SASP 不良反应不宜服用 SASP 的患者有效，口服一般每日 2g。有人治疗 160 例 UC，82.5％可长期服用，9.8％因腹泻而中止治疗。

(4) 4- 氨基水杨酸 (4-ASA)：一般用于 UC 远段结肠、直肠病变，做保留灌肠和安慰剂对照效果显著，未见不良反应。另外动物实验资料提示，4-ASA 的抗感染作用优于 5-ASA，在临床上值得更多试用。国外有人用 4-ASA 灌肠剂对 10 例 UC 进行治疗。灌肠剂组成：4-ASA29、乳糖 2g、胶体二氧化硅 5mg，呈白色粉末状。患者每晚睡前加入 60mL 水服用，连用 4 周，结果治疗后显示这些患者的病情均有明显好转。因此，作者认为 4-ASA 灌肠剂治疗 UC 疗效好，既便宜又无不良反应。

2. 糖皮质激素

已公认对急性发作期有较好疗效。基本作用机制为非特异性抗感染和抑制免疫反应。适用于对氨基水杨酸制剂疗效不佳的轻、中型患者，特别适用于重型活动期患者及暴发型患者。一般给予泼尼松口服 40mg/d 重症患者先予较大剂量静脉滴注，氢化可的松 200 ～ 300mg/d 或地塞米松 l0mg/d，7 ～ 14d 后改为泼尼松口服 60mg/d，病情缓解后逐渐减量至停药。注意减药速度不要太快以防反跳，减量期间加用氨基水杨酸制剂逐渐接替激素治疗。病变局限在直肠、乙状结肠患者，可用琥珀酸钠氢化可的松 (不能用氢化可的松醇溶制剂)100mg、泼尼松龙 20mg 或地塞米松 5mg 加生理盐水 100mL，做保留灌肠，每日 1 次，病情好转后改为每周 2 ～ 3 次，疗程 1 ～ 3 个月。近年国外已推出多种新型激素灌肠剂或栓剂，这类制剂使用较方便。

3. 免疫抑制剂

常用硫唑嘌呤或 6 巯基嘌呤。本类药物的疗效尚未确定。可减轻结肠黏膜炎症，适用于慢性持续或反复发作的病例，特别是对磺胺、肾上腺糖皮质激素无效的患者，剂量均按每日 1.5mg/kg 体重计算，分 3 次口服，疗程约 1 月，可使病情持续缓解，但停药后多有复发，且有骨髓抑制、影响细胞免疫、造成严重感染及白细胞减少等不良反应。故特别需要慎用。色甘酸钠，每日 4 次，每次 20mg，空腹服用，对缓解肠炎症状有帮助。

4. 促肾上腺皮质激素 (ACTH)

ACTH 是维持肾上腺正常功能的重要激素。ACTH 与肾上腺细胞膜上受体结合，通过 G 蛋白激活腺苷酸环化酶，促使细胞合成糖皮质激素。不良反应与糖皮质激素基本相同。少数患者可能发生过敏性休克。主要适用于暴发型和严重发作期而应用皮质激素无效的患者。常用剂量为 25 ～ 50U/d，静脉滴注。

5. 其他药物

(1) 甲硝唑：UC 患者肠内厌氧菌繁殖时，常使症状加剧，甲硝唑可抑制肠内厌氧菌，尚影响白细胞趋化性及某些免疫抑制，使UC症状改善。每次口服0.4g每日3次，半月后改为0.2g，每日3次，4周为一疗程。但有时出现胃肠反应。

(2) 磺胺咪：2～3g，每日3～4次。

(3) 酞磺噻唑 (PST)：1～2g，每日3次。

(4) 复方新诺明：首剂2片，以后1～2片，每日2次，饭后服。

(5) 抗生素：抗生素在磺胺药肠过敏时可考虑使用氨苄西林每日2～4g，口服；头孢氨苄每日2～4g，口服。但这些药物不能长期使用。有继发感染者可用庆大霉素、氨苄西林、氯霉素及先锋霉素等肌肉注射或静脉滴注。

(6) 赛庚啶：文献报道，赛庚啶对溃疡性及过敏性结肠炎等所致的慢性腹泻可使黏液便次数减少，腹痛改善。这可能与对抗5HT类物质对肠道平滑肌的异常兴奋有关。

(7) 硫糖铝：研究表明，硫糖铝能保护溃疡面，并刺激局部合成和释放前列腺素，因而也有细胞保护作用。有人以10%硫糖铝100mL做保留灌肠，早晚各1次，1～3周为一疗程，治疗UCl4例，结果大便次数减少50%，原有便血者6/12停止排血，总有效率78.6%，3例无效。

(8) 甲氰咪胍：UC患者的病变肠壁常有肥大细胞增多，该细胞受刺激后可释放出大量组织胺，从而导致肠壁充血、水肿、平滑肌痉挛，甚至引起肠壁小溃疡。甲氰眯胍为组织H_2受体拮抗剂，机制可能与通过抑制肥大细胞所释放组胺有关。方法：甲氰咪胍0.2g日3次口服，睡前加服0.4g，待病情明显好转并稳定一段时期后再服用维持量(仅睡前服0.4g)4～8周或更长时间。

(9) 吲哚美辛：UC的腹泻是前列腺素 (PG) 刺激肠黏膜分泌引起的，且在UC急性期患者直肠黏膜培养中发现PGE：及脂氧合酶产物显著高于正常，而吲哚美辛系脂氧合酶合成抑制剂，且有免疫调节作用。因此吲哚美辛治疗UC有效。方法：25～50mg口服每日3～4次，也可用吲哚美辛混悬液100～150mL灌肠，每日1～2次，但也有人认为吲哚美辛治疗UC无效。

(10) 色甘酸二钠：UC是非特异性肠炎，以Ⅲ型变态反应为主，Heatleg用其200mg灌肠，每日4次；100mg口服，每日3次，4周为一疗程。发现14/20例有效，而安慰剂仅2/26例有效。但有人不能重复类似结果，多数认为如用偶氮磺胺吡啶不能耐受者，可以改用色甘酸二钠。

(11) 可乐定：每日0.3mg，分3次服用，对重度特发性溃疡性结肠炎有良效。且疗效与血浆皮质醇水平的降低相平行，亦与结肠内张力的增高相平行。

(12) 人体免疫球蛋白：苏联学者发现该药对直肠黏膜的再生过程有良好作用，同时对肠道菌群失调有调整作用。作者用其治疗UC29例。每次肌注0.5～1.5g(10%溶液5～15mL)。隔日1次，3次一疗程，不用其他药物。经7～10d治疗结果21例有效，其中对左半侧结肠炎、直肠炎和中轻型患者疗效更佳。治疗过程中未发现任何不良反应。

近来报道在用皮质激素、SASP治疗的同时，辅以口服鱼油每日5.4g，可提高UG疗效。另有报道用药与局部治疗同时进行，有协同作用，可减少口服 SASP 及皮质激素用量。故口服给药同时应用肛栓或灌肠给药，使其不良反应降低，而疗效提高。

(13) 中药：锡类散、黄连素、苦参、云南白药等保留灌注有一定疗效。

（三）手术治疗

1. 手术适应证

①结肠穿孔或即将穿孔。②大量便血或反复严重贫血。③中毒性巨结肠。④暴发性发作，病情重，经内科积极治疗 4 ～ 8d，体温仍在 38℃以上，24h 内腹泻超过 8 次，人血白蛋白低于 30g/L，腹部压痛严重，特别是 60 岁以上的患者，也应考虑紧急手术。⑤慢性病程或反复发作，经内科长期治疗，营养情况很差，难以维持正常工作及生活。⑥累及全结肠，病程超过 10 年以上，黏膜活检有间变或钡剂造影疑有癌变。⑦肠腔狭窄并有肠梗阻。⑧严重结肠炎伴有关节炎、脓皮病及虹膜炎等肠外并发症。⑨儿童患者由于慢性病程影响生长发育；⑩内科药物治疗引起并发症，如柳氮磺胺砒啶并发腹泻和上周神经病变，长期应用糖皮质激素引起骨质疏松、糖水病、精神病、肥胖或柯兴征。

2. 术式

①全结肠直肠切除，回肠造口。②全结肠切除，回直肠吻合。③全结肠直肠切除，回肛吻合 (IAA)。④全结肠直肠切除，因肠贮袋造口。⑤全结肠直肠切除，回肠贮袋肛管吻合 (IPAA)，在回肠肛管吻合及回肠贮袋肛管吻合术中，以保留直肠肌鞘效果较好。经临床实践，已证明手术是治疗溃疡性结肠炎行之有效地方法，它既切除了全部有病变的结直肠黏膜，防止了远期的复发和恶变，又保留了具有一定功能的肛门括约肌，并利用回肠贮袋的贮粪功能，使患者的排便次数明昆减少，且患者的生活质量明显提高，尤其是 IPAA 又能保留患者较好的排尿功能、男性性功能。总之，上述术式应根据患者不同时期的病情来选择。

（四）难治性 UC 的治疗

口服 SASP 制剂、5-ASA 制剂或激素局部用药和全身用糖皮质激素后，症状仍不能缓解者为难治性 UC 病例，对该类患者常需采用免疫调节治疗。

(1) AZA 或 6MP 长期治疗有效率约 60%～ 70%。用法：AZA 和 6MP 可交替使用，开始剂量为 50mg/d，逐渐增量，可至最大量为 6MP1.5 ～ 2mg/(kg·d)，或 AZA2.5mg/(kg·d)。这类药物在用药 3 ～ 6 个月以上才能取得完全的治疗反应，因此，患者常需继续维持原剂量泼尼松治疗至少 2 个月，然后才能减量。用药期间需定期监测血常规。

(2) Intliximab 为抗肿瘤坏死因子 α 单克隆抗体，是一杂交嵌合 IgCl 单克隆抗体，其分子系列中 75% 为人源性，25% 为鼠源性。迄今为止，infliximab 是研究最多的治疗 CD 的生物制剂。1998 年 5 月美国 FDA 正式批准 Infliximab 用于治疗对常规保守治疗无效以及活动性瘘管形成的中、重度 CD 患者。推荐剂量为 5mg/kg，静注。Infliximab 的半衰期为 10d。2 ～ 4 周内给药 3 次或 8 周内重复上述剂量并不出现蓄积现象，该药的代谢及排泄尚不清楚。现已有初步研究结果显示对难治性溃疡性结肠炎可能有益。

(五)缓解期UC的治疗

症状缓解后,应继续维持治疗。维持治疗疗程尚无定论,但至少应维持1年,而近年愈来愈多的学者主张长期维持。目前尚无证据提示激素在维持治疗中有效,因此,对于使用激素控制症状者,最终目标是将激素逐渐减量至停用,而过渡到氨基水杨酸制剂维持治疗。氨基水杨酸制剂维持量为SASP 2g/d、奥沙拉秦1g/d。病变局限于直肠且疗效佳者,可不予维持口服用药,可用5-ASA栓剂0.5～1g塞肛,每3晚1次。

由于口服的5-ASA迅速从小肠吸收难以到达结肠产生疗效,因此,近年来多用高分子材料如乙烯纤维素或丙烯酸树脂包裹5-ASA制成美沙拉秦缓释片,使之能到达远端小肠或结肠释放5-ASA而发挥药效。奥沙拉秦由二分子5-ASA以偶氮键连接而成,在结肠内细菌的作用下起效。在缓解的维持治疗中,对于左半结肠或远端UC患者,口服olsalazine1g/d优于口服缓释mesalazine1.2g/d,为了比较循环系统药物负荷和肾损情况,Stoa-Birketvedt等检测了服用等量5-ASA的olsalazine和mesalazine后患者血清和尿中5-ASA和代谢产物乙酰5-ASA的浓度,结果发现服用mesalazine患者循环系统5-ASA的负荷显著高于olsalaxine,因此olsalazine可能更适合长期安全使用。

八、预后

影响UC预后因素包括:①发病年龄,老年患者发病较凶险,病死率较高。②病情严重程度,尤其是首次发病的病情对预后影响很大,初发为轻型者,复发时80%仍为轻型,若初发为重型者则病死率较高。③病程长短,发作前病程短者较病程长者严重,5年内病死率相应增高。④低蛋白血症、低钾血症、长期发热及重度贫血者预后不良。⑤并发症,出现并发症者病死率明显高于无并发症者。⑥结肠黏膜中5-ASA含量与治疗后UC疾病活动指数呈负相关,提示检测结肠黏膜5-ASA水平可作为评估UC治疗效果的良好指标。此外有报道指出,与轻度UC患者和正常人群相比,中到重度UC患者可见明显的内皮功能不全(ED),并认为ED与UC的活动性呈正相关。

初发型UC治疗效果尚好,绝大多数配合治疗的轻中度患者预后良好,轻型者治疗缓解率可达80%～90%,而重型者治疗缓解率也可达50%。有报告指出全结肠炎型病死率可达5%,老年患者则高至17%,急性爆发型死亡率可高达35%。尽管本病目前尚无法根治,但多数患者经治疗后病情可获得缓解,然而也有部分患者病情迁延反复,影响生活质量。据报道,约20%的UC患者有发生大肠癌的危险,病程越长,癌变的危险性越高。

第四节 结肠憩室

结肠憩室病是结肠黏膜通过肠壁薄弱部位向肠壁外疝出而形成圆形囊状突起的一种

疾病。有多个憩室存在时则称为结肠憩室病；若发生炎症者称为憩室炎。二者在临床上区别较困难，一般认为无症状者为憩室病，有症状者为憩室炎。结肠部位的憩室比胃肠道其他部位多见。常为多发，有的单个孤立，约从几毫米至几厘米大小不等。西方等国家常见，我国等亚非国家少见。

一、发病率

结肠憩室 40 岁以前很少发病，此后随着年龄的增长，发病率逐渐增高，报道 40 岁人群中有结肠憩室病者占 10%，60 岁人群中达 50%，80 岁人群达 65%，男、女发病率基本相等，但近年来报道女性发病略为多见，男女之比为 2 ∶ 3。最常见发病部位为乙状结肠，约占 95%；其次为盲肠，约占 5%；降结肠、横结肠也可发生。

结肠憩室病的发病率从 X 线检查及尸解资料获得。Cordon(1992 年) 分析 38 个国家钡灌肠资料，其发病率为 1.6%～ 34.9%；据 3 个国家及 1 个地区的尸解资料，其发病率为 0.1%～ 5%。

二、病因

结肠憩室病的真正病因尚不清楚。但该病多发生在 40 岁以后，60 岁以上的人更多见，年龄愈大，不但憩室发生的比率高，而且憩室炎的机会也较多。随着年龄增长，肠壁肌层不同程度地存在退行性变，所以老年人易患结肠憩室。肥胖者发生憩室病较瘦者更为常见，目前认为是脂肪沉积在肠壁层，削弱了肠肌，从而使黏膜更易疝出。慢性便秘、肠痉挛、低纤维少渣饮食都可增加结肠腔内压力，是促发因素，其中饮食习惯最重要。欧洲、北美等地区的发达国家以高脂高蛋白低纤维饮食为主。目前认为，低纤维饮食使粪量减少和黏稠，通过结肠缓慢，结肠运动易失调而造成肠腔内压力升高。按照 Laplace 定律，肠腔压力与肠壁张力成正比，与肠壁直径成反比。因乙状结肠是结肠中直径最小的部位，所以乙状结肠内肠腔压力高，这就不难理解乙状结肠是憩室的好发部位。在憩室形成的早期，憩室为球形，开口宽，肠内容物容易自由出进。随憩室增大，颈部变得窄小，整个憩室成烧瓶状，肠内容易滞留于憩室内，发生憩室炎等并发症也就多见。还有人认为与种族有关，白人发病率较高，黑人发病率较低。另外尚存在家族倾向史。

（三）病理

结肠憩室有真性憩室和假性憩室两种。真性憩室包含肠壁各层构造且属于先天性的，十分罕见。结肠一般常见为假性憩室，憩室壁为疝出之肠黏膜、黏膜下层及覆盖的浆膜所构成，缺乏肌层结构，属于后天性。假性憩室的发生形成至少需要两个病理因素：①肠壁的一处或多处出现薄弱或缺损。②肠壁内压力的增高并与腹腔存在压力差。该病可累及整个结肠，但 95% 的患者累及乙状结肠，越向上发生率越小；偶尔在盲肠部可见孤立的憩室。憩室与肠腔常有一狭窄的颈部小孔相通，肠内容物与气体容易进入憩室而不易排出，如引流不畅可继发憩室炎，一旦炎症形成，常可导致憩室周围炎、穿孔、腹膜炎、腹腔脓肿、肠瘘等较严重的并发症；而且可与膀胱、皮肤、阴道、小肠、尿道、输尿管之间形成瘘。炎症有急性、慢性、亚急性与反复急性发作等不同临床表现。有时肠壁周围水肿、增厚、纤维化，可导致肠腔痉挛和狭窄，从而形成部分或完全性肠梗阻。

三、临床表现

有70%～80%的结肠憩室病的患者并无症状。有些患者经历过难以明确定位的左下腹不适及其他一些非特异性症状，如厌食、胃肠胀气、恶心及大便习惯或性状的改变。临床上大多结肠憩室病的发现是在手术、放射学检查或内镜检查中偶然发生的。一般无并发症的结肠憩室无特异性症状，只有出现憩室炎、憩室出血等并发症时才出现相应的临床表现。

1. 憩室炎

憩室炎是结肠憩室最常见的并发症，实际上，其他并发症的出现都是由憩室炎发展产生的。近年来，国内外有文献认为，憩室炎的定义不太精确，憩室的感染炎症不仅仅局限于憩室本身，还包括憩室周围的软组织如肠系膜或邻近器官和结肠浆膜，最好的定义为憩室周围炎。憩室炎的发生是由于憩室颈部的肠壁环肌收缩而受压，致使颈部狭窄，反应性水肿而致梗阻，憩室腔内容物排出不畅，粪便内细菌进一步繁殖从而造成炎症、积脓和穿孔。憩室炎可分为急性憩室炎与慢性憩室炎两种。急性憩室炎的常见症状是左下腹痛，疼痛可向耻骨上区、左腹股沟区或背部放射，常有便秘，间歇出现腹泻。寒战和高热在出现脓肿和腹膜炎时可见，如炎症侵及膀胱周围，可有尿频、尿急、尿痛等刺激征。一般憩室炎很少并发下消化道出血。体检可以发现左下腹或右下腹压痛、肌紧张，偶见有反跳痛，有时可触及包块。发热的同时可有白细胞增高。慢性憩室炎是肠壁水肿、增厚、纤维化，并与周围组织粘连，常可引起不全性或完全性肠梗阻，或表现为顽固性便秘。由于肠腔的痉挛，而出现腹痛、腹胀感。病变部位可扪及增粗变硬，变厚的肠管，或炎性肿块。

2. 大肠出血

结肠憩室引起的出血是下消化道出血的常见原因之一，占30%～50%。Noer等分析221例轻度及重度大肠出血的原因。虽然右侧结肠憩室较少见，不过大部分的憩室出血却见于右半结肠，其原因是右半结肠壁较薄，血管较易遭受损害。憩室发生的部位常靠近穿经肠壁的血管支，血管被侵蚀破溃后，即可引起憩室出血。以往一向认为憩室出血是憩室炎症引起的，但近年来认为憩室出血很少发生在急性憩室炎中，可能与伴随有血管发育异常或其他因素有关。约超过2/3的患者只有少量的周期性的出血或潜在表现，而且出血可以自止；不到1/3的患者有憩室的大量出血。作者在临床上遇到2例是由于结肠憩室而引起的下消化道大出血，通过剖腹探查，大肠部分切除而治愈。

3. 憩室穿孔

憩室穿孔常是由憩室炎病情进一步发展而来。憩室壁很薄，仅有黏膜及黏膜下层，憩室内的炎症造成憩室壁的坏死，进而发生穿孔，穿孔后憩室腔内粪性污物或脓液向周围侵犯。在大多数情况下，污染轻微，机体的自然防御机制可局限感染；如果污染严重，机体的抵抗力差，就可能形成脓肿或弥散性腹膜炎，表现为突然发作的下腹疼痛，进而扩展到全腹，穿孔造成的气腹可致腹胀，并有腹部压痛、反跳痛、腹肌紧张等腹膜刺激征或感染中毒症状。有脓肿时表现为持续的发热，并可扪及痛性腹部包块，白细胞数升高。腹部平片可发现腹腔内游离气体且气体经常较多，B 超或 CT 检查可发现盆腔或腹腔内形成的脓肿。

4. 瘘管

形成憩室炎的进一步发展可与腹盆腔内脏器形成内瘘，最常见的是结肠膀胱瘘，其发生率为 2%～4%。此外还有结肠小肠瘘、结肠阴道瘘和结肠皮肤瘘等。结肠膀胱瘘多见于男性，男女发生的比率为 3∶1。因女性膀胱与结肠之间有子宫及附件等结构，结肠膀胱瘘很少有剧烈的腹部症状，在瘘管形成前主要表现为顽固性的尿道刺激征和尿路感染；瘘管形成后，出现粪尿症、气尿症和血尿，有些患者出现经直肠排尿。体检可以发现盆腔包块，或无任何阳性体征。血象和血生化检查可正常。尿液检查可发现粪尿和感染征象，纤维结肠镜、钡灌肠、静脉肾盂造影、膀胱镜检可协助诊断。必要时可向直肠或膀胱内注入亚甲蓝等染色剂来确认。

5. 肠梗阻

憩室炎并发肠梗阻可发生在早期或晚期。急性发作期因严重的憩室周围炎或结肠壁炎症可引起结肠部分性或完全梗阻。急性炎症后期，长期的结肠壁慢性炎症可致肠壁纤维，增厚缩窄管状，或与周围组织粘连，而出现不全性慢性肠梗阻。表现为腹痛、腹胀、呕吐、便秘或肛门停止排气排便。腹部平片的检查结合结肠憩室病史可协助诊断，应注意排除结肠其他病变的可能。

6. 结肠癌

据不完全统计结肠憩室炎约 6% 可以并发结肠癌，而表现出大肠出血和肠梗阻。

四、诊断与鉴别诊断

1. 诊断

结肠憩室的症状均无特异性，且并发症不同，临床表现各异。凡 50 岁左右的患者有上述结肠憩室的病史，结合临床表现，应想到结肠憩室病和憩室炎的可能，其确诊需通过下述辅助检查。

(1) 纤维结肠镜检查：一般情况下纤维结肠镜检查对此病诊断很有帮助，镜下可见到憩室的开口，且可以行病理活组织检查，并与肿瘤等其他疾病鉴别。但当憩室开口很小或开口闭合时，结肠黏膜水肿、黏液分泌增多，痉挛、管腔狭窄、肠壁固定等。需注气下镜检才可发现，有时未必能作出诊断，注意此方法禁用于急性炎症期，因有造成憩室穿孔的可能。

(2) 放射学检查：放射学检查包括腹部平片或钡剂灌肠。前者对于憩室穿孔有协助诊断的意义。钡剂灌肠是诊断结肠憩室较常用和有价值的检查，尤其在钡剂灌入后注入空气行双重对比造影诊断价值更大。典型的表现为突出于肠腔外圆形或烧瓶样阴影，为 1 ～ 2cm，与肠腔间有窄颈相连。在病变早期，结肠充盈或排空钡剂时不一定发生憩室，但 24h 后，X 线可见圆形或椭圆形界限分明的钡残留影。有时钡剂灌肠可见结肠缩窄是为慢性憩室炎晚期表现；病变肠袢仅呈毛刺样或锯齿样边缘，是为憩室前期的改变。如为憩室急性炎症，为防穿孔可用刺激性较少的水溶性造影剂灌肠。

(3) 其他：对于憩室并发出血的病例，可以行肠系膜动脉血管造影以明确出血的部位，并可与结肠血管病变相鉴别，还可经导管行药物灌注止血或栓塞。B 超和 CT 检查对诊断腹、盆腔脓肿有确诊意义。据报道，在国外 CT 检查已经取代水溶性造影剂灌肠，成为首选的影像学检查手段，而且在病变早期就能做 CT 检查，静脉或口服对比剂可以增强影像效果。

2. 鉴别诊断

与结肠憩室病需要鉴别的疾病有很多，常见的有结肠肿瘤、溃疡性结肠炎、Crohn 病、缺血性结肠炎、阑尾炎、盆腔炎症性疾病、泌尿系疾病以及结肠痉挛、结肠过敏症等。一般通过相应的辅助检查可资鉴别。

五、病理

结肠憩室有真性憩室和假性憩室两种。真性憩室包含肠壁各层构造且属于先天性的，十分罕见。结肠一般常见为假性憩室，憩室壁为疝出之肠黏膜、黏膜下层及覆盖的浆膜所构成，缺乏肌层结构，属于后天性。假性憩室的发生形成至少需要两个病理因素：①肠壁的一处或多处出现薄弱或缺损。②肠壁内压力的增高并与腹腔存在压力差。该病可累及整个结肠，但 95% 的患者累及乙状结肠，越向上发生率越小；偶尔在盲肠部可见孤立的憩室。憩室与肠腔常有一狭窄的颈部小孔相通，肠内容物与气体容易进入憩室而不易排出，如引流不畅可继发憩室炎，一旦炎症形成，常可导致憩室周围炎、穿孔、腹膜炎、腹腔脓肿、肠瘘等较严重的并发症；而且可与膀胱、皮肤、阴道、小肠、尿道、输尿管之间形成瘘。炎症有急性、慢性、亚急性与反复急性发作等不同临床表现。有时肠壁周围水肿、增厚、纤维化，可导致肠腔痉挛和狭窄，从而形成部分或完全性肠梗阻。

六、治疗

单纯憩室无并发症者不需要治疗，主要是注意调节生活饮食习惯，多食富含纤维素饮食，可缓解疼痛和肠道功能紊乱，避免暴饮暴食和食刺激性食物，以免加重结、直肠负担。保持大便通畅，养成定时排便习惯。若有急性炎症但无并发症者可以非手术治疗，若出现了严重的并发症才需手术治疗。

1. 非手术治疗

急性憩室炎无并发症时可先采用非手术治疗，有 70%～ 80% 的患者病情得到缓解。

治疗原则是保持肠道休息，控制感染的炎症，防止并发症的发生。包括禁食、胃肠减压、静脉输液以维持正常的血容量、供给足够的热量、维持水与电解质平衡。广谱抗生素和严密临床观察等。有腹痛症状也可应用普鲁苯辛、阿托品等解痉止痛药，应注意密切观察病情，包括腹部体征、实验室检查和放射学检查，以了解治疗的效果和有无并发症的发生。

2. 手术治疗

手术治疗的目的是切除有病变的结肠、瘘管、引流脓肿、消除感染病灶以及血源感染。手术治疗结肠憩室情况可分为两种：一类为择期手术，另一类为憩室引起各种并发症的急诊手术。

(1) 择期手术：择期手术的适应证为：①反复发作的结肠憩室炎。②并发结肠膀胱等瘘的形成。③持续的慢性结肠狭窄引起部分梗阻且不能排除肿瘤者。④其他，如免疫缺陷长期应用免疫抑制剂，且有结肠憩室炎发作史的患者，发生憩室炎时无法激起足够的炎性反应，以防止各种并发症的发生。择期手术的患者术前应强调作全面检查和充分准备，包括肠道清洁和抗生素应用，无粪渣存留，肠腔空虚，肠壁水肿不明显。择期手术一般行病变肠管切除和一期肠吻合，切除肠道的长度应尽可能包括所有憩室，以防止憩室炎的复发。对于肠道准备不充分者可分期手术如 Hartmann 手术，或采用术中近端结肠灌洗清洁后一期端端吻合，而不做结肠造口，近年来的发展更倾向于选做一期吻合。对于并发瘘的患者，在切除瘘管和病变的同时，要注意相应脏器的修补，一般都行一期修补。

(2) 急诊手术：急诊手术的适应证，①急性憩室炎经非手术治疗无效者。②并发脓肿形成者。③并发穿孔者。④并发弥散性腹膜炎者。⑤并发大出血者。急诊手术的并发症发生率和死亡率均较高，以往大多行二期和三期切除术。近年来均倾向行一期手术或二期手术。手术的具体方法视患者的全身情况和局部炎症的程度而定。

手术方法主要有：①穿孔缝合引流，现已很少采用。②脓肿的切开引流或加做横结肠造口。③切除病变结肠，近侧切端造口，远侧切端缝闭或造口，以后再做二期结肠吻合术。④切除病变肠段后一期结肠对端缝合术。位于右半结肠的憩室炎或穿孔时可根据情况行憩室单纯切除，回盲部切除或右半结肠切除术。

第五节　结肠息肉及息肉病

结肠息肉系指向肠腔内生长，隆起于黏膜表面的病变。息肉一词含义笼统，仅表示大体形态，未说明病理性质。在未确定其病理性质前，统称为息肉。其发病率以 40 岁以上明显增高，60 ～ 80 岁的发病率最高，且男性多于女性。息肉的好发部位以直肠、乙状结肠最多，其次是降结肠、横结肠、盲肠。近年来右半结肠息肉有增多趋势。所以在直肠、乙状结肠发现有息肉，应行全结肠镜检查。

1981年我国学者根据自己的研究，参考了国外对大肠息肉的分类，提出了一个统一的分类方案。它把肿瘤性和非肿瘤性息肉区别开来，具有一定的临床意义。

一、大肠腺瘤

大肠腺瘤是大肠黏膜腺体发生的真性肿瘤，也称腺瘤性息肉。应与大肠良性息肉（包括增生性息肉，幼年性息肉，炎性息肉等）区别。其与大肠癌的发生密切相关。大肠腺瘤在病理上按腺瘤中绒毛状成分所占的比例不同分为管状腺瘤（绒毛状成分占20%以下）、绒毛状腺瘤（绒毛状成分占20%～80%）和管状绒毛状腺瘤（绒毛状成分占80%以上）。管状腺瘤是大肠腺瘤中最常见的一种，约占大肠腺瘤的72%，直肠和乙状结肠多见。绒毛状腺瘤又称乳头状腺瘤，较少见，好发于老年，平均年龄在60岁以上。这是一种癌变倾向极大的腺瘤，一般癌变率为40%。好发于直肠和乙状结肠。

1. 病因

(1) 饮食因素：长期高脂肪、低纤维素饮食者、大量饮啤酒者、发病率增高，而多吃蔬菜、维生素C者发病率低。

(2) 遗传因素：有家族性结肠息肉病史者、溃疡性结肠炎患者结肠息肉及癌的发生率增高。

(3) 生活方式及其他：①体育锻炼增加迷走神经和副交感神经的兴奋性，使肠蠕动增加，减少肠腔内有害物质停留的时间，从而减少了有害物质对肠黏膜的作用时间，息肉及癌的发病率降低。②行胃空肠吻合术后或行迷走神经切断及胆囊切除术后的患者，由于改变了生理状态下胆汁的排泄过程及排出时间，导致大肠内胆酸含量增加，结果使结肠息肉及癌的发病率增加。

2. 临床表现

腺瘤较小或位于乙状结肠以上常无自觉症状。偶在钡剂灌肠或纤维结肠镜检查时发现。

(1) 便血：因腺瘤部位不同，可呈鲜红或暗红色，有50%～70%的无症状患者表现为便潜血阳性。腺瘤出血常为不规则间断性，量较少，很少引起贫血。

(2) 黏液便：多在绒毛状腺瘤时出现，常发生在起床后。巨大的绒毛状腺瘤可产生大量黏液性腹泻，引起脱水、电解质紊乱、代谢性酸中毒等症状。

(3) 排便习惯改变：常常发生于直肠下段的肿瘤患者。有的患者可出现腹泻或便秘等大便习惯改变，症状较轻，不易察觉。腹泻者，大便每天2～3次，为黏液便。

(4) 脱出：位于直肠内较大的有蒂腺瘤偶可随排便脱出肛门外。

3. 诊断

(1) 直肠指诊：直肠指诊可直接扪到直肠腺瘤。

(2) 气钡双重造影和纤维结肠镜检查：目前认为纤维结肠镜是诊断大肠黏膜疾病的最

好方法，诊断正确率可达 92%～98%。但绒毛状腺瘤较小时，由于质软，容易漏诊。

(3) 血红素潜血试验：普通潜血试验对息肉的检出率较低，近年来用血红素潜血试验法，对息肉的检出率有了明显提高，并可判断出血部位和出血量。

4. 病理

(1) 管状腺瘤：①大体上，管状腺瘤有蒂或无蒂，无蒂广基者体积较小，呈球形、半球形或不规则状，表面光滑或呈分叶状，少数呈桑葚状，色粉红或暗红。直径小于 0.5cm 的腺瘤又称为微小腺瘤，其恶变率甚低，不到 5%。腺瘤增大，恶变概率增高。当腺瘤大于 2cm 时，恶变概率显著增高。②镜下，息肉组织由密集的腺管和少量纤维间质组成瘤细胞呈柱状，多数分化良好，有时腺上皮有异形性，核大深染，核分裂象可较多，但未浸出基底膜。免疫组化显示 CEA 局灶阳性。

(2) 绒毛状腺瘤：①大体上，绒毛状腺瘤体积较大，广泛，可环绕肠腔生长。表面多呈桑葚状或粗大分叶状，可覆盖一层黏液，色暗红或灰红，质软。局部硬化或失去活动性时，应认为有恶变的危险。②镜下，绒毛状腺瘤表现为绒毛状突起分支，呈细长的、乳头状、花冠状生长方式。腺瘤底部多为囊腺状。核位基底排列整齐，深染，核仁不清，偶见核分裂象。黏蛋白类型和 CEA 反应性与腺瘤性息肉相似。

5. 治疗

大肠腺瘤一经检出均应处理。

(1) 内镜处理：方法包括注射疗法；微波疗法；套扎疗法；高频电切、电凝法。

(2) 手术治疗：局部切除；结肠部分切除或结肠次全切除术（大肠多发息肉，均应经腹腔镜或开腹行结肠部分切除或结肠次全切除术）。

二、结肠良性息肉

结肠良性息肉包括幼年性息肉、炎性息肉、增生性息肉、淋巴性息肉等。幼年性息肉为儿童期多发的一种息肉，尤以 5 岁左右最多。炎性息肉是较严重的结肠炎症修复时形成的息肉样病变。常多发。好发于直肠和盲肠，其次为乙状结肠。慢性溃疡性结肠炎、Crohn 病、血吸虫病引起的息肉与大肠癌的发生有一定的关系，应与细菌性肠炎、阿米巴性肠炎引起的息肉相间别。增生性息肉又称化生性息肉，是一种原因不明的良性增生性病变。中、老年人发病率高，直肠、乙状结肠多见。

1. 临床表现

(1) 便血：便血间歇发作，呈鲜红色。为便后滴血或带于粪便表面，酷似内痔出血。

(2) 脱出：长蒂息肉可反复脱出于肛门外。

2. 诊断

诊断主要靠直肠指检和纤维结肠镜。

3. 病理

(1) 幼年性息肉：①大体上，息肉多在 0.2～4cm 之间，呈球形、椭圆形、柱状或分叶状，表面光滑或轻度糜烂。色粉红或暗红。切面呈囊性、格子样形态。②镜下，幼年性息肉表面常见肉芽组织覆盖的溃疡，其下为充满黏液的囊性扩张腺体。息肉内间质丰富，主要由纤维血管组织构成。腺体相对较少，分布不均匀。

(2) 增生性息肉：①大体上，息肉多小于 0.5cm，无蒂，呈半球形，表面光滑，切面可见肠黏膜局限性增生。②镜下，息肉由大小不一的腺管组成，表面腺管扩张成喇叭状，上皮细胞呈柱状，高低不平。核不明显，位于基底，胞质丰富，呈嗜酸性。表面上皮下的基底膜增厚，腺体上皮间杯状细胞数量减少。

(3) 炎性息肉：①大体上，炎性息肉多在 0.3～1.0cm 之间，常多发，呈柱状、半球状、指状，表面充血或轻度糜烂。色灰红或暗红，和周围组织分界不清，少数带蒂。②镜下，息肉表面为炎性渗出物或薄层肉芽组织覆盖，也可是正常的或再生的上皮被覆。间质中有炎症细胞浸润或肉芽组织增生。血吸虫卵性息肉，在肌肉间质内可见血吸虫卵沉着。

4. 治疗

幼年性息肉一般为良性，低位者可经肛门摘除或结肠镜电切。对于位置高不易电切者，可随访观察。对于陧性溃疡性结肠炎、Crohn 病、血吸虫病引起的息肉应视作癌前病变，慎重处理。其他的炎性息肉多较小，可经内镜用高频电或微波治疗。因增生性息肉的肠段中常有腺瘤，所以应经纤维结肠镜用高频电或微波切除，位置低者可经肛门切除。

三、家族性腺瘤性息肉病

家族陛腺瘤性息肉病 (FAP) 是一种因 APC 基因突变所致的常染色体显性遗传病。外显率为 80%～100%，男女发病机会相等，患者子女中有半数会发病。一般认为，40 岁尚未出现腺瘤者，虽有家族史，也不会再出现腺瘤。但一旦确诊为 FAP，若不及时治疗，35 岁以前约 3/4 癌变，50 岁以后几乎全部发展为癌。

研究发现这一遗传性疾病的发生伴有 5 号染色体长臂缺失，FAP 致病基因被定位于 5q21～22。APC 基因属于抑瘤基因，其蛋白质产物 310kD 对上皮细胞更新起调节作用，同时，在细胞增殖、分化、迁移和凋亡方面也起着调控作用。在 FAP 患者，APC 基因的失活启动了结直肠癌沿正常黏膜－增生－腺瘤－癌的多阶段多步骤发生模式发展，大部分散发的结直肠癌也遵循这个模式。APC 基因突变的位置与疾病的表型有关，APC 基因突变位置不同决定息肉发生的数目不同，其还与有无先天性视网膜色素上皮肥大 (CHRPE) 及其他肠外表现有关。

1. 临床表现

本病发病往往在青春期或青年期，据 Dukes 统计，平均开始年龄为 21.1 岁，大多数患者幼儿期肠内并无息肉。当大量的息肉形成后，症状开始出现。

(1) 便血和大便习惯改变 (占 92%)。

(2) 慢性腹泻、腹痛、黏液便等。

(3) 因本病的息肉属于腺瘤性息肉，故其主要危险是后期发生癌变。有的患者可能一直无症状，当出现症状就医时，息肉已癌变。当并发直、结肠癌时，可出现消瘦、贫血、肠梗阻、恶病质等症状。

(4) 肠道外表现：当家族性腺瘤性息肉病者伴有以下任何一种情况时，即称为Gardner 综合征。①多发性皮脂囊肿或皮样囊肿。②骨瘤（颅骨、下颌骨多见）。③平滑肌瘤（腹膜后、胃壁、回肠壁多见）。④纤维组织肿瘤。⑤先天性视网膜色素上皮肥大(CHRPE)。⑥甲状腺乳头状癌。当伴有中枢神经系统恶性肿瘤时，称为Turcot 综合征。伴有肠外表现者，预后都较差。

2. 临床检查

(1) 乙状结肠镜和纤维结肠镜检查是常用的检查方法，对发现的息肉疑有恶变者，应作组织学检查。

(2) 基因诊断①截短蛋白试验 (PTT)：敏感性为 80%，特异性为 100%，但费用较高。②连锁分析：敏感性为 90%，特异性为 95%～99%，但需要一个家族至少 2 人患病才能进行。

3. 诊断

家族性腺瘤性息肉病的诊断标准如下。

(1) 无家族史者，腺瘤数大于 100 个。

(2) 有家族史者，腺瘤数大于 20 个，即可诊断。

4. 病理

本病的主要特点是消化道多发性腺瘤性息肉。

(1) 好发部位上，FAP 最常累及直肠和乙状结肠，其次是降结肠、横结肠，一般不累及小肠。

(2) 大体上，见肠管布满息肉，病变肠段内成百上千个息肉密集分布。其数目为几百个至几千个不等，据统计一般在 100 ～ 5000 颗之间，平均 1000 颗。息肉大小、形态不等，大多数息肉直径小于 0.5cm，但也可大至数厘米，呈圆形、椭圆形、不规则分叶状，有的广基，有的带蒂。表面光滑，个别息肉表面有糜烂或溃疡。一般色泽呈灰黄或灰红色，质地较软。当息肉质地变硬并伴有溃疡形成时应疑有癌变。息肉间肠黏膜表现正常。

(3) 微观形态上，息肉的组织学类型属于腺瘤性息肉，可多种类型的腺瘤同时存在，以管状腺瘤最多，其次为绒毛状腺瘤和混合腺瘤，少部分具有其他形态的息肉。息肉都位于黏膜表面，不侵犯黏膜下层。

5. 治疗

(1) 药物治疗：研究发现，舒林酸非甾体类抗感染药主要通过干扰花生四烯酸的合成，致前列腺素的产生减少，前列腺素可促进肿瘤形成和细胞增殖。舒林酸的代谢物可拮抗 Ras 诱导的肿瘤形成。药物虽然能使息肉减少或变小，使临床症状减轻，但还不能治愈 FAP。

(2) 手术治疗：手术治疗是目前治疗本病的最佳方法，最好能在癌变之前切除病变部位。20 岁左右出现癌变者极少，因此预防性手术的理想时机应选在 20 岁以前。一经确诊，即应手术，且息肉越多越重越应早手术。术后仍需长期纤维结肠镜随访。①直肠、结肠全切除、永久性回肠造口术：此种方法是最经典、最彻底的手术方法，无发生直肠残端腺瘤恶变的危险。但术后仍有一部分患者会死于间皮瘤、甲状腺肿瘤等肠外表现。且回肠造口给患者带来生活和工作上的诸多不便，此种术式只适合大肠多发性息肉病，直肠已有恶变者或结肠全切除、回直肠吻合术后直肠残端癌变无法保留肛门者。②全结肠切除、回直肠吻合术：全结肠切除、回肠直肠吻合术的优点是手术相对简单、安全、并发症少、盆腔无须解剖、无性功能障碍，术后残留肠段短，复查方便，但残留肠段有腺瘤再生和癌变的危险。有资料显示，术后发生直肠癌的概率为3.6%～59%。此术式适用于直肠内息肉较少，患者又能坚持长期镜检随访者。③结肠全切除、直肠黏膜剥除、回肠贮袋肛管吻合术：此术式切除了全部病变黏膜，从根本上消除了发生肠癌的危险，保留了肛门括约肌的功能，是目前公认的治疗FAP的理想术式。主要适用于直肠内有大量腺瘤难以清除，或已行结肠全切除、回直肠吻合术后直肠内出现大量腺瘤，或特别顾虑有发生直肠癌危险的病例。由于切除了大肠黏膜，从而清除了腺瘤再生和癌变的危险，同时又避免了永久性回肠造瘘，但手术比较复杂，并发症较多。术后并发症常为贮袋吻合口瘘、肠梗阻、盆腔感染等。为了避免回肠贮袋瘘的发生，可在第一次手术时加行预防性回肠造瘘，让肠内容物暂时改道，旷置回肠贮袋，以利愈合以后再二期关闭造口。回肠贮袋的方法很多，以J形袋应用较多，但临床上回肠贮袋不具备直肠的功能，虽然不少学者在建造回肠贮袋方面做了不少改进，可是效果仍不满意。回肠贮袋肛管吻合术的主要价值是做到了低位切除，并且回肠贮袋没有癌发生。近几年来，国外不少学者已不再做直肠黏膜剥除黏膜肌鞘内回肠袋拖出吻合，而是用双吻合器在齿状线处进行回肠袋肛门吻合。简化了手术操作，方便，可靠。但如果保留过多直肠黏膜，日后仍有发生癌变的可能。

综上所述，各种手术方式各有不同的指征，在选择时，既要考虑术后肠道功能尽可能正常，还要考虑术后直肠腺瘤的再生、癌变及患者的生活质量。

第七章 肝胆胰腺解剖

第一节 肝脏的解剖

一、肝脏的表面结构

肝脏呈楔形，右侧厚而左侧薄，外观可分左、右、前、后四缘和膈、脏两面。膈面光滑隆凸，大部分与膈相贴附，其上方有镰状韧带与膈肌相连，前下缘于挤切迹处有肝圆韧带与腹壁相连，镰状韧带向后上方延伸并向左、右贴附于膈成冠状韧带。冠状韧带又向左、右伸展形成左、右三角韧带，在右冠状韧带前后叶之间，有一部分肝脏没有腹膜覆盖，称肝裸区。这些韧带都是将肝脏固定于膈上的主要韧带。

肝脏的脏面有两条纵沟和一条横沟，构成“H”形。右纵沟由胆囊窝和腔静脉窝构成，其后上端为肝静脉汇入下腔静脉处，即第二肝门所在，左纵沟由脐静脉窝和静脉韧带组成，横沟连接两纵沟之间，为肝门(第一肝门)，在横沟右端伸向肝右外方，常见一侧沟，称右切迹。从这些沟内易分离出门静脉、肝动脉和肝胆管的分支，同时这些沟又是肝脏分叶的表面标志，故对肝脏外科手术有重要意义。

肝的脏面有肝胃韧带和肝十二指肠韧带，合称小网膜。肝胃韧带一般只含细小的血管支；肝十二指肠韧带向上直达肝门，内含门静脉、肝动脉和胆管等。另外，在右侧肝的脏面还有肝结肠韧带和肝肾韧带。肝的前缘有时可见3个切迹。在左侧有脐切迹，是左叶间裂的标志，中间有胆囊切迹，是正中裂的标志，右侧有时可见右下缘切迹，可作为右叶间裂的标志。

二、肝周韧带

肝脏的韧带是由腹膜皱褶演变而成的条片状结构，共有10条，这些韧带将肝脏与邻近的膈、腹壁、胃、十二指肠、肾和结肠肝曲等相连接而起到固定作用。在肝叶切除时将相关韧带切断，才能游离肝脏，以利手术进行。

(一)肝圆韧带

该韧带起自脐移行至脐切迹，经镰状韧带游离缘达脐静脉窝止于门静脉左干的囊部与静脉铜带相连，是脐静脉在出生后闭塞而形成的纤维索，而静脉韧带是静脉导管闭塞而成，止于肝左静脉下壁。肝圆韧带的前面与腹壁相连，在脐静脉造影时，可将闭塞的脐静脉扩张直至门静脉的囊部，作为诊断肝占位性病变的一种方法，在肝叶切除时，将其切断，可向下牵引肝脏，以利于显露肝脏。

(二)镰状韧带

该韧带下端与脐切迹和肝圆韧带相连，它是左叶间裂在肝膈面的标志。镰状韧带比较薄而有一定宽度，可用来作为左外叶肝切除后覆盖肝断面之用。

(三)冠状韧带

冠状韧带是肝脏膈面和脏面腹膜返折至膈而成，有右冠状韧带和左冠状韧带。

冠状韧带分前后两叶，前叶为镰状韧带上部向左、右延续部分，两叶之间为肝裸区。右冠状韧带中央部分正对第二肝门，即肝静脉汇入下腔静脉处，打开右冠状韧带前叶，即可显露肝上下腔静脉。

(四)三角韧带

位于肝脏的左、右二角，分右三角韧带和左三角韧带，为左、右冠状制带前后叶延伸而成，它与膈相连。这两条韧带比较坚韧，左三角韧带内常有血管和迷走胆管等。手术切断应予妥善缝扎。

(五)肝胃韧带

该韧带起自胃小弯与肝脏脏面的静脉韧带相连接，其右侧缘移行为肝十二指肠韧带，是一层很薄的韧带，内有小血管。

(六)肝十二指肠韧带

位于肝的横沟与十二指肠上部之间，左侧接肝胃韧带，右缘游离，后方是网膜孔。此韧带由两层腹膜组成，在两层腹膜内含有肝动脉、门静脉主干、胆总管、神经纤维和淋巴管、淋巴结等，又称肝蒂。手术时，可以在此处阻断入肝血流，以控制断肝时的出血。

(七)肝肾韧带

位于肝脏与右肾上腺和右肾之间。分离此韧带时，应注意避免损伤肾上腺血管。

(八)肝结肠韧带

位于右肝脏面与横结肠肝曲之间。

膈下区是指肠之下方，横结肠及其系膜以上的一个大间隙，肝脏居于其中，肝脏及其韧带将膈下区分成若干间隙，有肝上和肝下间隙。肝上间隙被镰状韧带分为右肝上间隙和左肝上间隙，前者又被右冠状韧带分为右前肝上和右后肝上间隙；肝下间隙被肝圆韧带和静脉韧带分为右肝下和左肝下间隙，后者又被肝胃韧带分为左前肝下和左后肝下间隙(网膜囊)。这些间隙加上肝后上部冠状韧带前后叶之间的肝裸区，具有重要的临床意义，其中右肝上间隙和右肝下间隙为膈下脓肿的好发部位。

三、肝脏的分叶、分段

肝脏的分叶，过去以镰状韧带为界，将肝脏分为左、右两叶。这种分叶方法不仅与肝内血管分布不相符，也不能适应外科手术的要求。20 世纪 50 年代以来，国内外许多学者对肝内管道分布进行了深入的研究。我国自从用肝内管道系统灌注法研究肝内血管、胆管的分布规律以来，对肝脏的分叶有了新的认识，在灌注标本上看到肝内有若干平面缺少管道分布。这些平面是肝内分叶的自然界线，称为肝裂，故肝脏有三个主裂、两个段间裂和一个背裂，各裂相互之间的部分称为肝叶或肝裂。

（一）正中裂

此裂在肝的膈面，起自胆囊切迹，向后上方抵于肝左静脉汇入下腔静脉处，在脏面以胆囊窝和腔静脉窝为界（即下腔静脉）。它将肝脏分成大小不等的左右两半，右半肝稍大，约占全肝重量的60%，裂的平面内有肝中静脉通过。

（二）左叶间裂

自脐切迹向后抵于肝左静脉汇入下腔静脉处，膈面以镰状韧带附着线为界，脏面以左纵沟和静脉韧带为标志，它将左半肝分成左外叶和左内叶。在裂内有肝左静脉的叶间支经过，左外叶又被段间裂分成上、下两段。

（三）右叶间裂

此裂在肝表面无明显标志，起始处相当于胆囊切迹与肝右缘的外、中1/3交界处，斜向右后上方抵于肝右静脉汇入下腔静脉处，为一接近水平位的斜裂，它将右半肝分成右后叶和右前叶，前者显得膈面小而脏面大，后者则相反，在裂的平面内有肝右静脉经过。右后叶又被右段间裂分成上、下两段。

（四）左段间裂

位于左外叶内。它起自肝左静脉汇入下腔静脉处，与左叶间裂交成锐角，然后斜行向外侧抵于肝左缘的后、中1/3交界处，将左外叶分成上段和下段。上段与下段之比为1:2，但随着门静脉左干分支的不同，段的比例也略有改变，从而，此裂的位置也有所不同。此裂的平面内有肝左静脉的段间支经过。

（五）右段间裂

位于右后叶内。它在肝的脏面起于肝门的右切迹，横过右后叶抵于肝右缘的中点，并将右后叶分成上、下两段。

（六）背裂

位于肝脏后上缘之中部，尾状叶的前方，是肝静脉汇入下腔静脉处，也是第二肝门所在，它在肝脏上极形成一弧形线，将尾状叶和其他肝叶隔开。

根据上述，肝裂将肝脏分成五叶六段。正中裂将肝脏分成左、右两半肝，左半肝又被左叶间裂分成左外叶和左内叶，右半肝又被右叶间裂分成右后叶和右前叶，背裂划出了尾状叶。此外，左外叶被左段间裂分成上、下两段，右后叶也被右段间裂分为上、下两段，尾状叶被正中裂分为左、右两段，分别属于左、右半肝。这种肝叶的划分法，对于肝脏疾病的定位诊断和安全地施行肝脏手术具有重要的临床意义。

关于左内叶和右前叶是否分段，各家意见并不一致。我们认为，虽然左内叶和右前叶的门静脉支也是分别走向上方和下方，但它们之间的分支并不规则，仍有许多交错情况，更无明显的分界线和段间裂的标志，因此，很难将其分成段。

另外，理论上，尾状叶被正中裂划分成左、右两部分，但实际解剖学资料显示，尾状叶的门静脉支有半数主要来自门静脉左干的横部，而左、右段间的血管分布多是互相交错，且肝静脉都是极短小的静脉，尾状叶体积又小，因此，从外科角度和临床实用价值来说，尾状叶可以不必再分段，故将肝脏分成五叶四段较为实际，即左外叶、左内叶、右前叶、右后叶和尾状叶，左外叶和右后叶有分成上、下两段。

根据上述的分叶、分段，肝切除的范围和手术名称，可以相应地命名为右半肝切除术、左半肝切除术、左外叶切除术、左外叶下段切除术等。如同时切除右半肝和左内叶者称右三叶切除术或极量肝切除术，同时切除右前叶和左内叶者，则称中肝叶切除术。

值得一提的是，尽管自50年代以来，对肝脏分区的观点有各种论述，但其基本的依据有三方面，一是根据Glisson系统，二是依据肝静脉系统，三是将上述两个系统结合起来。

具有代表性的是两种常用的肝脏解剖划分方法和以此作为依据的手术名称。一种是以Healey和Schroy提出的肝脏解剖（以Glisson系统在肝内的分布作为解剖命名的依据）为基础，主要在美国使用。另一种是以Couinaud提出的肝脏解剖（依据肝静脉作为解剖命名的依据）为基础，主要在欧洲国家应用。后者是Couinaud于1954年提出的，他将肝脏划分为八个肝段，每个肝段均以数字代替名称。多数人认为这种描述最为完整和具有实用价值，故当前多采用Couinaud的划分法，但也有少数人认为他的划分不能完全符合肝内Glisson系统的概念。

Couinaud的划分法，是以三支主肝静脉将肝脏分隔成四部分，Couinaud将四部分各称为扇区。每一部分有自身的肝门静脉蒂。三支主肝静脉和四个肝门静脉蒂如双手的手指相互交叉，其中含肝静脉支的称肝静脉裂；含肝门静脉蒂的称肝裂，所以脐裂即相当于肝裂之一。主肝静脉裂（相当于正中制），在肝表面即相当于Cantlie线，将肝分为左、右两半，称左半肝和右半肝。肝中静脉位于此裂中。右半肝被右肝静脉裂分成两个扇区，每一扇区又分为两个段；前内侧扇区——前部为第5段，后部为第8段；后外侧扇区——前部为第6段，后部为第7段。肝右静脉位于右肝静脉裂内。左半肝被左肝静脉裂分成两个扇区。左内侧扇区被脐静脉索分为第4段（其前部为通称的肝方叶）和第3段（肝左外叶的前部）；左外侧扇区仅包括一个段，即第2段。肝左静脉位于左肝静脉裂内。第1段即通称的尾状叶，是一个自主段，因它不依赖于四个肝门静脉蒂和三支主肝静脉。它同时接受来自左、右肝门静脉和肝动脉的分支供血，其静脉血经肝小静脉直接回流入下腔静脉。

Couinaud在提出八段划分法的基础上，对肝内解剖又作了进一步的研究，并在1989年发表了肝脏9段的报告。该段在解剖和临床应用上都具有重要的意义。Couinaud认为可将经典的Couinaud1段称为肝背扇区，由背裂将其与肝脏主体分开，即为肝脏后面的中间部分，位于肝脏主体和下腔静脉前缘之间(即在肝静脉注入下腔静脉入口水平下方，和门静脉分叉部后面的肝脏部分)；它可分为Couinaud1段和Couinaud9段。

Couinaud1段位于肝背扇区的左侧，它前接4段，右邻处于肝中静脉下方的9段。1段的前界由肝门板分隔；上界是肝左静脉；右界是下腔静脉左缘；左界是腔静脉沟。

Couinaud9段位于1段的右侧和下腔静脉的右前方除了一小部分，即相当于尾状突的部分外，其中大部分9段均与肝脏的后面相连接。9段的各边界毗邻如下：左界是1段；前界是右侧肝门和8段，以及有时可能还会有7段；而右界则为7段；后界是下腔静脉；上界是肝中静脉和肝右静脉的末端部分。

Couinaud9段可再分为b，c和d三个部分，在最左侧的部分是9b，它位于肝右静脉和肝中静脉之间，相当于肝脏的尾状突&9段的中间部分，即9c段位于肝右静脉的下方。9段最靠右侧的部分是9d段，其位于肝右静脉的后方。

我国吴孟超的肝脏“五叶四段”法与Couinaud分叶分段法相对应，即尾状叶为第1、9段，左外叶上、下段分别为第2、3段，左内叶为第4段，右前叶分为第5(右前叶下部)、8(右前叶上部)段，右后叶上、下段分别为第7、6段。

Couinaud划分的九个肝段，由于病变部位的不同可分别或联合多肝段切除。如只切除其中的一段，称肝段切除；同时切除2个或2个以上的肝段，称联合肝段切除；只切除一个肝段的1/2～2/3，则称次全或亚肝段切除术。

目前，在国内外已有许多学者按照此划分法进行肝切除术。由于Couinaud所介绍的肝脏分段在肝表面并无明确的解剖标志，若肝脏发生肿瘤并伴有硬化时，使肝门静脉系统在肝门的正常分布和走向发生改变，给进行“标准”的肝段切除带来困难。目前，有学者采用术中B超探查以确定肝段切除范围；也有学者采用B超引导下穿刺肝门静脉支注射染料(亚甲蓝或靛胭脂)，根据肝染色范围来指导肝段切除范围使之符合根治切除的原则。

四、肝脏的血液循环

肝脏是由实质和一系列管道结构组成，血液供应非常丰富，除了接受来自腹腔动脉的分支之一肝动脉的血供外，还接受来自胃肠和脾脏的门静脉血供。门静脉与肝动脉进入肝脏后，反复分支，在肝小叶周围形成小叶间动脉和小叶间静脉，进入肝血窦中(肝毛细血管)，再经中央静脉，注入肝静脉，最后进入下腔静脉入心脏。肝内有两个不同的管道系统，一个是Glisson系统，另一个肝静脉系统。前者包含门静脉、肝动脉和肝胆管，三者被包于一结缔组织鞘内，称Glisson鞘，经肝脏脏面的肝门(称第一肝门)处出入肝实质内，此三者不论在肝内和肝门附近，都是走在一起的。肝静脉系统是肝内血液输出道，单独构成一个系统。肝静脉的主干及其属支位于Glisson系统叶间裂或段间裂内，经肝脏后上方的腔静脉窝(即第二肝门)注入下腔静脉入心脏。另有肝短静脉直接进入肝后面的下腔静脉，亦有人将其称为第三肝门。

正常肝血液供应约70%～80%来自门静脉，仅20%～30%来自肝动脉，而供应肝脏的含氧量则相反。肝动脉输入血量不多，但其压力高(120mmHg)，血中含氧量多，约为8.5%，而门静脉压力为6～12mmHg，含氧量约为30%，故肝脏所需要的氧，主要来自肝动脉。一般认为肝动脉供应肝脏需氧量的60%～80%。

(一)门静脉系统

门静脉(肝门静脉)是由肠系膜上静脉和脾静脉在胰腺头部和颈部交界的后方汇合而成，汇合点相当于第二腰椎水平。然后斜向右上方，经十二指肠上部之后，到达肝十二指肠韧带内，在网膜孔前方上升到肝门，分成门静脉左、右干入肝。成年人门静脉长5.5～8.0cm，其内径约1.0cm。

脾静脉除收集脾脏的血液外，还接受肠系膜下静脉的血液，后者收集降结肠、乙状结肠及直肠上部的静脉血。脾静脉本干长约11.6cm，内径约0.45cm。它的行径比较恒定，位于胰腺之后，脾动脉的下方。脾静脉在其行程中还接受胃底部(胃短静脉和胃网膜左静脉)和胰体、胰尾的静脉血。

肠系膜上静脉收集空肠、回肠、升结肠和横结肠的静脉血。肠系膜上静脉和脾静脉汇合形成的门静脉，在十二指肠上部的后方及其上缘附近，还接受来自胃的大部分、十二指肠和胰头的血液，它们是通过胃冠状静脉、幽门静脉、副胰静脉及胰十二指肠静脉直接注入门静脉。此外，在肝门附近还直接接受来自胆囊的胆囊静脉血液。因此，在门静脉吻合术时，必须妥善处理这些小静脉支，以免损伤这些小静脉而引起出血。

1. 门静脉的特点

门静脉系统的两端均属毛细血管网，因而构成身体内独立的循环系统，它与体循环之间有四处主要交通支：即胃冠状静脉与食管下端静脉丛吻合，通过奇静脉入下腔静脉；肠系膜下静脉到直肠上静脉和直肠下静脉与肛门静脉吻合，经过阴部内静脉入下腔静脉；脐旁静脉与腹壁上、下深静脉相吻合，然后分别进入上、下腔静脉；在腹膜后，肠系膜静脉分支和下腔静脉分支相吻合(Retzius静脉)，进入下腔静脉。这些吻合支在平时很细小，血流量很少，临床意义不大；但在门静脉高压时，则吻合支扩张，大量门静脉血液流经此吻合支进入体循环，特别是食管下端静脉扩张，壁变薄，可引起破裂大出血。因此，这些吻合支扩张后对门静脉高压有重要的临床意义。然而，由于门静脉内无瓣膜，故在脾静脉或肠系膜上静脉与体静脉作分流手术后，对门静脉高压可起到减压作用。

门静脉在肝门处分为左、右干入肝。临床及动物试验证明，门静脉的血液有分流现象，即来自肠系膜上静脉的血液大部分经门静脉右干注入右肝；而肠系膜下静脉和脾静脉的血液，经左干注入左肝。临床上可以见到某些疾病多见于右肝，而另一些疾病则多见于左肝，如某种能引起肝脏损害的毒素，一旦自小肠吸收，多由肠系膜上静脉入右肝，而右肝的中毒性病变自然较左肝为重。反之，在缺乏胆碱和甲硫氨酸时，肠系膜下静脉吸收的营养就不及来自小肠的多，因此，左肝发生肝硬化的改变就较右肝显著。

2. 门静脉的分支

门静脉位于肝十二指肠韧带内，其前方有胆总管，左前方有肝动脉。门静脉主干抵达肝门处立即分成左、右两支者占 82%，而立即分成三支者占 18%，后者是由于缺乏门静脉右干，而右前叶门静脉也是直接从门静脉主干分出，与门静脉主干呈 ψ 形。构成门静脉左、右干之间的角度，多数近 180°，与门静脉主干相交成了 T 形 (约 74%)，仅 11% 的左、右干之间的角度为 90° ～ 100°，右干似为门静脉主干的直接延续，呈 Y 形。此类分支，其左、右干似较长，手术时易于暴露。

(1) 门静脉左干：门静脉左干自门静脉主干分出后，沿肝门走向左侧，至左纵沟处转向上方入肝实质。左干可分为横部、角部、矢状部和囊部。整个左半肝和尾状叶左段的门静脉血管均由这四个部发出，有时甚至右前叶门静脉也由左干分出。

1) 横部：位于肝门内，在笔者的 100 例成人肝标本中，此部长 2 ～ 4cm 者占 93 例，4 ～ 5cm 者占 6 例，而 6cm 者仅 1 例。从横部近端发出数小支至尾状叶左段，称尾状叶左段支，通常多为 1 ～ 3 支，但也有少数是 4 ～ 5 支，分布于尾状叶左段，约有半数标本尾状叶左段支较大，分布于整个尾状叶，此时门静脉右干分出的尾状叶支则很小，仅分布于尾状突。有 24% 的标本从横部远端发出 1 ～ 3 小支至左内叶脏面，称左内叶支。有 8.0% 的右前叶支起始于横部。

2) 角部：角部是横部达左纵沟后，弯向上方转为矢状部之处，相交的角度一般为 90° ～ 130°。从角部的凸面发出一大支，走向左外叶后上方，呈扇形分布于左外叶上段，称左外叶上段支。有的标本除了一支较大外，还有 1 ～ 2 小支，到达左外叶上段的后上缘，称左后上缘支。有的标本还从角部凹侧发出 1 ～ 2 小支，供应左内叶的脏面。笔者还发现一个肝标本 (1%) 不存在角部，由横部直接发出一粗大的支至左外叶下段，又从其外上缘发出一支至左外叶上段，同时还发出数小支入左内叶。

3) 矢状：部矢状部较横部短，最长为 3cm，最短仅 0.5cm，而 1 ～ 2cm 者占 90%。此部浅埋于静脉韧带沟内，是胚胎时左卵黄静脉与左脐静脉合并后的残迹。从矢状部内侧发出 2 ～ 4 较大的支分布于左内叶，称左内叶支。此外，于矢状部外侧位于左外叶上段支与左外叶下段支之间发出一支 (可大可小) 中间支，此支可单独自矢状部外侧发出，也可以紧靠左外叶上段支或左外叶下段支的根部发出，分布于左外叶上段或下段的一部分区域。

4) 囊部：囊部是矢状部末端的膨大部分，与肝圆韧带相连，内有闭塞的脐静脉。从囊部外侧发出一较粗大的支 (偶尔有 2 ～ 4 支)，呈扇形分布于左外叶下段区，称左外叶下段支。

门静脉左干的矢状部和囊部，位于左叶间裂内，靠近左纵沟的脏面，左叶间裂将此部划为两半，靠内侧是左内叶支起始处。因此，在实行左外叶切除时，肝切面应稍偏向镰状韧带和左纵沟的外侧，以避免损伤矢状部和囊部；反之，右三叶切除时，肝的切面应稍偏向其内侧。

(2) 门静脉右干：门静脉右干自门静脉主干分出后，走向肝门右侧，沿肝门右切迹进入肝实质分布于整个右半肝。门静脉右干短而略粗，一般长 1 ～ 3cm，但也有少数 (约

4%) 仅 0.5 ～ 1.0cm。门静脉右干比左干变化大，26.0% 的标本无门静脉右干，这是由于右前叶支直接由主干发出或来自门静脉左干的横部。

从门静脉右干近侧发出 1 ～ 3 小的支，分布于尾状叶右段，称尾状叶右段支。但有半数标本，这些血管很小，仅供给尾状突的血运，而尾状叶主要由门静脉左干供应。在无门静脉右干时，尾状叶右段的血管则来自右后叶支。

在门静脉右干的前上缘，发出一较粗大的支，分布于右前叶，称右前叶支。它自右干发出后，很快分成两组，每组 1 ～ 3 支不等，一组走向后上方，分布于右前叶的后上区域；另一组走向前下方，分布于右前叶的前下区域。其分支形式一般有两种：一种是向上、下分两支后再分成细支，并分布于右前叶的后上和前下区域，此时右前叶较小，而右后叶较大；另一种沿水平方向向左、右分开后再分成细支，此时，右前叶的范围要大一些。

此外，右前叶门静脉的起始点，还有三种不同部位：一是与右后叶上、下段支在同一起始点 (74%)；二是直接从门静脉主干发出 (18%)，此时不存在门静脉右干；三是起始于门静脉左干的横部 (8.0%)。因此，在左半肝切除时，应注意这些变异，以免损伤该门静脉支。

从门静脉右干或直接从门静脉主干发出的一较大的支，称右后叶支，分布于右后叶，右后叶支在右前叶支起点的外侧或直接在其起点处，分成两个末支，称右后叶上段支和右后叶下段支，分别分布于右后叶上段和下段。上段支走行方向一般有两种形式：一种呈“C”形，先走向右上方后弯向内上方，伸向肝右静脉注入下腔静脉处；另一种呈“S”形，分布于右后叶的上段，其中有 10% 的标本，从右后叶支发出一支走向右后叶上段的后上缘区，称右后上缘支。于是，右后叶的上段有两支门静脉分支供应。右后叶的下段支走向右下方分布于右后叶的下段。此外，笔者还发现有 46 例 (46%) 右后叶支分成 3 支，即右后叶上段支、右后叶下段支和右后叶中间支。中间支可以很粗，也可以很细小，它横向外侧，分布于右后叶上段，故此时右后叶上段的范围要大一些。另 96 个标本，由胆囊旁门静脉支，发自门静脉右干或右前叶支和右后叶支，分布于胆囊窝右侧缘区域。

门静脉在肝内反复分支，最后在肝小叶间形成小叶间静脉，与肝动脉的小分支一起进入肝小叶的肝血窦 (又称窦状隙)，经中央静脉汇入小叶下静脉，最后经肝静脉注入下腔静脉。小叶间静脉在进入肝血窦前，与肝动脉小分支之间存在交通支。在正常情况下，这些动静脉交通支并不开放，但在肝硬化窦状隙变窄时才开放，于是压力高的肝动脉血流又流入压力低的门静脉，从而使门静脉压力增高，这对门静脉高压的形成有重要意义，而且对主张结扎肝动脉治疗门静脉高压症也提供了解剖学依据。

关于左、右门静脉之间在肝内是否存在吻合支，各家意见不一。如 Elias 和 Petty 以及 Gans 等均认为肝内左、右门静脉之间无吻合支存在。国内有不少研究报道，均提到左、右门静脉之间有吻合支存在。笔者的研究资料也证实左、右门静脉之间存在吻合支。在临床上也常遇见，做左半肝切除结扎肝门部位所属门静脉后，有许多病例的肝脏表面并不出现明显的分界线，这说明肝内左、右门静脉之间存在吻合支。

(二)肝动脉系统

肝动脉从腹腔动脉发出后，称肝总动脉，居网膜囊后壁，沿胰腺上缘向右走行，随即转向前上方，到达十二指肠上部的上方，先后分出胃右动脉和胃十二指肠动脉，此后本干即称肝固有动脉，位于胆总管左侧，在肝十二指肠韧带内与门静脉、胆总管共同上行。

肝固有动脉在其未进入肝门前，即分为肝左、右动脉。肝动脉在肝内的分支、分布和行径，基本上与门静脉一致，但要比后者不规则得多。在肝门区，肝动脉因在最浅层，故手术时最易显露。

1. 肝左动脉

肝左动脉从肝固有动脉分出后，沿着门静脉左干横部及左肝管的浅面走行，其叶、段分支大部分在肝外分出。一般先分出尾状叶左动脉，再分出左内叶动脉和左外叶动脉，而左外叶动脉又分成上、下段支，分布于相应的肝叶和肝段。这是较常见的肝左动脉在肝内的分支类型。

左内叶动脉从肝左动脉发出后，多经门静脉左干的浅面，也有从其深面经过。然后到达矢状部的内侧。在它的外侧为门静脉左干矢状部，内侧为左内叶。它分布于左内叶区域，这种类型约占40%。此外，左内叶动脉可以起源于左外叶下段动脉或肝左动脉。在笔者的标本中，还发现左内叶动脉有两支分别起始于肝右动脉和左外叶上段动脉，还有的直接从肝固有动脉发出，此时，就不存在肝左动脉干了。

左外叶动脉自肝左动脉发出后，大部分经门静脉左干的角部，在左叶间裂平面或其左侧分出上段支和下段支，分布于左外叶上、下段区域。

左尾状叶动脉多为一支，起于肝左动脉的近侧，分布于尾状叶左段。

2. 肝右动脉

肝右动脉从肝固有动脉发出后，即分出一支胆囊动脉，它走在肝总管的后面(80%)，少数走在肝总管的前面(20%)，绕到门静脉右干和右肝管的前面，在肝门右切迹内分出右尾状叶动脉、右前叶动脉和右后叶动脉，后者又分成上、下两段支，分布于相应的肝叶和肝段。

右尾状叶动脉，一般起于肝右动脉，但也有起于右前叶动脉或右后叶动脉的根部，有的可起于肝固有动脉分叉处。此动脉仅一支，分布于尾状叶右半部(包括尾状突)。

右前叶动脉，从肝右动脉发出后，沿右前叶门静脉走行，分布于右前叶区域。右前叶动脉也可起始于右后叶动脉的上段支，此时肝右动脉先发出右后叶上段支和下段支，另外，笔者还发现右前叶动脉和右后叶动脉，肝左动脉直接从肝固有动脉发出，而右前叶动脉又发出两支分别进入左内叶和胆囊旁区，此时就不存在肝右动脉干了。

右后叶动脉自肝右动脉发出后，绕到右后叶门静脉浅面，分成右后叶上段支与下段支。分布于右后叶上、下段区域。此外，右后叶动脉也可分出3支，除上、下段支外，还有右后叶中段支，分布于右段间裂附近的肝组织。

以上关于肝动脉的行径和分支的描述，乃系一般常见类型(约占55%)。必须指出，肝动脉及其分支的变异相当多见，就是在肝外的分支和分布，也有许多不同类型。因此，在肝脏以及上腹部的其他器官(如胃、胆囊、胰腺等)的手术中，对这种变异的肝动脉必须予以注意。

肝固有动脉除了分成肝左、右动脉外，有时还分出肝中动脉(约占27%)。该动脉可起始于肝左动脉或肝右动脉(各占约45%)，少数起始于腹腔动脉、胃十二指肠动脉及胃右动脉(约占10%)。除这种不典型的肝动脉分支外，肝动脉在肝门处的重要变异是迷走肝动脉或异位起始的肝动脉。迷走肝动脉是指起源于肝固有动脉以外的肝动脉，如来源于肠系膜上动脉或胃左动脉如果肝脏没有其他动脉时，此种异位起始的肝动脉便称为代替动脉；若在常见类型的肝左、右动脉以外，还有另一支异位起始的动脉便称为副肝动脉。根据国内的资料，迷走肝右动脉占12%～14%，副肝右动脉为4%～9%；副肝左动脉为18%～25%。说明迷走肝左动脉常较迷走肝右动脉多见。迷走肝右动脉主要来自肠系膜上动脉，而迷走肝左动脉为主要来自胃左动脉，但这些迷走肝动脉和副肝动脉的异位起始点的变异仍然很多，如起始于胃右动脉、胃十二指肠动脉、腹主动脉、脾动脉和肝右动脉等。尤其，迷走肝左动脉多走行于肝胃韧带上缘，靠近胃小弯贲门部，经静脉导管窝入肝，分布于左半肝或左半肝的某叶、段。在胃贲门部及食管下端手术时，应注意胃左动脉有无分支到肝，以免损伤迷走肝左动脉。起始于肠系膜上动脉的迷走肝右动脉，都是经过胰头及门静脉之后或胆总管后方，向上入肝十二指肠韧带内，故在胰头手术及门腔静吻合术中，必须注意这种变异动脉的存在。

除了肝动脉来源的变异外，肝固有动脉的分叉部位也不恒定，一般是在正中裂的左侧或胆总管左侧0.5～1.5cm，距肝门1.2～3.0cm处分出肝左、右动脉。肝右动脉约80%于肝总管后方通过，仅20%在肝总管前方跨过，尚有少数沿胆总管右侧上行。肝右动脉与胆囊颈部、胆囊管以及肝总管、右肝管等的关系非常密切。肝右动脉与胆囊管并行一段距离者约占54%，肝右动脉多位于胆囊管左侧，少数(10%)在其后方，有时在其前方经过。因此，在行胆囊切除术处理胆囊管时，应注意勿损伤肝右动脉。

肝动脉支之间是否存在吻合的问题，也有过争论。Gans认为肝动脉支之间存在吻合支，他报道肝左、右肝动脉支之间有三组小动脉吻合支：一是位于肝门区，肝左、右动脉间有细小动脉互相交通；二是在肝左、右动脉的第5～7级分支上，有小动脉支互相吻合；三是在肝包膜内和肝包膜下有吻合支。Shorn等在X线造影下发现，肝左、右动脉在肝门内有吻合支者占69%。其他学者认为肝内肝动脉支之间不存在吻合支，国内资料也未发现肝内存在吻合支。但均有发现，肝动脉在肝门附近以及肝包膜下有着广泛的吻合支。肝脏周围的动脉(如膈下动脉)可以通过镰状韧带、冠状韧带、三角韧带等肝动脉分支建立广泛而微弱的肝内、外动脉间的吻合。这对肝动脉结扎治疗某些肝脏疾病提供了有利条件。

(三)肝静脉系统

肝静脉系统的形态结构和分支分布较Glisson系统简单，变异情况也不如肝动脉复杂。肝静脉系统包括左、右、中三支主要肝静脉和一些直接开口于下腔静脉的小肝静脉，又称肝短静脉。三支主要肝静脉终端于肝的后上缘直接注入下腔静脉处(即第二肝门),如切开右冠状韧带前叶,即可看到肝静脉注入下腔静脉。肝短静脉则靠近肝脏的脏面,直接注入下腔静脉的左、右前壁。在肝内肝静脉的行径与门静脉、肝动脉和肝管相互交叉,如合掌时各指交叉一样。肝右静脉走在右叶间裂内,肝中静脉走在正中裂内,肝左静脉的主干虽不在左叶间裂内,但其叶间支仍走在左叶间裂内。

肝左、右、中静脉进入下腔静脉的情况,并非全部相同。据笔者的资料,肝左、右、中静脉分别进入下腔静脉者占 56.3%;肝左静脉与肝中静脉合干后进入下腔静脉者占 40.6%,而同时有 4 个开口于下腔静脉者占 3.1%,其中一个开口是左后上缘静脉。

三支主要肝静脉注入下腔静脉的入口位置也不完全一致。肝左静脉于下腔静脉左壁入口者占 61%,而于其左前壁入口者占 20.8%。肝中静脉开口于下腔静脉的左前壁者占 52.8%,于其前壁者占 44.4%,极个别是在其左壁开口 (2.8%)。肝右静脉开口于下腔静脉的前壁占 55%,而于其右壁占 45%,其开口部位低于肝左静脉的占 78%,高于肝左静脉的占 20%,仅 2% 与肝左静脉等高位置进入下腔静脉。

肝静脉在下腔静脉上的开口的口径大小也不一致。当存在三个开口时,以肝右静脉的口径最大,平均为 1.3cm(0.8 ～ 2.0cm),肝中静脉的口径平均为 1.13cm(0.8 ～ 1.6cm),肝左静脉的口径平均为 1.05cm(0.7 ～ 1.6cm)。如肝中静脉与肝左静脉同一开口时,其口径比肝右静脉略粗些,平均为 1.42cm(0.9 ～ 2.4cm)。

除了以上三个主要开口外,还有来自尾状叶和右后叶的肝短静脉直接开口于下腔静脉。其中 1 ～ 2 支比较大的静脉开口于下腔静脉远侧的右前壁(约占 77.8%),称肝右后侧静脉,主要收集右后叶脏面区的回血,其口径为 0.4 ～ 1.5cm(0.4 ～ 0.5cm 占 65.4%,0.5 ～ 1.0cm 占 26.9%,1.0 ～ 1.5cm 占 7.7%)。因此,在右半肝切除术时,必须妥善处理好此静脉,以免损伤而引起大出血。

1. 肝左静脉

主干不在左叶间裂内,而是与裂呈锐角交叉,在裂内仅是它的一个小的属支。肝左静脉主要接受来自左外叶的静脉回血。它起于左外叶的前下缘向后上方走行,偏左叶间裂左侧,开口于下腔静脉。约有半数可与肝中静脉汇合后汇入下腔静脉。它沿途接纳 3 ～ 4 支小静脉:

(1) 左叶间静脉,走在左叶间裂内,接受部分左内叶和左外叶下段的回血。

(2) 左段间静脉,走在左段间裂内,接受左外叶上、下段的回血。

(3) 左后上缘静脉,接受左外叶上段的回血,在近进入下腔静脉处汇入肝左静脉干,但有时此静脉可直接开口于下腔静脉左壁。

(4) 有的肝左静脉进入下腔静脉时,其内侧壁还接纳 1 支来自左内叶的小静脉。

2. 肝中静脉

走在正中裂内,接受左内叶和右前叶的静脉回血,可单独开口于下腔静脉,也可与肝左静脉汇合后进入下腔静脉。肝中静脉常以两个大支合成一干,一支来自左内叶,另一支来自右前叶，一般后者较粗，可视为肝中静脉的延续。这两个大支的汇合处距门静脉主干分叉点的下方 1 ～ 2cm 者占 66.4%，在其上方者占 33.6%，且位于门静脉主干分叉点左侧 0.5 ～ 2cm 处，其中约有 61% 在左侧 1cm 处。来自右前叶的静脉有时可以很粗大，呈弧形弯曲，起于肝的右外下缘，并接受右后叶下段的部分回血，此时，右前叶就显得更大些。

肝中静脉除了接纳以上两个大支外，在它进入下腔静脉处还接纳 2 ～ 3 支来自左内叶和右前叶的后上区域的回血。此外，有的还接纳 1 支来自左外叶的小静脉。

3. 肝右静脉

走在右叶间裂内，开口于下腔静脉。肝右静脉是肝静脉中最粗的一支，但也有少数显得较小。它沿途接纳 2 ～ 3 支小静脉，在它近进入下腔静脉前，常接纳一支来自右后叶上缘区的小静脉，称右后上缘静脉。肝右静脉主要收集右后叶的静脉回血，但也收集右前叶上部的部分静脉回血。

肝右静脉主干常有两种类型，一种呈短扇形，起于右后叶的外侧缘；另一种起于右下缘，接近胆囊窝的右壁，此时右后叶可显得大些。

此外，肝右静脉的分支类型、粗细和分布范围与肝中静脉和右后叶肝静脉的粗细有密切关系。如肝中静脉粗大，且本干显著偏右而收集右后叶下段的静脉回血时，肝右静脉就比较细小，呈扇形分布。如肝右后侧静脉特别粗大时，肝右静脉也往往短小而呈扇形。

4. 肝短静脉

除了以上 3 支主要肝静脉外，在肝的后面下腔静脉两侧还有两组短小静脉，进入下腔静脉的左前壁和右前壁。一般有 4 ～ 8 支，最少 3 支，最多达 31 支。第一组开口于下腔静脉左前壁，主要收集尾状叶的静脉回血，均较短细，多为上、下两支，有的口径可达 0.4cm。第二组开口于下腔静脉右前壁，主要收集右后叶脏面的静脉回血，此组中有 77.8% 的标本有 1 ～ 2 支较粗大的静脉，其口径最大可达 1.5cm，称右后侧肝静脉，它紧贴于肝脏脏面的浅表，向内上方靠近门静脉支的后方走行，开口于下腔静脉远端的右前壁。做右半肝切除时，必须将其结扎切断，否则撕破而引起大出血。

下腔静脉位于肝脏脏面的长度为 7 ～ 8cm，在其最上方为 3 支主要肝静脉的入口处(此处紧贴膈)，最下方为右后侧静脉的入口处，在其附近还有 1 支来自尾状突的小肝静脉，开口于下腔静脉的前壁。

肝静脉之间是否有吻合支存在？观点不一，但多数学者认为有吻合支存在。国内研究表明，肝静脉之间均存在吻合支。有学者根据 X 线摄片观察，将肝中静脉结扎后，自肝左及肝右静脉注入造影剂，可以看到肝中静脉全部显影，证明三支肝静脉之间互有吻合。另将三支肝静脉结扎，而从下腔静脉注入造影剂，也发现肝短静脉和肝左、中、右静脉之间互有吻合。笔者从注射腐蚀肝脏标本上也证实肝静脉之间有广泛的吻合，尤其在肝脏边缘部位的吻合支更为粗大。

第二节 肝脏的淋巴管和神经

一、肝脏的淋巴管

肝脏输出的淋巴量甚多，占胸导管输入淋巴总量的 1/4 ～ 1/2。肝脏淋巴管内蛋白质的浓度等于血浆内蛋白质的 80%，较之身体内其他部位淋巴管内蛋白质的含量为高。

肝内淋巴管分深、浅两组，肝的淋巴主要经深淋巴管输出。深淋巴管开始于肝小叶的毛细淋巴管伴随肝内 Glisson 系统和肝静脉系统，分别抵于第一和第二肝门。经第一肝门输出的淋巴管有 15 ～ 18 条，在肝十二指肠韧带内输入肝门淋巴结，然后再输入腹腔淋巴结，经肠淋巴管至乳糜池而入胸导管。但也有一部分从肝门输出的淋巴管不经肝门淋巴结而直接注入胸导管或经肝胃韧带输入胃左淋巴结。经第二肝门输出的淋巴管注入到下腔静脉附近的淋巴结，此淋巴结位于膈上(膈外侧淋巴结)和膈下(膈下淋巴结)。膈外侧淋巴结向前方可引流到胸骨后淋巴结(膈前淋巴结)达前纵隔淋巴结，向后注入后纵隔淋巴结(膈后淋巴结)。

浅淋巴管位于肝包膜下层，与深淋巴管之间有着丰富的吻合支，分别注入胸骨淋巴结、膈后淋巴结和肝门淋巴结。

肝门淋巴结沿肝动脉分布，其中以位于胆囊管与肝总管交界处和位于十二指肠上方胆总管旁的淋巴结比较恒定，当肝脏有急、慢性炎症或胆道有感染时，肝门处的淋巴结常肿大，并可能引起临床症状，有时原发性肝癌可见肝门淋巴结转移。

在肝十二指肠韧带中，有丰富的自主神经纤维，形成神经丛，可分为肝前丛和肝后丛。肝前丛的交感神经来自左腹腔神经结，其节前纤维来源于左侧交感神经干上第 7 ～ 10 胸神经结。副交感神经直接由左迷走神经发出。肝后丛的交感神经来自右腹腔神经结，节前纤维来源于右侧交感神经干上第 7 ～ 10 胸神经结。副交感神经由右迷走神经发出，穿过右腹腔神经结内，分布到肝后丛。肝前、后丛均发出分支到肝外胆道系统，大部分神经纤维随肝动脉进入肝内。

关于肝内神经分布，有学者认为，入肝脏内的神经分布是很丰富的，随着血管的分布而分布，在血管及肝小叶间形成神经丛，进而分布进肝小叶内，形成分支状神经末梢附于肝细胞及肝血窦内皮的表面。肝动脉和门静脉由交感神经支配，而胆道系统同时受交感和副交感神经调节。

此外，右膈神经的感觉纤维也分布于冠状韧带、镰状韧带及附近的肝包膜。尚有部分纤维与肝前、后丛结合，随肝丛的分布到肝内及肝外胆道系统。因此，肝脏疾患可引起肝区疼痛和胆绞痛，甚至向右肩部放射，致右肩放射性疼痛，这些均与右膈神经传入中枢有关。

第三节　肝门的解剖

一、第一肝门

第一肝门包括从右切迹到左纵沟范围内的区域，临床上习惯称作肝门。这里是肝内血管分支和肝管的起始部，也是肝内管道变异的起始部，同时也是手术中处理管道的重要部位。因此，熟悉第一肝门的解剖对肝胆手术有着重要意义。

门静脉、肝动脉、胆管以及肝脏自主神经和淋巴管、淋巴结均包在肝十二指肠韧带内，又称肝蒂。它们到达第一肝门处，分成相应的分支，通过肝门处的横沟、右切迹和脐静脉窝进入肝内。在肝脏手术中，束紧网膜孔水平处的肝蒂可达到暂时控制肝脏出血的目的。

第一肝门处的血管与胆管关系甚为复杂，但在进入肝脏后，彼此间的关系便较恒定。通常，门静脉位置比较恒定。在第一肝门处，三者的位置关系是：肝动脉居左，胆总管居右，门静脉在两者的后方，大部分在胆总管的左侧。当它们到达第一肝门时，左、右肝管和肝总管在前方，左、右肝动脉在内侧，门静脉及其左右干在后方，三种管道的分叉部位或汇合部位的高低关系是：左、右肝管的汇合部最高，常深埋于肝门内；门静脉的分叉部次之；肝动脉的分叉部最低。肝固有动脉的分叉部，不仅位置低，且明显偏左。因此，手术时在肝外解剖显露肝左、右动脉比较容易。

(一)左半肝的肝门解剖

在第一肝门处显露左半肝的肝门结构比较容易。将左内叶下缘横沟处的结缔组织分离，以拉钩将左内叶拉开 1 ～ 1.5cm，即可显露左肝管。在左肝管下缘为门静脉横部所在，在横部起始部位附近，常可发现进入尾状叶左段的门静脉支。沿左纵沟分开结缔组织，即可显露门静脉左干的角部、矢状部和囊部。将左内叶稍牵向右上方，则从矢状部和囊部的内侧，即可找到左内叶门静脉支，左内叶动脉和肝管与其伴行。将左外叶牵向左上方，从角部至囊部的外侧可看到左外叶上、下段的门静脉支。

肝左动脉比门静脉左干和左肝管的位置浅而低，位于后两者的前下方，在肝外容易显露。左内叶动脉起点低，多数经门静脉左干横部的浅面，少数在其深面经过，向前达矢状部的内侧深面肝内。左外叶动脉多数经门静脉左干角部的左外叶上段支根部的浅面经过，也有少数在其深面经过，左外叶动脉在左叶间裂平面分为左外叶上、下段动脉，但也可在此裂的右侧开始分支。

左肝管的位置较门静脉左干和肝左动脉为深，左内叶肝管在门静脉左干角部的凹侧或矢状部的深面汇入左肝管，左外叶上、下段肝管多在左叶间裂或其左侧结合。

除了上述较为常见的左半肝肝门结构外，在此处尚有许多变异情况。因此，在位置关系上是比较复杂的。肝门左侧即左纵沟处是进入左半肝的血管和来自左半肝的肝管汇合的部位，因此这些管道的变异也多集中于此。首先，在门静脉左干横部周围，往往发出至肝右前叶、左内叶的动脉支和来自这些肝叶、段的肝管；有的右前叶门静脉也从这里发出。其次，门静脉左干矢状部的内外前后壁，是左内叶和左外叶管道汇集的部位。因此，做半肝、右三叶或左外叶肝切除时，欲在肝外结扎这些管道，就必须将横沟及左纵沟仔细解剖出来，探查清楚这些管道的来源与行径，以保证结扎正确。此外，在左纵沟和脐静脉窝处，有时还有副肝动脉，处理时也必须注意。

（二）右半肝的肝门解剖

主要指肝门及右切迹的局部解剖，包括胆囊三角区。在这里有门静脉右干、肝右动脉、右肝管、胆囊管等。右肝管在前方，门静脉右干在后方，肝右动脉在胆囊管上方进入右肝管和门静脉右干之间。

门静脉右干较短，位于肝门右切迹内。后壁大部分被尾状突所遮盖。该处常分出1～2支到尾状时右段或尾状突的门静脉，在行右半肝切除时，将胆囊切除，结扎和切断右肝管和肝右动脉后，即可显露门静脉右干。门静脉右干在进入肝内之前分出右前叶和右后叶门静脉，从肝门右切迹稍加分离追寻，即可解剖出这两条门静脉支。

肝右动脉在肝总管后方到达肝门右切迹之前，分出1支胆囊动脉，然后在肝门右切迹内分出尾状叶右动脉、右前叶和右后叶动脉，但也有在肝门右切迹处即分出这3支动脉。右前叶动脉在同名门静脉的内侧，并与之伴行；而右后叶动脉则横过右前叶门静脉起始部的前方，到达其右侧，并与同名门静脉伴行。

右前叶和右后叶肝管通常是在肝门右切迹内汇合成肝管。右前叶肝管的走行方向与同名门静脉和动脉基本一致，而右后叶肝管是经过右前叶门静脉的内侧，转到其后面，然后与右后叶门静脉伴行。

总之，肝外显露门静脉右干、肝右动脉和右肝管，一般并无多大困难，它们分布右前叶和右后叶的分支通常在肝内右切迹内即可分出。

虽然右切迹是右半肝肝内管道分支的起始部位，但也是肝内管道分支变异的起始部位。主要变异有4种：

(1) 发至右前叶与右后叶的动脉和来自该两叶的肝管在这个位置上常有变化，须加注意。

(2) 有的在此还有发至左半肝的动脉支或来自左半肝的左肝管。

(3) 尾状叶右段的动脉支与肝管，有时也在此汇合。

(4) 还有迷走肝动脉也在此经过。

因此，右切迹是处理右半肝管道的重要部位，一般只要将右切迹的Glisson鞘剖开，分开神经纤维和淋巴管等组织，即可发现动脉支，然后再将肝组织推开，在门静脉右干的上方深面可找到肝管，其变异情况多在右前叶门静脉起始部的前后。所以，行右半肝切除时，必须在明确该部位的解剖之后，才能结扎血管和胆管。

二、第二肝门

第二肝门位于肝脏的膈面，是肝静脉主干汇入肝上下腔静脉的部位。其肝外标志是从镰状韧带向上后方做一延长线，此线正对着肝左静脉或肝左、中静脉合干后进入下腔静脉处。因此，当手术需要显露第二肝门时，可按此标志进行解剖。

肝静脉主干汇入肝上下腔静脉的形式不完全相同。多数情况下，肝右静脉单独汇入下腔静脉，肝中静脉常与肝左静脉汇合后，再注入下腔静脉。因此，行左外叶或左半肝切除时，应注意勿将肝中静脉与肝左静脉一并结扎，以免影响肝静脉回流。

在第二肝门处，除肝左、中、右静脉进入下腔静脉外，有时还有附加的肝小静脉，即左、右后上缘静脉分别单独进入下腔静脉，以及偶有副肝中静脉存在，它紧靠肝中静脉右侧单独开口于下腔静脉，故在第二肝门处静脉的开口数目有的可达 5 ～ 6 条，故术中解剖第二肝门时应仔细辨认。

三、第三肝门

第三肝门俗指肝短静脉汇入肝后下腔静脉的部位。肝后下腔静脉位于腔静脉窝内，其左侧是尾状叶，右侧为右半肝和尾状突。肝短静脉分别开口于肝后下腔静脉前壁的两侧。左侧主要接受尾状叶、肝短静脉的回流，右侧主要接纳来自右后叶及尾状突的数支肝短静脉。其中一支较为粗大，位于肝后下腔静脉远端的右前壁，称为肝右后侧静脉。因此，在行右半肝切除时，应注意该支肝短静脉的走行，妥为结扎，以免造成撕裂，引起难以控制的大出血。肝切除时，必须在明确了这个部位的解剖之后，才能结扎血管和胆管。

第四节　胆道系统的解剖

胆道系统起于肝内毛细胆管，止于肝胰壶腹 (Vater 壶腹)。为了适应临床应用，笔者将胆道系右肝管，肝叶、段及区域肝胆管分支，临床上也用第一级分支、第二级分支、第三级分支命名；肝外部分包括肝总管、胆囊、胆囊管、胆总管、壶腹部。胆总管又可划分为十二指肠上、十二指肠后、胰腺头内和十二指肠壁内 4 个部分。

一、胆囊及肝外胆管

(一) 胆囊

胆囊通常位于右锁骨中线和第九肋软骨交界处，形状似梨，长为 7 ～ 10cm，宽为 3 ～ 5cm，容积为 30 ～ 60mL，压力约 2.94kPa(30cmH_2O)，因此用针穿刺，则有胆汁漏出的危险。胆囊大小可随生理功能而改变。在病理情况下，胆囊可能高度膨胀或萎缩成一纤维块。

胆囊位于肝脏脏面胆囊窝内，介于左、右半肝之间，借疏松组织及其壁上返折的腹膜与肝相连，故易于剥离。此疏松组织内有微小的血管、淋巴管，有时还有迷走胆管，因此，在手术剥离时必须仔细止血，结扎迷走胆管，以免术后渗血或漏胆汁。胆囊可分为底、体、颈三部。底部稍微突出于肝缘之外，与腹前壁相接触。体部较大，与横结肠相毗邻，在近肝门处即变细而成胆囊颈。在颈部有一囊状突出，称 Hartmann 袋，常为结石嵌顿之处。此处也可因炎症而与胆总管或十二指肠产生粘连。

胆囊的畸形并非罕见，如先天性胆管闭锁时，可出现胆囊缺如；即使胆管正常时，偶尔也可发现胆囊缺如；胆囊可全部埋藏于肝组织内而表面看不见，称肝内胆囊；或胆囊因有系膜相连呈游离状态，称游离胆囊。此外，还有双胆囊、胆囊憩室和葫芦形胆囊等变异。

（二）肝总管

由左右肝管在肝门处汇合而成，位于肝动脉的右侧，门静脉的前方，在肝十二指肠韧带右缘内下行，与胆囊管汇合而成胆总管。肝总管的直径约 0.5cm，长 3 ～ 5cm，但其长度完全由胆囊管开口位置高低而定，如开口位置低，则肝总管要长些。

（三）胆囊管

胆囊管由胆囊颈延续而来，与肝总管呈锐角汇合而胆总管。胆管的直径 0.2 ～ 0.3cm，长 2.4 ～ 4cm。胆囊管的粗细和长度变异很大，一般多在十二指肠上缘约 2.5cm 处与肝总管紧密粘着向下走行一段距离或与肝总管并行至十二指肠或胰腺头的后方再汇合，此时胆囊管和肝总管都较长。通常胆囊管在肝总管的右侧汇合，但有少数也可以在其前面或后面跨过，而在其左侧汇合。有时胆囊颈部可直接通入肝总管或胆总管，此时就不存在胆囊管。此外，有少数人的胆囊管不与肝总管汇合形成胆总管，而是直接汇入右肝管或右肝管汇入胆囊管或者有两条胆囊管。因此，在手术时，应特别注意这些变异存在。

由胆囊管、肝总管和肝脏下缘三者构成一个三角形区域，称胆囊三角 (Calot 三角)，该区常有胆囊动脉通过，是胆囊切除术时的重要解剖部位。胆囊管内有螺旋式黏膜皱褶，称 Heister 瓣，胆石常易嵌顿于此。

（四）胆总管

肝总管和胆囊管汇合后形成胆总管。胆总管位于肝十二指肠韧带内，门静脉的前方，肝动脉的右侧；下行经十二指肠后方，胰头部后面的沟内；斜行进入十二指肠，开口于十二指肠降部后内侧的十二指肠大乳头。胆总管的长度取决于胆囊管和肝总管之间汇合部位的高低，一般长 7 ～ 9cm，直径 0.5 ～ 0.8cm。据报道，正常的胆总管直径可达 1.3cm，超过这个极限可能为病理现象。

胆总管的末端开口于十二指肠降部的后内侧壁，在十二指肠壁内扩大形成壶腹部 (肝胰壶腹)、大多数胆总管与胰管在该处汇合 (约占 70%)，然后构成一共同通道，开口于十二指肠大乳头，但也有两者分别开口进入十二指肠的，于是在十二指肠内有两个乳头，其间的距离不定。在胆总管出口处有括约肌围绕，称肝胰壶腹括约肌 (Oddi 括约肌)，距幽门约 10cm，出口的口径较小，为 0.2 ～ 0.6cm。因此，结石常嵌顿于此。

位于十二指肠后方的胆总管，并非完全深埋在胰腺内，在多数人中，它从胰腺头部后面的沟内经过，表面有一薄薄的胰腺组织遮盖，但也有少数人的胆总管在胰腺实质外，表面只被胰腺包膜包绕。手术时剪开十二指肠外侧腹膜，将十二指肠降部、水平部及胰头部游离，并向内侧翻转，可以触及这段胆总管。将表浅胰腺组织分开，便可显露胆总管的下端，有助于发现胆总管下端的病变。

胆总管在进入十二指肠壁内前，与十二指肠降部平行一段距离(一般为 0.8 ～ 2.2cm)，两者间有结缔组织相连，这种解剖关系在施行括约肌成形术时有重要意义。

二、肝内胆管

肝内胆管起源于肝内毛细胆管，逐渐汇合成区域肝管、肝段肝管及左、右肝管，左、右肝管在肝门内汇合成肝总管。其汇合点一般比肝动脉及门静脉的分叉点为高。如将 Glisson 包膜剖开，肝组织向上拉开，通常可以显露出来，但有时其分叉点探埋在肝门内，其深度可达 2.5cm，并为肝组织所掩盖，使手术显露较为困难。

肝内胆管在肝内的行径与门静脉、肝动脉基本一致，三者均被包绕在结缔组织内。肝内胆管也可以按肝脏的分叶命名，分为左、右肝管(第一级分支)，左外叶、左内叶、右前叶及右后叶肝管(第二级分支)，段肝管(第三级分支)，尾状叶也分为左、右段肝管。肝内胆管的分支分布较门静脉更不规则，常有各种解剖变异。

(一)左肝管

左肝管主要引流左半肝的胆汁，主要由左外叶和左内叶的肝管汇合而成，位于肝门左侧，左门静脉横部的深面，在与右肝管汇合形成肝总管前还接受 1 ～ 2 支来自尾状叶的小肝管，有的只有 1 支较粗的肝管。根据对加例成人灌注标本的研究，有左肝管者占 86.6%，其长度为 0.2 ～ 3.0cm，平均 1.6cm。在这种类型中，由于左半肝各叶、段肝管的组成形式和连接处的不同，又可分为三组。

第一组最常见，占 73%，是由左外叶下段与上段来的肝管在门静脉矢状部的外侧深面走行，汇合成左外叶肝管，然后走在矢状部的内侧面而达横部深面，再与来自左内叶的肝管汇合形成左肝管。在这一组中有 4 种变异，即左内叶肝管有 4 条；左内叶肝管有 2 条；右前叶肝管汇入左肝管；以及右后叶肝管汇入左肝管。

第二组占 19.2%，是左内叶肝管与左外叶下段肝管在门静脉左干矢状部的深面先行汇合后，再与左外叶上段肝管在门静脉左干矢状部内侧深面汇合。

第三组占 7.8%，是左外叶上、下段肝管和左内叶肝管在门静脉左干横部的深面同一点汇合成左肝管，其中 1 例右前叶肝管开口于左肝管。

另一类型无左肝管，较少见，占 13.4%。可归纳为三种形式：一是左内叶肝管和左外叶肝管直接和右肝管汇合成肝总管；二是左内叶肝管开口于右肝管，而左外叶肝管与右肝管汇合成肝总管；三是左外叶上段肝管走在左门静脉角部深面，再经过横部深面进入右后叶肝管，在汇合前 1cm 处，接受来自尾状叶左段肝管，而右后叶肝管却汇入左内叶肝管与左外叶下段肝管汇合后的肝管，左内叶肝管有 2 根小肝管。

（二）右肝管

右肝管是由右前叶和右后叶肝管汇合而成，并接受来自尾状叶右段的肝管。其长度为 0.2 ～ 2.0cm，平均 0.8cm，故右肝管较左肝管短。右半肝肝管的变异比左半肝多见，有右肝管者占 73.3%，又分为两种类型：

第一类为存在右肝管型，其形式可再分为两组：

第一组，右后叶上段与下段肝管，沿着同名门静脉走行，至右后叶门静脉深面汇合成右后叶肝管，然后绕过右前叶门静脉起点的深面，达其内侧与右前叶肝管汇合。在汇合后的右肝管，即沿着右门静脉干的深面，在肝门与左肝管汇合成肝总管，此组最多，占 91%。其中有 1 例右肝管与左肝管汇合前，除接受通常来自尾状叶右段的肝管外，还接受 1 条来自胆囊旁区的小胆管，另 1 例还接受 1 条来自左内叶肝管。

第二组较少见，占 9%。与前者相反，右后叶肝管往往在右前叶门静脉起点的浅面绕过，再与右前叶肝管汇合。

第二类为无右肝管型，其变化比较复杂，Healey 在 97 例标本中发现 27 例 (28%) 无右肝管。根据笔者的标本观察，也有 26.7% 的标本无右肝管，可归纳为下述 4 种情况。

第一种，右前叶肝管和右后叶肝管直接与左肝管在同一点上汇合成肝总管。此种最多见，约占无右肝管型的 62.5%，其中 1 例当右前叶肝管与左肝管汇合前，还接受 1 条来自胆囊旁区的小肝管。

第二种，右前叶肝管在门静脉右干深面直接进入左肝管。

第三种，右后叶肝管直接进入左内叶肝管与左叶下段肝管汇合后的肝管，在它汇合前，还接受左外叶上段肝管和来自尾状叶右段的肝管。

第四种，仅 1 例，即右后叶肝管在门静脉右干后方绕到门静脉左干横部的浅面进入左肝管。

（三）尾状叶肝管

尾状叶位于肝门的后方，其尾状突的肝管引流入右肝管，但也有少数引流入右后叶或右前叶肝管。尾状叶的左、右段肝管分别开口于左右肝管者占 70%，而主要引流入左肝管者占 16.7%，另有 13.3% 主要引流入右肝管。

从上述结果看，左、右肝管的变异很多，但其中也有一定的规律。左肝管的各种不同类型，主要是由左内叶肝管的数目和开口位置决定，尚有少数人右前叶和右后叶肝管可开口于左肝管。右肝管的类型主要是由右前叶肝管的开口位置所决定，同时还有部分左内叶肝管开口于右肝管。

此外，有时还可发现细小的迷走肝管。它们不是在肝门区，而是在肝脏其他部位的肝外肝管，如下腔静脉周围以及肝脏韧带在肝上附着处的结缔组织内，其中以左三角韧带及肝脏纤维附件内的迷走肝管最粗，称 Luschka 管。Healey 在灌注腐蚀标本上，发现肝脏纤维附件内有迷走肝管者占 5%。它与左外叶肝管相通，这是由于出生后左外叶左端萎缩，其中的肝管也即成为迷走肝管。在手术时，如切断左三角韧带时应予妥善结扎，以免术后发生胆瘘。

第五节　肝门处的血管和肝胆管的变异

除了上述常见的肝门区解剖外，还有许多变异，其中以肝动脉和胆管的变异较为多见，也是手术时必须注意的问题。肝动脉自腹腔动脉发出后，称肝总动脉，沿胰腺上缘走向肝十二指肠韧带，先后分出胃右动脉及胃十二指肠动脉后，便称为肝固有动脉。肝固有动脉在肝十二指肠韧带内上行分成肝左、右动脉，这是常见的类型。但约有 50% 左右病例的肝动脉在肝门处有变异，其中主要变异有肝右动脉、胆囊动脉和迷走肝动脉，它们的行径、起点、分支及分布等变化很多。

一、食管变异

（一）肝右动脉

肝右动脉多数位于胆囊三角内，与右肝管、肝总管、胆囊管的邻近关系极为密切。约 80% 的肝右动脉是在肝总管后方经过，但也有少数是在肝总管前方跨过或沿胆总管的右侧或紧贴胆囊管行走，甚至进入胆囊窝，再进入肝脏。因此，在胆囊手术时易被误认为胆囊动脉而予以结扎。

（二）副肝动脉和迷走肝动脉

它们也是肝门处的重要变异。这些动脉都是起源于腹腔动脉以外的肝动脉，常见的有起源于肠系膜上动脉和胃左动脉，也有的起源于腹主动脉、胃右动脉、胃十二指肠动脉和脾动脉等。迷走肝动脉包括迷走肝左、右动脉和副肝左和右动脉，而左侧较右侧多见。右侧迷走肝动脉多起源于肠系膜上动脉，经门静脉的后方进入肝十二指肠韧带，上行到肝门右切迹和横沟处入肝。左侧迷走肝动脉多起源于胃左动脉，走行于肝胃韧带上缘，经静脉导管窝入肝。在上腹部手术时，应注意这些血管的变异。

（四）胆囊动脉

胆囊动脉的变异也很常见，胆囊动脉一般于胆囊三角处起自肝右动脉，行至胆囊颈部分成前（浅）支和后（深）支，前支分布于胆囊的游离面，后支分布于胆囊的肝面。典型的胆囊动脉只占 50% ～ 70%。不典型的有：双胆囊动脉 (18.5%)，一支起自肝右动脉，另一支起自肝固有动脉；胆囊动脉从肝总管或胆总管的左侧跨过其前方至胆囊；胆囊动脉起源于肝左动脉、胃十二指肠动脉或迷走肝动脉等。

二、肝胆管变异

在肝门处胆管的变异也是多见的，其中以副肝管和迷走肝管尤为重要。副肝管是指肝脏某一叶或段的肝管与左、右肝管汇合的位置低而在肝外的叶和段肝管，因此，副肝管并非是一支附加的肝管。通常左肝管在肝内汇合的位置较高，所以左侧副肝管较为少见。而右前叶和右后叶肝管汇合的位置较低，因此右侧副管的出现率，各家报道不一，但以11%～20%占多数。副右肝管从肝门右侧出肝，在胆囊管后方、肝右动脉前方，汇入肝总管、胆囊管或胆总管，也可进入胆囊或直接进入十二指肠。前者的管径细小，常在胆囊窝处直接进入胆囊，后者则有双胆总管之称。副肝管有单侧，也有见双侧的。

大多数人的副右肝管位于胆囊三角区内。有学者在147例尸体解剖中发现90%的胆囊动脉，82%的肝右动脉，95%的迷走肝右动脉以及91%的副右管就较为多见。副右肝管均在此三角内经过。因此在分离第一肝门区时，应注意这些解剖学上的变异。

此外，在胆囊区还有胆囊下肝管。它位于胆囊窝浅层的肝组织中，有时甚浅，约1～3支不等。一般无门静脉支及肝动脉支伴行，比较细小，多注入右前叶肝管，但也有注入右肝管或左肝管。在行胆囊切除术肘，应注意妥善结扎。若术中未加以结扎，术后便有胆汁外漏或有引起胆汁性腹膜炎的危险。

第六节　胰腺的解剖

一、胰腺的大体解剖

胰是实质性器官，致密而柔软，呈淡黄红色。成人胰腺长12～15cm，宽3～5cm，厚1.5～2.5cm，重约75g。是人体的第二大消化腺胰腺位于腹后壁第1、2腰椎高度，呈倾斜位，右低左高。胰腺的形态为横位的三棱锥体，以中间部最为明显。胰腺位置深在，位于腹部中央。被非常多的重要结构和重要血管包绕。常常被描述为四部分：胰头、胰颈、胰体和胰尾。

胰腺的右侧端膨大，称为胰头。胰头位于第2腰椎体的前面偏右侧，被C形的十二指肠环绕。胰头的左下部有一钩状突起称为钩突。胆总管在胰头后方形成一条深沟并穿过胰腺间质与主胰管汇合开口于Vater壶腹。

在胰腺颈部有肠系膜上动静脉通过，这样钩突就在肠系膜上动静脉的背侧向左上方突出。从前面观，钩突末端凸到肠系膜上动脉的左侧。肠系膜上动静脉经过胰腺的区域宽约2～3cm，为胰颈。胰颈位于第二腰椎体前面偏左侧，胰体自椎体左侧沿腹后壁的自然凹陷而向左后方移行，并逐渐向上移至第1腰椎高度。胰头和胰颈之间有胃十二指肠动脉下行而压成的浅沟，称为胃十二指肠动脉沟，也被看作是胰头与胰颈在前面的分界线。在胰颈的后面肠系膜上静脉与脾静脉汇合形成门静脉。胰颈向左移行为胰体。

胰体由于是三棱形，可分前面、下面和后面。三面之间分别是前、上、下三缘。前缘位于前面与下面之间，比较锐利。横结肠系膜根的上层向上覆盖于胰的前面，并向上延续构成网膜囊的后壁。其下层向后覆盖于胰的下面，并返转至腹后壁，构成腹膜囊的顶部。上缘位于前面与后面之间，右半侧比较钝而平坦，在胰体上缘靠近右侧端处，正对腹腔干(腹腔动脉)的下方，有一隆起，称为网膜结节，约在胃小弯的水平与小网膜接触。上缘左半较窄而锐利。下缘位于下面与后面之间，较钝圆，肠系膜上动静脉在其右侧端自胰颈背侧穿出。胰的左侧端厚窄而钝圆，伸入脾肾韧带内，称为胰尾。胰尾在脾肾韧带内继续向左上方直抵脾门。胰体和胰尾位于脾动脉和脾静脉的前方。

二、胰腺的分部和位置及毗邻

胰腺可分为头、颈、体和尾4部分。

(一)胰头

胰头是胰腺最宽大的部分，嵌于十二指肠围成的C形凹内，恰在第2腰椎右侧。有5%的人胰头位于脊柱左侧。胰头呈扁平状，有前后两面。前面上缘部分被十二指肠上部遮掩，右缘和下缘紧贴十二指肠降部左缘和水平部上缘，其间浅沟处或在胰头前面距十二指肠降部左缘0.5～1cm处有胰十二指肠前动脉弓经过，动脉弓也可部分或全部行于胰头前面实质内。胰头前面的中部有横结肠系膜根横向附着，横结肠系膜根上、下的胰头前面均有腹膜覆盖，前面上部接近胃幽门和横结肠起始部，下部邻接空肠。胰头后方紧邻下腔静脉，它由下向上从后面几乎完全遮住了胰头后面。

胆总管或者位于胰头后面上外侧部一沟内或者穿入胰腺实质内；胰十二指肠后动脉弓上部位于胰头与十二指肠降部内缘之间沟内(是在胆总管的前方)，但下部胰十二指肠上后动脉之终末支及胰十二指肠上后静脉则在胆总管末端后方横过，胆总管的手术应特别注意这些血管关系。此外，胰头后面有时有异常起点的肝总动脉或肝右动脉(起于肠系膜上动脉)。有时异常高位起于肠系膜上动脉的中结肠动脉经过胰头后面或穿过胰头，从胰头前面穿出进入横结肠系膜。在翻起胰头时，对这些血管均需注意识别和保护，以防损伤出血或误扎。胰头后面与上述各结构间有薄层的Treitz筋膜。由于胰头部与十二指肠紧贴，胰头部肿瘤要压迫十二指肠而引起梗阻，X线检查时，可见到十二指肠窗开大或变形。

胰头前面有横结肠系膜根将其分为上下两部分。胰头后面有下腔静脉，右精索静脉或卵巢颈静脉，右肾静脉及腹主动脉。肠系膜上静脉从胰头部的后面中部与脾静脉汇合成门静脉。正常情况下，胰头部与上述组织之间有疏松结缔组织，正常手术解剖时可顺利通过十二指肠钳，甚至可顺利通过一个手指，解剖上又称胰门间隙。但当胰头癌或是胰颈部肿瘤，胰腺头颈部炎症时可以造成门静脉受累，胰门间隙消失，手术难度大为增加。

钩突是胰头下部左侧半向下向左伸展到肠系膜上血管后方的部分，呈钩状。钩突的大小、形状和包绕肠系膜上血管的程度个体间有差异，因此临床上分离钩突与肠系膜上血管时难易度也有不同。钩突伸向下腔静脉和腹主动脉前方，腹主动脉发起的肠系膜上动脉恰在钩突沟内向前下行，其右侧是肠系膜上静脉向上延续为门静脉，故钩突的部分夹于腹主动脉与肠系膜上动脉之间的夹角内，钩突下方是十二指肠水平部，上方有左肾静脉经过。肠系膜上动脉静脉有非常短的数个小支到钩突，是胰头十二指肠切除术较难处理之处。

胰腺钩突发生癌变时，对门静脉和肠系膜上动脉的侵袭和包绕最重，甚至是100%包绕，手术难度更大甚至要联合血管切除。分离门静脉右侧壁多支小钩突静脉时出血量明显增加。

（二）胰颈

胰颈是从胰头向前，向上，向左移行于胰体而比头部狭窄的部分，位第1腰椎水平，长约1.5～2.0cm。

胰颈前面覆盖有腹膜，与胃幽门贴近。此处腹膜是网膜囊后壁腹膜伸延至此，向前返折延续于胃结肠韧带后层，转折处（网膜囊右界）右侧有胃十二指肠动脉和胰十二指肠上动脉在胰头与胰颈结合处前面下行。胰颈后面有肠系膜上静脉贴近向上行，并在胰颈上部后面与脾静脉汇合构成门静脉。在此处胃左静脉从左侧注入门静脉，而有一些短小的来源于胰腺或十二指肠的静脉从右侧注入门静脉或肠系膜上静脉。偶尔有少数短小静脉（包括胰颈静脉）从门静脉或肠系膜上静脉前壁注入，则需小心提起胰颈，仔细结扎。

胰颈部是胰腺比较扁薄的部分，后方主要是门－肠静脉，胰头十二指肠切除术胰颈断缘常为门－肠静脉右缘，但也有少数从左缘切断。胰颈部发生癌变时，对门静脉是前方和两侧包绕，切除最为困难，几乎均合并门静脉切除和血管吻合。

（三）胰体

胰体在肠系膜上静脉和门静脉左侧，是胰腺的大部分。横位于第1腰椎体前方，形成明显的前凸。体呈三棱柱形，有前、后、下三个面和上、下、前三个缘。前面被覆有网膜囊后壁的腹膜，隔着网膜囊接触胃后壁，胰体前面构成胃床的一部分。后面无腹膜，与腹主动脉，肠系膜上动脉起始部，膈肌左脚，左肾上腺，左肾及其血管特别是左肾静脉接触；脾静脉与胰后面密切接触（在一浅沟内），脾静脉从左向右行时，将上述各结构与胰后面部分隔开。左肾与胰体后面之间也有肾的被膜隔开。胰体下面右部分很窄，而左部分较宽，表面覆盖有腹膜（横结肠系膜下层从胰体前缘向后转折形成）。胰体下面位于十二指肠空肠曲和部分空肠襻上方，下面左端位于结肠左曲上方。胰体上缘右部分钝平，左部分窄锐直达胰尾。上缘右端相当于第一腰椎体上缘高度形成向上的凸起，称为网膜结节。网膜结节在前方恰对着胃小弯，并在此与小网膜后面接触：结节在后方恰居腹腔干下方，腹腔干分出的肝总动脉从此处在胰上缘向右走行在网膜囊后壁腹膜后，因此使腹膜形成皱襞，称为右胃胰襞或称肝胰襞。而腹腔干分出的脾动脉从此处起沿胰上缘弯弯曲曲向左行进，动脉下方有脾静脉并行。

胰体上缘紧靠腹腔动脉及腹腔神经丛，因此胰腺炎时极易波及腹腔神经丛，而出现腰部剧痛。如果胰腺癌的病人伴有腰部剧痛，可提示癌瘤已侵及腹腔神经丛。胰头癌的病人常出现右侧后腰部疼痛，胰体尾癌的病人常出现左侧腰部疼痛。

（四）胰尾

胰尾与体无明显分界，由体移行变窄，是胰腺四部分中位置最高的，达第12胸椎高度。胰尾与脾动脉静脉一起伸入脾肾韧带内，故可活动。胰尾可达脾门或不达脾门，胰尾与脾及其血管有如此紧密的关系，脾肿大可能将胰尾包入脾门，故当脾切除时较易损伤胰尾。胰的内分泌部——胰岛是指分散在外分泌腺之间，但在胰尾分布较多。

三、胰腺管道系统

胰腺的形成是通过腹芽和背侧芽的融合形成的。从腹侧来源的小胰管从肝憩室与胆总管连接。从大的背侧芽胰管与十二指肠相通，引流直接进入十二指肠。腹原基的导管变成 Wirsung 管，而背原基来源的导管变成 Santorini 管。随着胃肠道的翻转，腹原基翻向右侧转到十二指肠的后面而与背基融合。腹原基变成胰头的后面部分和钩突，而背原基变成胰腺的体部和尾部。腹侧和背侧原基的导管在胰头部融合，所以大部分的胰腺引流通过 Wirsung 管或主胰管而进入胆胰管共同通道。共同通道的长度是变化的，1/3 病人在乳头内两个管道并不融合；1/3 的病人在乳头的边缘融合；另 1/3 的病人的共同通道在乳头内延续几个毫米。总的说来，从背侧原基来的导管 (Santorini 管) 形成小的胰管，直接通过小乳头进入十二指肠。小乳头与大乳头邻近，大约 30% 患者，Santorini 管终止于盲管而不进入十二指肠。10% 患者 Wirsung 和 Santorini 管不融合，结果导致胰腺的主要引流通过小乳头的 Santorini 管，而胰头后方和钩突是通过大乳头的 Wirsung 管引流。

（一）主胰管

主胰管通常称为胰管，从胰尾起始向右穿胰体，约在胰体上下缘中间稍偏后胰腺实质内穿行，至胰颈则向下，向后，向右，达十二指肠降部后内侧壁处与胆总管并行一段，位于胆总管之左、内、下方，二管一起斜穿十二指肠壁，末端管径缩窄，然后与胆总管会合，形成管腔稍膨大的肝胰壶腹又称 Vater 壶腹。胰管口在壶腹的 4 ～ 5 点钟处。肝胰壶腹开口于十二指肠后内侧壁的十二指肠大乳头顶端。胰管末端和壶腹处均有括约肌。胰管在胰尾，胰体内经行中有 15 ～ 20 对小的胰腺管成直角汇入胰管。

（二）副胰管

副胰管常起自胰头下部，向上行于胰管之前方，与胰管有交通管相通。副胰管继续向上至胰头上部的前部，后即穿十二指肠降部的后内侧壁，开口于十二指肠大乳头上方约 2cm 偏前的十二指肠小乳头。也有副胰管左端在胰颈处连或不连于胰管；而在胰头上部偏前面右行，开口于十二指肠小乳头。

寻找副胰管和十二指肠小乳头的方法，可以胃十二指肠动脉或其分支胰十二指肠上动脉为标志，因为副胰管在该动脉后方在胰头实质内由左向右穿入十二指肠降部的壁。这种紧密关系也能导致消化性溃疡手术时意外损伤副胰管。

胰管白色，借此以确认胰管。胰管长 15 ～ 25cm。胰管近十二指肠处最大管径 0.3 ～ 0.45cm，向胰尾则变细。胰管管径如果大于 0.8cm 大部分被认为是病理增大。而管径小于此可能是慢性胰腺炎手术时引流方法不适当所致。胰管容量，Kasugai 报告内镜逆行胰胆管造影 (ERCP)2 ～ 3mL 造影剂可使病人主胰管充满，也有人发现 0.5 ～ 1.0mL 即足以充满主胰管系统。

胰管和副胰管的类型可有多种，根据中国人 100 例解剖统计发现共有 6 种类型，这对胰管造影术诊断胰腺的病变有重要的参考意义。

I 型：主胰管与胆总管汇合开口与大乳头，有较细的副胰管连通于主胰管，它开口于小乳头，钩突小胰管于主胰管相通。这型最多，占 40%。

II 型：无副胰管，但在胰头上部有一小胰管于主胰管相通，另一端为多数微细小胰管并不开口于十二指肠。钩突小胰管与主胰管相通。

III 型：副胰管粗大，贯通于整个胰管，开口于小乳头，而主胰管细短，并与副胰管不相通，与胆总管共同开口与大乳头。这种胰管分布常出现在胰腺分裂的病人身上。

IV 型：副胰管较细，与主胰管相交通，开口于小胰管，钩突小胰管相连通与副胰管。

V 型：有一较细的副胰管在胰头下部与主胰管相连通，经主胰管浅面斜向右上方，开口与小乳头。

VI 型：主胰管在胰头部呈一圆圈形，副胰管连通与圆圈形上方尾侧的主胰管，而钩突小胰管连通于圆圈上。

这里注意：由于有主胰管，副胰管和钩突小胰管的存在，在切断胰颈部时要注意胰腺断面的胰管分布情况，但在实际工作中，胰颈部的断面管道只有一个，在我们已行的 1300 余例病人中，尚未见到胰颈断面有主胰管，副胰管同时存在的情况。但是胰腺钩突的小胰管经常被人们所忽略，我们的经验是为了防止胰腺钩突胰液渗漏，可以将钩突完整切除或是胰腺钩突断端 U 字缝合。

胰管在胰颈部的位置是距胰腺后缘只有 1 ～ 2.9mm(少数只有一层薄膜) 故行胰头十二指肠手术时，切断后胰颈断面的胰管后壁经常非常薄，难以吻合，常常因为缝线贯穿部分胰管后造成后壁胰管撕裂，术中难以发现，术后可导致胰瘘的发生。而在胰颈部左侧界再向左 1 ～ 2cm 的胰体处，胰管的后距平均为 5.9mm，吻合可能更为安全。

四、胰腺的血管

胰腺的血液供应来源于腹腔动脉和肠系膜上动脉的多个分支。肝总动脉在到达肝门之前发出胃十二指肠动脉。胃十二指肠动脉经过十二指肠第一段的后方变成胰十二指肠动脉，之后再分为胰十二指肠前和后动脉。当肠系膜上动脉经过胰颈部后方，它发出胃十二指肠下动脉。这个血管很快分为胰十二指肠前下和后下动脉。胰十二指肠上下动脉在胰头十二指肠 C- 襻的中部形成动脉弓并分出很多的分支到十二指肠和胰头，所以不能在没有十二指肠去血管化的情况下切除胰头。除了保留一部分包含胰十二指肠血管弓的胰头。1/5 的病人存在血管解剖的变异。肝右动脉，肝总动脉或胃十二指肠动脉可以来源于肠系膜上动脉。在 15% ～ 20% 的病人中右肝动脉可以起源于肠系膜上动脉后上行过胰头后方到肝脏 (被称为” 替代的右肝动脉”)。在 Whipple 手术中，可以发现这种变异而避免肝动脉的损伤。胰腺的体部和尾部由脾动脉的多个分支供血。脾动脉起源于腹腔干后在胰体和尾部的后上方走行到达脾脏。胰腺下动脉来源于肠系膜上动脉然后到左侧沿着胰腺的体部和尾部的下缘与脾动脉平行走行。三条血管垂直与胰体尾的长轴联系脾动脉和胰腺下动脉。这些血管形成体尾部的血管弓，可以提供丰富的血液供应。胰腺的静脉引流与动脉大致伴行，胰腺的淋巴引流是弥散和广泛的，所以胰头癌常伴有阳性淋巴结，在切除后常出现局部高的复发率。

(一) 胰腺动脉

胰腺的动脉来源于腹腔干和肠系膜上动脉，一些动脉比较恒定，但变异也是常见的。

胰头和胰颈的血管：主要是胃十二指肠动脉和肠系膜上动脉分出的胰十二指肠上下动脉构成恒定的两个 (前后) 胰 (十二指肠) 动脉弓供血，此外还有脾动脉之支胰背动脉参与供血。

胃十二指肠动脉是腹腔动脉的大支肝总动脉在十二指肠上部上方肝十二指肠韧带内分出的，有时是在十二指肠上部后方分出，分出处距胰上缘约 2cm，分出后在十二指肠上部后方，胆总管的左侧下降，到胰头前面恰好位于十二指肠上部的腹膜返折于胰前面处，也即网膜囊右缘右侧。胃十二指肠动脉在十二指肠上部下缘胰头前面分为胃网膜右动脉和胰十二指肠上前动脉。

1. 胰十二指肠上前动脉

肝总动脉之支胃十二指肠动脉经十二指肠上部后方下行至其下缘处分为胃网膜右动脉和胰十二指肠上前动脉。通常右胃网膜动脉易于寻找，故可反向追溯胃网膜右动脉而寻找胰十二指肠上前动脉之起点就较容易。胰十二指肠上前动脉分出后，就在胰头前面 (距十二指肠降部内缘 0.5 ～ 1.0cm) 或部分埋于胰实质内向十二指肠水平部走行，有少数比较明显的就在胰头与十二指肠降部之间前面的沟内下行，终末支与胰十二指肠下前动脉吻合成胰十二指肠前动脉弓。由动脉弓沿途分支至胰头。胰十二指肠前动脉起于胃十二指肠动脉。起于其他的动脉有肝总动脉，肠系膜上动脉和胰背动脉。胰十二指肠上动脉偶见有二支。胰十二指肠上前动脉可发起胰横动脉，十二指肠后动脉等。

2. 胰十二指肠上后动脉

一般单独由胃十二指肠动脉在十二指肠上部上缘处分出，也有与胰十二指肠上前动脉共干起始。起始后向下经门静脉和胆总管之前到右侧，在胰头背面或在胰头背面与十二指肠之间的沟内下行，分支至胰头和十二指肠。其干向下经胆总管与胰管汇合部之后方，终支与胰十二指肠下后动脉吻合形成胰十二指肠后动脉弓。胰十二指肠后动脉除起自胃十二指肠动脉外，还可起于肝总动脉，肝固有动脉及其左右支，胆囊动脉，肠系膜上动脉和胰背动脉。胰十二指肠上后动脉与胆总管位置关系的变化（上部动脉在胆总管前，下部在后），在胆总管手术时应当注意，以免误伤。

3. 胰十二指肠下前和后动脉

二动脉或是各自起于肠系膜上动脉本干或是共干起自肠系膜上动脉，通常在十二指肠水平部上缘或胰颈下缘处分出，立即分为前后二支，各支在胰头之前，后面表面或浅穿胰腺实质向右向上与胰十二指肠上前后动脉末梢吻合成动脉弓，分支至胰头和十二指肠，并常有一支可分布于空肠近端。胰十二指肠下动脉还可起自肠系膜上动脉的分支：第 1 个空肠动脉、胰背动脉，还有第 2 个空肠动脉、肝右动脉和胃网膜右动脉。

4. 胰背动脉

曾有很多名称，除前已述的外还有胰颈动脉、胰峡部动脉等。胰背动脉多数在胰颈上缘处起于脾动脉起始段，是脾动脉的第一个分支或第一个胰支。胰背动脉也可起源于腹腔动脉，肝总动脉和肝固有动脉或脾动脉。胰背动脉管径大，平均为 1 ～ 3mm。向下行至胰上缘背面，在脾静脉上方分为左、右两支。右支与胰头部的前后动脉弓发出的分支相吻合，左支即为胰下动脉。左右支可贯穿胰腺全长，时胰体部的主要供血动脉，在行胰头十二指肠切除术时，如果切断线超过腹主动脉左侧，则有切断胰背动脉的危险。行胰腺手术时，尽量找到胰背动脉及其左右支，胰十二指肠切除术中应切断右支，而胰体尾肿瘤应切断左支。

5. 胰大动脉

多自脾动脉中段发出，是脾动脉向胰发出的数条分支中最大的一支，多在脾动脉的中 1/3 段发出，经胰上缘的左中 1/3 交点处进入胰腺实质。其分支分别与其两侧的胰背动脉。胰尾动脉的分支吻合，在胰体和胰尾的背侧构成血管网。

6. 胰下动脉

又叫胰横动脉。可以认为是胰背动脉沿胰体下缘的分支。形成一明显的横位血管。与脾动脉的胰支吻合。

7. 胰尾动脉

自脾动脉的末段发出，常为多支性，营养胰尾。多不固定，手术时应小心处理。

（二）胰腺静脉

胰腺的静脉主要回流到门静脉、肠系膜上静脉和脾静脉。胰头主要通过两个静脉血管弓引流：

(1) 胰头十二指肠后上静脉和胰头十二指肠后下静脉通过吻合后形成后静脉弓。胰头十二指肠后上静脉是胰头最大的回流静脉。走行于胆总管和十二指肠第二段之间，最后汇入到门静脉。

(2) 钩突静脉：从胰头后方中部上行汇入到门静脉后壁。

(3) 胰头十二指肠前上静脉 (ASPDV) 和胰头十二指肠前下静脉 (AIFDV) 形成胰头前静脉弓。胰头十二指肠前上静脉通过胰头前方通过胃结干进入到肠系膜上静脉。主要搜集胰头前方血运，其末支与胰头十二指肠前下静脉相交通。胰头十二指肠前下静脉在胰头钩突和十二指肠第三段之间走行，胰头十二指肠后下静脉在胰头后方经过。胰头十二指肠前下静脉和胰头十二指肠后下静脉常汇合后进入空肠第一分支。这个共干又称为胰头十二指肠下静脉 (IPDV)。

(4) 胰头静脉：在胰头有一些小的分支横行或与胰头短轴平行直接向心性汇入门静脉。

(5) 胰中下静脉 (CIPV) 是由一条或多条静脉组成，在胰腺体部下缘表面走行，引流胰体前下部血液后进入脾静脉、肠系膜上静脉或肠系膜上静脉，有人将第一粗大分支称为胰颈静脉。

五、胰腺的神经解剖

胰腺是受交感神经和副交感神经系统支配的，副交感神经系统可以刺激内源性分泌和外源性分泌，而交感神经可以抑制分泌。胰腺也有丰富的传导神经纤维，这可以造成在进展期胰腺癌和急性胰腺炎中出现强烈的疼痛，这些传导神经上行到腹腔神经节，干预这些神经节可以阻碍疼痛的传导。

胰腺是腹膜后富含神经组织的器官，周围被诸多神经丛包绕。胰腺的神经不仅影响着胰腺的内外分泌功能，而且与内脏反射和疼痛密切相关。大量临床研究已经证明，慢性胰腺炎、胰腺癌等病变极易向胰腺内外神经浸润，引起分泌功能改变和顽固性疼痛等。因此认识胰腺的神经解剖对于胰腺疾病的诊治具有重要的临床价值。

(一) 胰腺的神经解剖和分区

胰腺神经分为胰内神经，胰外神经和胰腺周围神经丛。胰内神经是指胰周包膜以内的神经纤维及其神经末梢。胰内神经组织丰富，神经纤维与血管、腺管伴行，神经末梢到达腺泡和胰岛，神经细胞大多数位于小叶间质内，成群分布于小叶间，腺泡间和胰岛周围的结缔组织中，少数散在分布于胰岛内。胰外神经是指支配胰腺的交感和副交感神经干，来自左右腹腔神经节及神经丛，肠系膜上动脉神经节及其神经丛，迷走神经腹腔支。胰腺周围神经丛非常丰富，纵横交错呈网状，大多数围绕在腹腔动脉干和肠系膜上动脉周围，以胰头周围背侧神经丛最为密集。

腹腔神经丛是腹腔脏器的中枢。它由腹腔神经节及终止于该节的内脏大小神经，神经节本身发出的神经纤维，迷走神经后干的腹腔支共同组成。腹腔神经丛位于腹主动脉上段前方，胃和胰腺的后方，围绕腹腔动脉干和肠系膜上动脉根部。胰头丛的神经来源于右腹腔神经节，肝丛，腹腔神经丛右半侧以及肠系膜上动脉神经丛发出的不伴随动脉走行的胰支。胰头丛位于胰头后面与下腔静脉，左肾神经之间，呈三角形，扇形或不规则形，发出 2 ～ 10 支进入胰头后面的胰腺实质，分支宽约 0.1 ～ 4.0mm，以 1 ～ 2mm 多见。肠系膜上动脉神经丛发出不成丛的胰支向右或右上方走行，经肠系膜后方进入胰切迹的右侧缘，胰头后面的中央区及右侧部。肝丛伴随肝总动脉，肝固有动脉走行，沿途发出分支达到胰头上缘背侧。脾丛伴随脾动脉走行，沿途发出不伴随动脉走行的胰支进入胰体尾部。因此，胰头和胰颈主要由胰头神经丛发出的神经纤维支配，胰体和胰尾主要由左半腹腔神经丛，内脏大神经的神经网和脾丛发出的神经纤维支配，主动脉肾神经丛的少数分支也有进入胰体尾部的。

1993 年日本胰腺学会将神经分为 8 部分：

(1) 腹主动脉神经丛。

(2) 腹腔神经丛。

(3) 胰头神经丛 Ⅰ。

(4) 胰头神经丛 Ⅱ。

(5) 肝总动脉神经丛。

(6) 肝十二指肠韧带内神经丛。

(7) 肠系膜上动脉神经丛。

(8) 脾神经丛。

(二) 胰腺神经的功能

胰腺神经按功能分为两大类 —— 传出神经和传入神经。

胰腺的传出神经：包括交感神经和副交感神经。交感神经纤维来自腹腔神经丛及其副丛 (肝丛、肠系膜上丛、脾丛) 的交感神经节后纤维，副交感神经纤维来自迷走神经的副交感神经的节前纤维。胰的交感神经来自胸 5 ～ 11 节段脊髓灰质侧角的中间外侧核发出的交感神经节前纤维构成的内脏神经，内脏神经纤维穿过膈脚进入腹腔神经节，肠系膜上神经节或沿胰血管分布的小神经节内，并交换神经元，其节后纤维主要或全部终止于胰腺的血管，控制胰腺的动脉系统，扩张血管，增加血容量，影响胰腺的外分泌。胰腺副交感神经的节前神经元细胞体位于延髓的迷走神经背核内，其发出的节前纤维构成迷走神经，迷走神经穿过食管裂孔进入腹腔。到胰的迷走神经纤维主要是来自右迷走神经的纤维，少数是左迷走神经的纤维，它们直接通过腹腔神经丛，经胰腺的上缘和下缘到达胰腺，伴随动脉走行进入胰腺实质后，节前纤维与在胰腺结缔组织间隔内的小神经节交换神经元，其节后纤维终止于胰腺腺泡、胰岛细胞及导管的平滑肌细胞，对胰腺的外分泌和胰岛的分泌起直接调节作用。

胰管的上皮细胞内也有副交感神经纤维，控制胰管的扩张和收缩神经纤维在胰腺内形成三种主要神经丛：血管周丛、腺泡周丛和胰岛周丛，神经丛之间互相交通连接成网。这些神经纤维大部分是无髓神经纤维，少数是有髓神经纤维。无髓神经纤维束具有精细的轴突结构，神经成分包含在神经内膜内，轴突结构和施万细胞通过神经束膜与外部的结缔组织分隔，从而构成特殊的微环境。神经束膜由多层上皮样细胞组成，各层细胞之间有紧密而牢固的连接，各层的表面是神经束膜细胞的基底膜，这为维护胰腺内神经组织正常生理活动提供了坚实的保护屏障。

胰腺内除具有血管舒缩的神经纤维外，还有肾上腺素能、胆碱能及多种肽能神经纤维。支配胰腺的肾上腺素能神经纤维大部分分布于血管内，少量分布在腺泡和导管上，兴奋时对胰腺的内、外分泌起抑制作用，抑制胰腺对各种刺激的反应。胆碱能神经纤维多分布于血管外膜、小叶间和腺泡间的结缔组织中以及腺泡内，刺激时可引起少量的胰液分泌神经肽 Y、P 物质、多肽、降钙素、血管活性肠肽等肽能神经纤维主要分布于胰内神经节、胰岛和血管壁，而分布于外分泌细胞的很少，这些神经肽类作为神经递质，起着神经传导作用，从而影响胰腺的外分泌功能。

迷走神经对胰腺外分泌有直接调节作用，刺激迷走神经，胰酶分泌增加。但 Solomon 等通过实验表明注射阿托品或行迷走神经切断术均不影响胰腺对肠道刺激产生的胰酶分泌反应，而 Singer 等发现胃扩张、小肠上段的理化刺激均可促进胰液的分泌。因此，迷走神经可能是通过肠 - 胰反射直接作用引起胰酶的分泌。人的胰腺还含有丰富的血管活性肠肽能神经纤维网，起源于自主神经系统的神经节，盘绕并进入胰岛内形成神经 - 胰岛复合体。它分为两组：一组为神经细胞和胰岛细胞，另一组为神经纤维和胰岛细胞。胰腺的传入神经目前了解较少。

Nagakawa 等通过研究发现，胰腺的感觉神经与内脏反射和疼痛有关。临床上急、慢性胰腺炎和胰腺癌患者的腹痛有时十分剧烈、顽固，各种止痛药物仍不能缓解疼痛，但是通过神经阻滞术，把局部麻醉药注射到胰腺传入神经纤维的径路上，如腹腔神经丛上、下胸段椎旁神经节或内脏神经上，疼痛明显减轻：胰腺的感觉神经纤维主要经内脏大、小神经及其上部腰交感干传导至脊髓，再经脊髓丘脑束到达丘脑腹后外侧核。胰腺的痛觉传入纤维伴随交感神经走行，在交感链中行经的主要节段是中胸段、下胸段和上腰段。迷走神经在传递胰腺痛觉中可能不起作用。胰腺的传入神经与传出神经纤维混合走行，有的伴随交感神经走行，有的伴随迷走神经走行，伴随迷走神经走行的胰腺传入神经纤维可能行使非痛觉的反射功能。胰腺内部有髓神经纤维终止于小叶间、腺泡间的结缔组织内和较大的动脉壁上，这些神经纤维则是胰腺的传入神经纤维。胰岛内部无髓神经纤维分布于胰岛内毛细血管与胰岛细胞的两层基膜之间，不与细胞形成轴突，末梢内也不含轴突小泡，而有许多线粒体和糖原颗粒，被认为是感觉神经末梢。

胰头、体、尾均接受双侧脊神经节来的传入神经纤维供给，但来自胰头、胆总管及 Oddi 括约肌的感觉神经纤维主要进入右交感干，来自胰尾部的感觉神经纤维主要进入左交感干。因此，胰腺病灶所在部位很大程度上决定了腹痛的部位。

（三）胰腺术中止痛治疗

肿瘤患者最常出现的症状之一就是疼痛。在治疗 30% ～ 50% 患者出现疼痛，进展期比例高达 60% ～ 90%。疼痛的病因对疼痛的治疗方案的选择及所选方案的效果有很大影响。

疼痛主要位于中上腹，感觉在腹部深处，常为慢性而不是突发性的。肝转移、腹膜转移伴腹水、腹膜后淋巴结转移、转移到血管结构以及硬膜外腔转移均会导致顽固性疼痛。腹膜后大肿瘤团块所致内脏纤维牵拉也可以导致疼痛。进展期患者体壁神经浸润也可引起躯体疼痛。

胰腺癌病人疼痛的原因不外乎以下几种：

(1) 胰腺癌肿压迫胰周神经引起的神经性疼痛。

(2) 肿瘤压迫胆胰管等引起胆胰管内高压或压迫周围脏器引起的疼痛。

(3) 胰腺癌引起的胰腺慢性炎症引起的疼痛。

(4) 肿瘤压迫血管引起的血液循环阻塞，可能引起疼痛甚至组织坏死。

(5) 除此之外，癌症病人本身的心理因素，如焦虑、消沉、沮丧、紧张等也会引起疼痛。

新近有关胰腺癌疼痛的观点认为，在疼痛的产生过程中，一个主要的病理生理学变化是胰腺神经的直接改变。当负责外分泌的胰腺实质萎缩、变性纤维化时，胰腺神经优先保留。而且，胰腺癌与正常胰腺相比，胰腺神经的数量和直径都明显增加，神经活性增强电子显微镜下发现：这些神经的束膜部分破坏，表示神经纤维和神经周围的生物活性物质间失去屏障。

疼痛是一种疾病，而不仅仅是一种症状，因此，胰腺癌止痛治疗是胰腺癌治疗的一个重要组成部分，它可以提高病人生活质量。

术中处理主要为腹腔神经丛阻滞术。阻滞方法为神经切断或药物阻滞。切断方法：国内有报道胰周胰头丛、肠系膜上丛和左腹腔神经丛切断术。优点是该方法只切断胰腺感觉传导通路，而保留其他腹部脏器神经支配的完整性，术后副作用较小，并延长生存期约 2 个月。也有人只切断左侧内脏大神经治疗顽固性上腹痛取得较好的效果。

实际工作中，由于肿瘤的阻挡或浸润，神经甚至发生炎症，有人称之为：胰腺相关性神经炎，是指发生炎性反应的胰腺组织中感觉神经的数目相对增多、细胞浸润及神经束膜的大量崩解。神经周围屏障的丧失可能导致炎性介质或活性胰酶的流入，这些物质可以直接作用到神经细胞上，切断神经通路常常是不能完成的任务，只有切除肿物后，才能全部切断胰周神经丛，才可能取得满意的效果。

也有人应用亚甲蓝或无水酒精局部注射达到阻滞神经的目的，但疗效尚在观察中。

六、胰腺手术重要的局部解剖

(一)胃结干的类型与手术处理

Henk 干又称为胃结干，是胃网膜右静脉和右结肠静脉汇合后形成一血管短干，后汇入进入肠系膜上静脉。在胰头十二指肠切除术中十分重要。国内有人对 46 例尸体进行解剖后将 Henle 干进行分类。由 2 条以上静脉合成的 Henle 干共 40 例，出现率为 87.0%。根据胃网膜右静脉、右结肠静脉、胰十二指肠下静脉及中结肠静脉等的汇合情况不同，Henle 干分为 5 型。

A 型：由胃网膜右静脉和右结肠静脉合成的典型 Henle 干，共 34 例，占 74.0%。

B 型：由胃网膜右静脉、右结肠静脉和胰十二指肠下静脉 3 者合成者，共 1 例，占 2.2%。

C 型：由胃网膜右静脉、胰十二指肠下静脉和中结肠静脉合成者，共 1 例，占 2.2%。

D 型：由胃网膜右静脉、右结肠静脉和中结肠静脉合成者，共 2 例，占 4.3%。

E 型：由胃网膜右静脉、右结肠静脉和胰十二指肠下静脉前、后支合成者 2 例，占 4.3%。

上述各静脉分别单独注入肠系膜上静脉，未形成典型的 Henle 干者，共 6 例，占 13.0%。

手术中应重点解剖胰腺下缘，忌盲目切断结扎。尽量解剖清除，在胃网膜右静脉根部切断，保护右结肠静脉或中结肠静脉。有时有胰十二指肠下静脉时更应小心减少术中出血。

（二）胰十二指肠血管弓的构成及与手术的关系

在胰头与十二指肠降部之间由胰十二指肠上下动脉的前后支分别构成胰十二指肠前弓和胰十二指肠后弓。此外在胰头前面还发现由胰十二指肠上前动脉的左支与胰背动脉的右支吻合形成的横弓，称为胰前弓。此外，在胰头后面还可以发现胰后弓，主要是由胰十二指肠上后动脉和胰背动脉的分支组成。手术切除胰头时一定要将十二指肠一并切除；以免十二指肠缺血坏死；否则必须保留前弓或后弓，也可以一并保留。在保留十二指肠的胰头切除术中，保留后弓尤为重要。

参考文献

[1] 孔维佳，周梁 . 耳鼻咽喉头颈外科学第 3 版 [M]. 北京：人民卫生出版社，2015.

[2] 王春林 . 精编临床普通外科诊疗新进展 [M]. 西安：西安交通大学出版社，2015.

[3] 李世拥 . 实用结直肠癌外科学 [M]. 北京：人民卫生出版社，2012.

[4] 张一心，孙礼侠，火旭东 . 临床肿瘤外科学 [M]. 北京：科学出版社，2015.

[5] 陈规划 . 肝脏肿瘤外科学 [M]. 北京：人民军医出版社，2011.

[6] 金黑鹰，章蓓 . 实用肛肠病学 [M]. 上海：上海科学技术出版社，2014.

[7] 苏忠学，吴亚光 . 实用肝胆外科学 [M]. 广州：世界图书出版广东有限公司，2013.

[8] 戴显伟 . 肝胆胰肿瘤外科 [M]. 北京：人民卫生出版社，2013.

[9] 赵鹏，李玉军 . 普通外科病理解剖与诊断图谱 . [M]. 广州：广东科技出版社，2013.

[10] 陈莉，何松 . 临床肿瘤病理学 [M]. 北京：科学出版社，2015.

[11] 刘四清，付庆江，赵利 . 肝胆外科急症与重症诊疗学 [M]. 北京：科学技术文献出版社，2014.

[12] 林超鸿，秦环龙 . 胃肿瘤治疗学 [M]. 上海：上海交通大学出版社，2013.

[13] 徐佟 . 临床普通外科疾病诊断与处理 [M]. 西安：西安交通大学出版社，2014.